围产期
心理健康管理

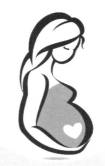

主　审　唐四元

主　编　秦春香　陆　虹

副主编　孙　玫　吴　斌　陈　瑜

编　者（按姓氏笔画排序）

马　鑫（中南大学湘雅三医院）　　　　陈　瑜（南方医科大学护理学院）

刘　李（中南大学湘雅护理学院）　　　陈佳睿（中南大学湘雅护理学院）

刘光亚（湖南省第二人民医院）　　　　林小玲（中山大学护理学院）

孙　玫（中南大学湘雅护理学院）　　　郑　琼（浙江大学医学院护理系）

李树雯（安徽医科大学护理学院）　　　秦春香（中南大学湘雅三医院）

吴　斌（湖南医药学院护理学院）　　　顾春怡（复旦大学附属妇产科医院）

汪健健（中南大学湘雅二医院）　　　　黄海超（天津中医药大学护理学院）

陆　虹（北京大学护理学院）

人民卫生出版社
·北京·

图书在版编目（CIP）数据

围产期心理健康管理/秦春香，陆虹主编．—北京：
人民卫生出版社，2024.3
ISBN 978-7-117-36113-2

Ⅰ．①围…　Ⅱ．①秦…②陆…　Ⅲ．①围产期—心理
健康　Ⅳ．①R714.7

中国国家版本馆 CIP 数据核字（2024）第 057990 号

人卫智网	www.ipmph.com	医学教育、学术、考试、健康，
		购书智慧智能综合服务平台
人卫官网	www.pmph.com	人卫官方资讯发布平台

围产期心理健康管理
Weichanqi Xinli Jiankang Guanli

主　　编：秦春香　陆　虹
出版发行：人民卫生出版社（中继线 010-59780011）
地　　址：北京市朝阳区潘家园南里 19 号
邮　　编：100021
E - mail：pmph @ pmph.com
购书热线：010-59787592　010-59787584　010-65264830
印　　刷：鸿博睿特（天津）印刷科技有限公司
经　　销：新华书店
开　　本：710×1000　1/16　印张：14
字　　数：251 千字
版　　次：2024 年 3 月第 1 版
印　　次：2024 年 5 月第 1 次印刷
标准书号：ISBN 978-7-117-36113-2
定　　价：69.00 元
打击盗版举报电话：010-59787491　E-mail：WQ @ pmph.com
质量问题联系电话：010-59787234　E-mail：zhiliang @ pmph.com
数字融合服务电话：4001118166　E-mail：zengzhi @ pmph.com

妊娠与分娩是孕育和诞生新生命的过程，关乎两代人的健康。对于育龄期女性，生育是一个自然的生理过程，同时也是重大应激性生活事件。围产期心理健康是一个重要问题，因为它不仅影响妇女生活质量，还影响亲子互动，并与婴儿和发育中儿童的行为及情感问题有关。围产期的女性容易发生一系列的心理健康问题，包括抑郁症（最常见）、焦虑症、精神分裂症等。

在我国优化生育政策的背景下，高龄产妇人数已呈现出显著增加的趋势，从而导致剖宫产、妊娠并发症和胎儿出生缺陷的概率不断上升，这些因素都将增加孕产妇发生围产期不良心理问题的风险。因此，尽早对高危人群实施筛查和干预，促进母婴健康是目前我国妇幼保健领域迫切需要解决的问题。2020 年 9 月 11 日国家卫生健康委员会发布工作方案，将孕产期抑郁症筛查纳入常规孕检和产后访视流程，加强和推进围产期心理健康的管理。2016 年，我国第一个关于心理健康服务的宏观政策指导性文件《关于加强心理健康服务的指导意见》出台，明确了要因地制宜地全面开展心理健康促进服务、关注重点和特殊人群心理健康，积极推动心理咨询和心理治疗的工作重点。目前，如何培养在围产期心理健康管理方面适应国家需求、人民满意的高质量、高水平的妇幼临床一线医务人员人才成为医学教育的重要组成部分。

本书内容的组织与编排吸取了国内外围产期心理健康管理理论与实践方法，并结合了我国管理工作现状与发展趋势，本书围绕围产期心理健康，阐明了围产期女性生理与心理变化特点，本书强调了医务人员对围产期女性心理问题筛查与管理能力，强化了对不同人群的识别与处理方法，突出了心理健康管理的实践性。

本书的编写团队由理论和实践经验丰富的产科专家、护理专家、精神卫生及公共卫生专家组成。坚持"目标性与系统性、科学性与专业性、传承性与创新性、多元性与统一性、理论性与实践性相融合"的编写原则，在编写过程中，参阅了大量的国内外专著、临床指南及专家共识，广泛听取了妇幼保健相关专业人员的建议，力图使本书具备科学性、实用性和可操作性。本书供全国高等医药院校护理学专业本科学生、成人自学高考护理学专业学员、在职护士及从事各层次护理学专业教学人员使用；也可供其他相关领域的广大医务工作者参考使用。

本书内容如有疏漏和不妥之处，殷切希望得到读者的批评指正。

秦春香 陆 虹

2024 年 1 月

目 录

第一章

绪 论

第一节 · 围产期心理健康的概念

一、心理健康

1989 年世界卫生组织提出了健康的新概念：健康是一种在身体、心理、社会与道德方面的完好状态，而不仅仅是没有疾病和衰弱的状态。该定义包含了身体、心理、社会和道德四个要素，也就是说，个体只有在躯体健康、心理健康、社会适应良好、道德健康四个方面都健全的时候，才是完全健康的人。

心理健康又称精神健康，指的是人在成长和发展过程中，认知合理、情绪稳定、行为适当、人际和谐、适应变化的一种完好的状态。世界卫生组织也界定了心理健康的标准：①智能良好；②善于协调和控制自己的情感；③具备良好的意志品质；④人际关系和谐；⑤适应、改造现实环境；⑥人格的完整和健康；⑦心理行为符合年龄特征。

二、围产期心理健康

围产期心理健康是指女性在怀孕期间和分娩后的心理健康状况。在《精神障碍诊断与统计手册（第 5 版）》（diagnostic and statistical manual of mental disorders，fifth edition，DSM-V）以及世界卫生组织颁布的《国际疾病分类第十一次修订本（ICD-11）》（international classification of diseases，11th revision，ICD-11）中，对于围产期心理健康相关疾病的定义在症状描述及严重程度的划分与普通人群基本一致，只是将发作的时期定义为围产期。

围产期的界定在不同领域或情况下并不一致。在妇产科领域，常指妊娠28 周至产后 1 周这一分娩前后的重要时期；在精神病学或心理学领域，围产期的心理健康问题中对于围产期的界定一般包括整个孕期及产后，但是具体产后时间各国学者看法不一，从产后 1 周到产后 1 年均有提及。《精神障碍诊断与统计手册（第 4 版）》（diagnostic and statistical manual of mental disorders， fourth edition，DSM-Ⅳ）中将产后抑郁的起病时间定为产后 4 周内；DSM-Ⅴ中取消了产后抑郁的概念及诊断标准，提出围产期抑郁，尽管将时间扩展到了整个孕期，但对"产后"仍界定在 4 周内。流行病学调查显示，围产期心理健康问题在产后 1 个月内为高发期，1 年内均易发生，尤其是 6 个月内。因此，多数研究认为在临床实践中应将围产期放宽到产后 1 年内比较合适。2019 年中华预防医学会心身健康学组、中国妇幼保健协会妇女心理保健技术学组共同组织专家在国内外相关循证医学证据的基础上，编写了《孕产妇心理健康管理专家共识》，该共识中的孕产妇心理健康管理的时间范围为孕前保健（一般指妊娠前 3 个月）至产后 1 年。故本书中对围产期的界定为孕前保健期及产后 1 年内。

（秦春香　陈佳睿）

第二节 • 围产期心理健康的重要性

一、围产期心理健康问题形势严峻

孕产妇的心理健康问题已然是全球公共卫生问题。以围产期抑郁为例，一项纳入全球 56 个国家中近 30 万名围产期女性的荟萃分析结果显示，全球围产期抑郁患病率约为 17.7%，且中低收入国家患病率较高于高收入国家。2011 年的一项系统综述显示，中低收入国家女性产前心理健康问题的平均患病率为 16%，产后心理健康问题的平均患病率为 20%。最新一项基于多个国家人群数据的系统综述显示，中低收入国家妇女产前抑郁的平均患病率可达 25%，产后抑郁的平均患病率为 19%。针对高收入国家的研究显示，7%～15% 的妇女存在产前抑郁症状，约 10% 的妇女存在产后抑郁症状。此外，某些特定人群如感染人类免疫缺陷病毒的女性、经受亲密伴侣暴力的女性人群等围产期心理健康问题的患病率更高，约为 20%～50%。同时也有研究指出，部分地区忽视了对于围产期心理健康问题的筛查，其实际患病率可能高于所报告的患病率。

二、围产期心理健康问题严重危害母婴健康

（一）对孕产妇的影响

围产期心理健康带来的躯体症状和心理症状会影响女性日常生活的各个方面。例如围产期焦虑状况会影响女性的情绪，她们会出现情绪低落、恐慌、过度担忧并且较容易发生睡眠问题；围产期抑郁女性出现躯体功能障碍时更

容易出现不健康的饮食行为、营养不良等情况。此外,发生围产期心理健康问题的女性在生活质量方面评分降低,孕期定期保健的可能性显著降低;其人际关系、社会功能状态也会受到影响。

(二)对胎儿或新生儿的影响

行为、健康与疾病的发育起源学说表明,子宫的早期环境变化会对胎儿的细胞、组织、器官发育的结构和功能产生影响,孕期母亲的不良情绪会影响自身体内环境的变化,从而会对胎儿大脑结构和大脑回路的发育产生影响,最终影响后代的生理和心理健康。研究显示围产期抑郁会增加胎儿发育迟缓的风险,使胎儿在宫腔内的活动减少,甚至发生早产;另外,妊娠期的常见睡眠障碍会显著增加妊娠期高血压、子痫前期、妊娠期糖尿病、剖宫产及死胎的风险。同时,围产期心理健康问题会使母婴关系受损,导致母婴依附不良,甚至影响儿童期发育,引起体重异常(出生后一年内低体重,以及儿童期肥胖)等问题。此外,母亲围产期心理健康问题可能会增加子女出现不良健康状况的风险(如超重、哮喘、儿童焦虑等),且对儿童成长过程中认知、情绪与行为发育等各个方面均有影响。

(三)其他影响

围产期心理健康问题带来的影响不仅体现在其对女性本身及胎儿、婴幼儿的生长发育上,也会对女性的配偶、家庭乃至社会有一定负性影响。有研究指出,出现围产期心理健康问题的女性,其配偶发生孕期及产后焦虑、抑郁的风险增加;其配偶对婚姻的满意度会降低,育儿胜任感不足;严重者甚至会影响到配偶的社会功能。此外,围产期心理健康问题不仅给双方家庭带来照顾负担,也会对医疗体系以及社会带来不良影响。

三、母婴心理健康是健康中国的基石

围产期心理健康问题严重威胁母婴健康,亟须重视。党中央高度重视心理健康工作,由中共中央、国务院印发的《"健康中国 2030"规划纲要》明确提出"加强心理健康服务体系建设和规范化管理。加大全民心理健康科普宣传力度,提升心理健康素养。加强对抑郁症、焦虑症等常见精神障碍和心理行为问题的干预,加大对重点人群心理问题早期发现和及时干预力度。加强严重精神障碍患者报告登记和救治救助管理。全面推进精神障碍社区康复服务。提高突发事件心理危机的干预能力和水平。到 2030 年,常见精神障碍防治和心理行为问题识别干预水平显著提高。"保障母婴安全,促进儿童健康,为广大妇女儿童提供全方位全周期健康服务,是推进"健康中国"建设的重要抓手。因此,加强围产期心理健康管理,对我国预防出生缺陷、保障母婴安全,提高人口素质,构建和谐社会具有重要意义。

（秦春香 陈佳睿）

第三节 · 围产期心理健康管理的目标及内容

一、围产期心理健康管理的目标

围产期心理健康管理的目标是建立健全围产期心理健康问题的三级预防工作体系。将妇女保健工作从单纯的关注生理健康服务扩展至生理与心理的全面服务,践行"重心下移、关口前移。以基层为重点、预防为主,统筹城乡医疗卫生资源配置,推动医疗健康服务从以治疗为中心向以健康为中心转变"的思想,对围产期妇女进行心理健康评估与筛查,辅助心理医生进行健康咨询和诊治,及时发现孕产妇心理状态的变化,实现"早筛查、早评估、早干预",降低孕产妇心理疾病所引发的不良结局的发生率。

（一）一级预防

一级预防是确保围产期正常无损伤,避免围产期心理健康问题的发生。具体为开展围产期常见心理问题防治相关知识的宣传教育,提高育龄期女性、围产期女性及其家人对这些问题的识别和处理能力,消除或减轻相关危险因素,有效地降低围产期心理问题的发生率。

（二）二级预防

二级预防是减少围产期心理健康问题的出现。具体为完善围产期心理健康管理服务队伍的建设,开展围产期常见心理问题防治相关知识培训,提高医护人员对这些问题的识别能力。普及围产期常见心理问题的常规筛查,及时发现存在围产期心理问题风险/倾向的高危人群,在产检、产后访视及产后42天复查时为其提供心理健康教育、心理咨询、心理疏导等服务,必要时提供转诊渠道与帮助。

（三）三级预防

三级预防是针对已发生的围产期心理健康问题的早期干预和转诊。具体为建立社区卫生服务中心→妇幼保健机构→精神专科医院转诊的绿色通道,完善转诊、干预和追踪服务的信息网络,减少疾病造成的危害。

二、围产期心理健康管理的内容

（一）围产期心理健康促进

1. 概念 心理健康促进的概念目前仍在完善中,心理健康是一种状态,但心理健康促进强调的是一个过程。心理健康促进是运用医学和心理学的理论及方法，预防或减少各种心理行为问题的发生，帮助个体达到身体和心理的最优状态，促进心理健康，提高生活质量，增强适应环境的能力。其特征主要包括四个方面：①心理健康促进涉及全人群的心理健康，而不仅仅是针对某些心理疾病患者或者某些心理疾病的危险因素；②心理健康促进不仅仅是使人们摆脱心理困扰，还要促进人们心理健康达到更高的水平；③心理健康促进不仅作用于卫生领域，还作用于社会各个领域，应采取多部门、多学科、多专业的广泛合作；④心理健康促进特别强调个体与组织积极和有效地参与。

2. 方法 包括开展健康教育、改善生活方式、加强家庭支持、提供心理保健技术等。详见本书"第五章第二节"部分内容。

（1）常规健康宣教：孕产妇保健服务的医疗机构应定期组织促进孕产妇心理健康的宣教活动。围产期心理保健知识与技能应当纳入到孕妇学校的常规授课内容。建议孕期女性至少参加一次孕妇学校的心理保健课程，了解心理健康知识和自我保健技能。健康宣教（保证至少一次有家庭成员陪同参加）应包括且不限：围产期常见情绪问题；情绪异常的自我识别和负性情绪的缓解方法；围产期健康生活（饮食、运动、睡眠）；如何应对分娩；新生儿护理；产后恢复等宣教。

（2）心理健康教育：系统的心理健康教育可以促进孕产妇的心理健康，应在生育全程（备孕、孕期、产时、产后）为所有孕产妇、其伴侣及主要家庭成员提供心理健康教育，内容应包括孕产妇的心理特点、常见心理问题及影响因素、抑郁焦虑等症状识别、常用心理保健方法等；并告知他们心理问题在围产期女性中较为常见，心理保健可以提升心理健康水平，避免或减少心理问题的发生。

（3）生活方式：良好的生活方式有助于促进情绪健康，包括均衡的营养、适度的体育锻炼、充足的睡眠等，孕产期保健中应至少为孕产妇提供一次健康生活方式的建议。

（4）家庭支持：充足的家庭支持不仅对孕产妇的情绪健康很重要，更有利于家庭和谐和儿童的健康成长，围产期心理健康促进人员应协助孕产妇伴侣及家庭做好迎接新生命的心理准备，鼓励在孕期和产后进行孕产妇、家庭成员和医务人员之间的三方会谈，共同探讨家庭如何应对孕期及产后常见的问题。

（5）心理保健课程：教授孕产妇学习情绪管理、积极赋能、心身减压、自我成长等心理保健技术。结构化的心理保健技术，如认知行为疗法，基于正念/静观的孕产妇分娩教育课程等，可以缓解孕产妇的压力，对孕产妇抑郁、焦虑、分娩恐惧等心理问题具有预防效果。

（二）关注围产期心理健康的高危因素

围产期心理健康高危因素范畴广泛，可归纳为生理因素、心理因素和社会因素三方面。详见本书"第四章第二节"部分内容。

1. 生理因素 在关于生理因素与围产期心理健康问题的研究中，不良孕产史、高危产科因素（如妊娠并发症/合并症、胎儿及其附属物异常）、生物学因素（雌激素、孕激素、促乳素、皮质类固醇水平异常或骤然变化）均被发现是围产期心理健康问题的危险因素。

2. 心理因素 精神心理疾病史、家族史、妊娠态度、人格特质被报道与围产期心理健康问题的发生有关。

3. 社会因素 人口学因素（如年龄、教育程度、工作状态、经济状况）、家庭功能、社会支持等被证实与围产期心理健康密切相关。

（三）孕产妇心理健康问题的筛查和评估

1. 定期筛查 孕产妇心理健康问题的筛查应该作为常规围产期保健的组成部分，在每次产前或产后检查中，应询问孕产妇的情绪状况，并了解其危险因素；产后访视应同时关注母亲心理状况及母婴互动情况。

2. 筛查频率 孕产妇心理健康筛查至少应该在妊娠早期（13^{+6} 周前）、妊娠中期（$14 \sim 27^{+6}$ 周前）、妊娠晚期（28 周以后）和产后 42 天分别进行。孕产期的多次评估对产后抑郁发生的预测价值会更大。若有临床表现，可在妊娠期间和产后第一年的任何时间重复多次评估。对于有高危因素的孕产妇，应在备孕和妊娠期间酌情增加评估次数。对于因妊娠合并症/并发症入院的患者，住院期间至少应完成一次心理健康评估量表的筛查。

3. 筛查内容 包括妊娠期压力、分娩恐惧、围产期抑郁、围产期焦虑、产后沮丧、产后精神病、双相障碍、创伤后应激障碍等围产期常见心理健康问题的筛查，详见本书"第四章第二节"部分内容。

（四）围产期心理健康问题的处理

1. 负性情绪的管理 在筛查与评估阶段，若孕产妇评分高于筛查工具的阳性临界值，应结合临床实际判断，如果可能存在围产期抑郁或焦虑等负性情绪，则需要注意对不良情绪状态进行管理。如通过适量运动、减压干预、家庭支持、远程干预等帮助孕产妇应对负性情绪。详见本书"第三章第一至七节"部分内容。

2. 精神心理疾病的处理 处理孕产妇相关精神心理疾病时，权衡治疗和不治疗对母亲和胎儿的风险很重要，应向患者及家属讲明治疗与不治疗的风险与获益。治疗应根据疾病的严重程度、复发的风险、尊重孕妇和家属的意愿来调整。目前妊娠期使用药品的安全性缺少严格设计的前瞻性研究的验证。详见本书"第五章第三、四节"部分内容。

3. 心理危机预防与干预 关注孕产妇危害自身生命安全的问题与倾向，动态观察孕产妇的情绪变化。在孕产妇存在抑郁情绪或者表现出危害自身生命安全的征兆时，要评估其是否有危害自身生命安全的想法和计划、计划实施的可能性、危害自身生命安全工具的可得性等，综合评估危害自身生命安全的风险。若评估发现孕产妇有明确的危害自身生命安全的想法，应建议其到精神卫生机构进行专业的心理评估或者邀请精神科医生进行联合会诊。做好预防危害自身生命安全的心理健康教育，使孕产妇及其家人了解危害自身生命安全的知识和可寻求帮助的资源，留意孕产妇的安全状况及情绪变化。特别在孕产妇表达有强烈的危害自身生命安全的想法时，要保证身边有人陪伴。医疗机构应制订完备的孕产妇危害自身生命安全危机干预预案，一旦孕产妇出现危害自身生命安全的行为，能够根据预案，有条不紊地进行危机干预。详见本书"第五章第四节"部分内容。

（五）围产期心理健康服务

1. 服务机构 孕产妇的心理健康服务可以通过社区卫生服务中心（乡镇卫生院）、妇幼保健机构和设置精神科/心理科/心身医学科的医疗机构开展，与常规围产期保健服务相结合，以产前检查、助产士门诊、孕妇学校和产后访视等形式展开。

2. 多学科协作的转会诊机制 鼓励精神科/心理科/心身医学科为本机构或者所在地区的助产机构提供心理保健服务技术指导和支持，建设及完善多学科联合会诊机制（包括妇产科、内外科、新生儿科、精神科等），在不同医疗机构和科室之间形成协作体系，共同制订围产期心理健康管理计划，强化相关科室人员心理危机识别意识，建立中重度以上心理问题孕产妇的转介方案，通畅转诊合作的绿色通道，完善转诊网络体系。

3. 新型科技形式的心理健康服务 在提供服务的过程中，可采用"互联网+"人工智能等方式远程为孕产妇提供宣教、筛查、咨询等优质便捷的心理保健服务，逐渐扩大心理保健服务覆盖范围，不断丰富服务形式和内容。

（秦春香 陈佳睿）

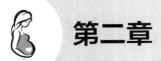

第二章

围产期生理心理健康

第一节 • 围产期正常生理变化特点

围产期女性会发生一系列适应性的生理和功能变化，以满足胎儿生长发育、分娩和产后哺乳的需要。熟知围产期女性的生理和功能变化，有助于护理人员对孕产妇进行健康宣教，帮助其识别现存的或潜在的异常生理变化，减轻孕产妇及其照护者由于知识缺乏而引起的焦虑、抑郁等不良心理反应。

一、生殖系统

女性的内生殖器官包括：阴道、子宫、输卵管与卵巢。阴道是性交器官，也是排出月经血和娩出胎儿的通道。子宫是妊娠期孕育胚胎和胎儿的器官，大小接近一个鸭蛋，形状似倒置的梨子。妊娠后随着胎儿的生长，子宫也逐渐长大。卵巢除了产生卵子并排卵，还可分泌雌激素和孕激素，以维持女性的生理特征。输卵管是输送卵子进入子宫的管道。

（一）妊娠期

1. 子宫 妊娠期子宫的重要功能是孕育胚胎和胎儿，是变化最大的器官。

（1）子宫体：随着妊娠进展，胎儿、胎盘及羊水的形成与发育，子宫体逐渐增大变软。早期子宫呈球形且不对称，受精卵着床部位的子宫壁明显突出。妊娠12周后，增大的子宫超出盆腔，在耻骨联合上方可触及。妊娠晚期，子宫多呈不同程度的右旋，与盆腔左侧的乙状结肠占据有关。宫腔容积由非妊娠时的约5mL增加至妊娠足月时约5 000mL，子宫大小由非妊娠时的7cm×5cm×3cm增大至妊娠足月时的35cm×25cm×22cm，重量由非妊娠时的50g增长至妊娠足月时约1 100g，增加近20倍。子宫壁厚度非妊娠时约1cm，妊娠中期逐渐增厚达2.0~2.5cm，妊娠晚期又逐渐变薄为1.0~1.5cm或更薄。子宫增大不是由于细胞的数目增加，主要是肌细胞的肥大、延长，胞质内富含具有收缩功能的肌动蛋白和肌球蛋白，为临产后子宫收缩提供物质基础。

妊娠早期子宫增大主要受雌激素影响，12周以后子宫增大是因宫腔内压力增加所致。子宫各部位的增长速度不一：其中子宫底部于妊娠晚期增长速度最快，子宫体部含肌纤维最多，其次为子宫下段，子宫颈部最少。此生理特点有利于临产后子宫收缩力向下依次递减，促使胎儿娩出。

自妊娠 12～14 周起，子宫出现不规则的无痛性收缩，于腹部可以触及，呈现出宫缩稀发、不规律和不对称性特点。因宫缩时宫腔内压力低，为 5～25mmHg，持续时间不足 30s，为生理性无痛性宫缩。

为适应胎儿胎盘循环需要，子宫的循环血量逐渐增加。妊娠足月时，子宫血流量为 450～650mL/min，较非孕时增加 4～6 倍，其中 5% 供应子宫肌层，10%～15% 供应子宫底蜕膜，80%～85% 供应胎盘。宫缩时，肌壁间血管受压，子宫血流量明显减少。有效的宫缩有助于产后子宫的胎盘剥离面迅速止血，另外，宫缩过强可能导致胎儿宫内缺血缺氧。

（2）子宫峡部：是子宫体与子宫颈之间最狭窄的部分。非妊娠期长约 1cm，随着妊娠的进展，峡部逐渐被拉长变薄，扩展成为子宫腔的一部分，形成子宫下段，临产时长 7～10cm，是产科手术中的重要解剖结构。

（3）子宫颈：由于激素的作用，子宫颈充血、水肿，宫颈管内腺体增生、肥大。妊娠早期子宫颈逐渐变软、呈紫蓝色。妊娠期子宫颈黏液分泌增多，形成黏稠的子宫颈黏液栓，富含免疫球蛋白及细胞因子，保护宫腔不受外来感染的侵袭。子宫颈主要成分为结缔组织，胶原丰富。这些结缔组织在不同时期会重新分布，如妊娠期子宫颈关闭直至足月，分娩期子宫颈扩张，产褥期子宫颈迅速复原。

2. 卵巢 妊娠期卵巢略增大，排卵及新卵泡发育停止。一侧卵巢可见妊娠黄体，其分泌雌激素、孕激素以维持妊娠。妊娠 10 周后，黄体功能被胎盘取代。妊娠 3～4 个月时，黄体开始萎缩。

3. 输卵管 输卵管妊娠期变长，但肌层无明显增厚，黏膜上皮细胞变扁平，在基质中可见蜕膜细胞。有时黏膜也可见到蜕膜样改变。

4. 阴道 阴道黏膜变软，水肿、充血，呈紫蓝色。阴道壁皱襞增多，结缔组织变松软，伸展性增加，分娩时有利于胎儿的通过。阴道脱落细胞和分泌物增多呈白色糊状。阴道上皮细胞含糖原增加，乳酸含量增加，使阴道的 pH 下降，致病菌不易生长，有利于预防感染。

5. 外阴 局部充血，皮肤增厚，大小阴唇有色素沉着。大阴唇内血管增多，结缔组织松软，伸展性增加，分娩时有利于胎儿的通过。由于子宫增大带来的压迫，盆腔及下肢静脉血液回流受阻，部分孕妇可有外阴或下肢静脉曲张，产后大多自行消失。

6. 乳房 在促乳素、人胎盘催乳素等多种激素的参与下，大量雌激素和孕激素分别刺激乳腺导管和乳腺腺泡的发育，使乳房在妊娠早期开始增大、充血明显，孕妇自觉乳房发胀。乳头增大、着色，易勃起；乳晕颜色加深，其外围皮脂腺肥大形成散在结节状隆起，称蒙氏结节。妊娠晚期，尤其接近分娩期，挤压乳房时可有数滴稀薄黄色液体逸出，称初乳。但乳房在妊娠期间并无乳汁分泌，可能与大量雌激素、孕激素抑制乳汁生成有关。

（二）产褥期

1. 子宫 产褥期子宫变化最大。自胎盘娩出后，子宫逐渐恢复至非孕状态的过程，称为子宫复旧。

（1）子宫体：子宫复旧不是肌细胞数量的减少，而是肌细胞体积的缩小，主要由于肌细胞胞浆蛋白质分解被排出，胞浆减少，细胞体积缩小，裂解的蛋白质及其代谢产物通过肾脏排出体外，因此，产褥期产妇尿中含氮量增加。随着子宫肌纤维的不断缩复，子宫体逐渐缩小。产后 1 日，子宫底平脐，以后每日下降 1～2cm。产后 1 周，在耻骨联合上可扪及子宫底，约妊娠 12 周大小，重约 500g。产后 10 日，子宫降至骨盆腔内，腹部检查触不到子宫底。产后 6 周，恢复到正常未孕时大小。子宫重量也逐渐减小，由分娩结束时的 1 000g 恢复到非孕时的 50～70g。

（2）子宫内膜：胎盘附着部蜕膜海绵层随胎盘排出，子宫胎盘附着面立即缩小为原来面积的一半。子宫复旧导致原开放的螺旋动脉及静脉窦压缩、变窄和栓塞，出血量逐渐减少直至停止。产后 2～3 日，基底层蜕膜表面坏死，随恶露排出。子宫内膜残存的基底层逐渐再生新的功能层，产后 3 周，除胎盘附着面外，子宫内膜基本完成修复；产后 6 周，胎盘附着处的子宫内膜修复。若在此期间胎盘附着面因复旧不良出现血栓脱落，可引起产后出血。

（3）子宫下段及子宫颈：产后肌纤维缩复，子宫下段逐渐恢复至非孕时的子宫峡部。胎盘娩出后，子宫颈松软、壁薄皱起，子宫颈外口呈环状如袖口。产后 2～3 日，宫口仍能通过两指。产后 1 周，子宫颈内口关闭，宫颈管复原。产后 4 周，子宫颈完全恢复至非孕状态。分娩时子宫颈外口 3 点及 9 点处常发生轻度裂伤，使初产妇的宫颈外口由产前圆形（未产型），变为产后"一"字形横裂（已产型）。

2. 阴道 分娩后阴道壁肌肉松弛、肌张力降低，阴道黏膜皱襞因过度伸展而消失。产褥期阴道腔逐渐缩小，阴道壁肌张力逐渐恢复。产后 3 周，黏膜皱襞开始复现。但阴道壁肌张力在产褥期结束时大多不能完全恢复至非孕状态。

3. 外阴 分娩后外阴有轻度水肿，产后 2～3 日自行消退；会阴有轻度撕裂伤或有侧切缝合，均可在 3～5 日内愈合。处女膜在分娩时撕裂形成残缺不全的痕迹，称为处女膜痕。阴道后联合多为愈合伤痕，为经产特征。

4. 骨盆底 孕产妇的盆底肌肉及筋膜常因分娩时过度扩张而失去弹力，也可出现部分肌纤维断裂。产褥期应坚持产后运动，结合盆底肌康复训练，盆底肌可恢复至非孕状态。盆底肌及筋膜严重断裂造成骨盆底肌肉松弛、产褥期内过早进行重体力劳动或剧烈运动、分娩次数过多且间隔时间短等因素，易导致阴道壁膨出，甚至发生子宫脱垂。因此，产褥期应避免过早进行强体力活动。

5. 乳房 乳房在产褥期的主要变化是开始泌乳。分娩后产妇的雌激素、孕激素及人胎盘催乳素水平急剧下降，在促乳素的作用下，开始分泌乳汁。当婴儿吸吮乳头时，腺垂体催乳素呈脉冲式释放，促进乳汁分泌。吸吮乳头引起缩宫素的释放。缩宫素使乳腺腺泡周围的肌上皮收缩，使乳汁从腺泡、小导管进入输乳导管和乳窦而喷出乳汁，此过程称为喷乳反射。吸吮是保持不断泌乳的关键要素，不断排空乳房也是维持泌乳的重要条件。乳汁的分泌还与产妇的营养、睡眠、情绪及健康状况密切相关。因此，保证产妇足够的休息、充足的睡眠、丰富的饮食和精神愉悦非常重要。

二、血液循环系统

（一）妊娠期

1. 心脏 妊娠期增大的子宫使膈肌升高，心脏向左、向上、向前移位，更贴近胸壁，心尖搏动左移 1～2cm，心浊音界稍扩大。至妊娠晚期，心脏容量约增加 10%，心率于休息时增加 10～15 次 /min。由于血流量增加、血流加速及心脏移位使大血管扭曲，多数孕妇的心尖区及肺动脉区可闻及柔和的、吹风样收缩期杂音，产后逐渐消失。

2. 心排血量和血容量 心排血量增加是妊娠期循环系统最重要的改变，为子宫、胎盘等提供足够的血液供应。自妊娠 10 周起心排血量开始增加，至妊娠 32～34 周时达高峰，维持此水平直至分娩。左侧卧位心排血量较未孕时约增加 30%。临产后，尤其是第二产程期间，心排血量也会显著增加。

为适应子宫、胎盘及各组织器官增加的血流量，维持胎儿生长发育，妊娠期血容量增加。自妊娠 6～8 周血容量开始增加，至妊娠 32～34 周时达高峰，增加 40%～45%，平均增加约 1 450mL，维持此水平直至分娩。血浆约增加 1 000mL，红细胞约增加 450mL，使血液稀释，出现生理性贫血。若孕妇合并心血管疾病，在妊娠 32～34 周、分娩期（尤其是第二产程）及产褥期最初 3 日之内，因心脏负荷较重，易发生心力衰竭，需要密切观察病情。

3. 血压 妊娠早期及中期血压偏低。妊娠 24～26 周后血压轻度升高。一般收缩压变化不大，舒张压因外周血管扩张、血液稀释以及胎盘形成动静脉短路而轻度降低，从而使脉压略增大。孕妇血压受体位影响，妊娠晚期长时间呈仰卧位，增大的子宫压迫下腔静脉可引起回心血量减少，心排血量降低，血压下降，称仰卧位低血压综合征。侧卧位可以缓解子宫压迫，改善血液回流。因此，鼓励孕妇于妊娠中、晚期侧卧位休息。

4. 静脉压 妊娠期盆腔血液回流至下腔静脉的血量增加，加之增大的子宫压迫下腔静脉使血液回流受阻，孕妇下肢、外阴及直肠的静脉压增高，以及静脉管壁扩张，孕妇易发生下肢水肿、静脉曲张和痔疮，同时深静脉血栓发生的风险也会增加。

5. 血液成分 血液成分主要包括红细胞、白细胞、血小板、凝血因子及血浆蛋白。

（1）红细胞：妊娠期骨髓造血增加，不断产生红细胞，网织红细胞轻度增加。非孕期女性的红细胞计数为 $4.2×10^{12}$/L，血红蛋白值约为 130g/L，血细胞比容为 0.38～0.47；妊娠后，由于血液稀释，红细胞计数约为 $3.6×10^{12}$/L，血红蛋白值约为 110g/L，血细胞比容降为 0.31～0.34。为适应红细胞增生、胎儿生长发育和各组织器官的需要，应在妊娠中、晚期补充铁剂，以预防缺铁性贫血的发生。

（2）白细胞：妊娠期白细胞计数轻度增加，为 $(5～12)×10^9$/L，有时可达 $15×10^9$/L，主要为中性粒细胞增加，淋巴细胞增加不明显，单核细胞和嗜酸性粒细胞均无明显变化。

（3）血小板：目前对于妊娠期血小板计数的变化尚不明确。妊娠期由于血小板破坏增加、血液稀释或免疫因素等，可导致妊娠期血小板减少，部分孕妇在妊娠晚期会发展为妊娠期血小板减少症。

（4）凝血因子：妊娠期凝血因子 Ⅱ、Ⅴ、Ⅶ、Ⅷ、Ⅸ、Ⅹ 均增加，仅凝血因子 Ⅺ 及凝血因子 ⅩⅢ 降低，使血液处于高凝状态。血浆纤维蛋白原含量比非孕女性约增加 50%。血沉加快，可达 100mm/h。血小板数无明显改变。血液高凝状态使妊娠期女性发生血管栓塞性疾病的风险比非妊娠期女性增加 5～6 倍。

（5）血浆蛋白：由于血液稀释，血浆蛋白在妊娠早期即开始降低，妊娠中期时血浆蛋白值为 60～65g/L，主要体现在白蛋白减少，以后维持此水平直至分娩。

（二）产褥期

产后 3 日，由于子宫收缩，胎盘循环停止，大量血液从子宫进入体循环，以及组织间液的回吸收，使回心血量快速增加，特别在产后 24 小时内，心脏负担再次加重，应特别注意心力衰竭的发生。妊娠期所致的血容量增加可于分娩后 2～3 周恢复至未孕状态。

凝血系统的凝血酶原、凝血酶及纤维蛋白原在妊娠晚期及产褥早期均有所增高，有利于胎盘剥离面内血管迅速形成血栓，对预防产后出血有利。但也可能导致产后盆腔、下肢静脉内血栓形成，因此，应引导产妇早期下床活动。凝血酶原、凝血酶及纤维蛋白原一般于产后 2～3 周恢复至正常。临产和产褥期白细胞计数显著增加，一般为（14～16）×10^9/L，有时可达 25×10^9/L。产后 1～2 周白细胞水平恢复正常。

三、泌尿系统

（一）妊娠期

由于孕妇及胎儿代谢产物增多，肾脏负担加重，妊娠期肾脏略增大。肾血浆流量及肾小球滤过率于妊娠早期均增加，并在整个妊娠期维持高水平。肾小球滤过率比非孕时约增加 50%，肾血浆流量约增加 35%。由于肾小球滤过率增加，而肾小管对葡萄糖重吸收能力不能相应增加，因此，约 15% 的孕妇在餐后可能出现生理性糖尿，应注意与糖尿病相鉴别。肾血浆流量与肾小球滤过率均受体位影响，孕妇仰卧位时尿量增加，故夜尿量多于日尿量。

妊娠期由于增大的子宫压迫，输尿管内压力升高，以及孕激素的影响，泌尿系统平滑肌张力降低。自妊娠中期肾盂及输尿管轻度扩张，输尿管增粗及蠕动减弱，尿流缓慢；且增大的子宫右旋，右侧输尿管常受压迫，可致肾盂积水。因此，孕妇易发生急性肾盂肾炎，且以右侧居多。膀胱在妊娠早期受增大的子宫压迫，可出现尿频症状，子宫出盆腔后有所缓解。妊娠晚期，胎头入盆后，膀胱受压，膀胱、尿道压力增加，部分孕妇易出现尿频、尿失禁。

（二）产褥期

妊娠期潴留大量的液体，于分娩后的最初几日由肾脏排出，故产后尿量明显增加，通常在产后 1 周内，女性每天尿量为正常成人尿量的 2～3 倍。分娩过程中膀胱过分受压所导致的膀胱黏膜充血、水肿，肌张力降低，以及产后外阴伤口疼痛、不习惯卧床排尿、产后疲乏、器械助产、区域阻滞麻醉等原因，产妇易发生尿潴留。膀胱充盈亦可影响子宫收缩而导致产后出血，因此要及时处理。妊娠期发生的肾盂及输尿管生理性扩张，产后 2～8 周可恢复正常。

四、呼吸系统

妊娠期孕妇的胸廓横径及前后径均加宽，周径加大，同时横膈上升使胸腔纵径缩短，但胸腔总体积不变，肺活量不受影响。妊娠中期，孕妇耗氧量增加 10%～20%，肺通气量约增加 40%，肺通气量增加大于耗氧量，有利于提供孕妇和胎儿所需的氧气。妊娠晚期，因子宫增大，腹肌活动幅度减少，使孕妇以胸式呼吸为主;同时,因横膈上升,平卧后易出现呼吸困难,睡眠时可通过稍微垫高枕部以减轻症状。呼吸次数在妊娠期变化不大,不超过 20 次 /min,但呼吸较深。受雌激素影响,呼吸道黏膜轻度充血、水肿,易发生上呼吸道感染。

五、消化系统

(一)妊娠期

妊娠早期,约有半数女性出现不同程度的恶心和 / 或呕吐,尤其于清晨起床时更为明显。个人的食欲与饮食习惯可能也会发生改变,如食欲减退,喜食酸(辣)食物,厌油腻,甚至偏食等,称早孕反应,一般于妊娠 12 周左右自行消失。由于雌激素影响,牙龈充血、水肿,晨间刷牙时易出血。孕妇常有唾液增多,伴有流涎。由于孕激素的影响,胃肠道平滑肌张力下降使蠕动减少、减弱,胃排空时间延长,易出现上腹部饱胀感。妊娠中、晚期,由于胃部受压及贲门括约肌松弛,胃内容物逆流至食管下部,产生烧灼感。肠蠕动减弱,易出现便秘,加之直肠静脉压增高,孕妇易发生痔疮或使原有痔疮加重。妊娠期增大的子宫可使胃、肠管向上及两侧移位,导致这些部位发生病变时,疾病体征往往会出现变化,如发生阑尾炎时可能表现为右侧腹中部或上部疼痛。

(二)产褥期

产后 1～2 天,产妇常感口渴,喜进汤食,但食欲欠佳,之后会逐渐好转。产褥期因卧床时间长、缺乏运动、腹直肌及盆底肌松弛、胃肠蠕动减弱等因素,产妇易发生便秘。胃肠肌张力及蠕动力减弱,1～2 周逐渐恢复。

六、内分泌系统

(一)妊娠期

妊娠期腺垂体增大 1～2 倍,嗜酸细胞肥大、增多,形成"妊娠细胞",于产后 10 日左右恢复。产后若发生出血性休克,可使增生、肥大的垂体缺血、坏死,导致希恩综合征。

由于妊娠黄体和胎盘分泌大量雌、孕激素,对下丘脑及垂体的负反馈作用,使促性腺激素分泌减少,故孕期无卵泡发育成熟,也无排卵。促乳素自妊娠 7 周开始增多,随妊娠进度而逐渐增加,至分娩前达高峰,为非孕女性的 10 倍。与其他激素协同作用,促进乳腺发育,为产后乳汁分泌做准备。促甲状腺激素、促肾上腺皮质激素分泌增多,但因游离的甲状腺素及皮质醇不多,孕妇没有甲状腺、肾上腺皮质功能亢进的表现。

(二)产褥期

产后雌激素、孕激素水平急剧下降,产后 1 周恢复至未孕时水平。促乳素受到哺乳的影响：若产妇哺乳，促乳素水平于产后下降，但仍高于非孕时水平；若产妇不哺乳，促乳素于产后 2 周降至非孕时水平。月经复潮及排卵恢复时间均受哺乳影响：不哺乳产妇一般在产后 6～10 周月经复潮，产后 10 周左右恢复排卵；哺乳期产妇延迟月经复潮，一般在产后 4～6 个月恢复排卵。产后月经复潮较晚者，复潮前多有排卵，故哺乳期女性虽无月经来潮，仍有受孕的可能。

七、皮肤

妊娠期垂体分泌促黑素细胞激素增加，以及大量雌、孕激素存在黑色素细胞刺激效应，使黑色素增加，孕妇面颊、乳头、乳晕、腹白线、外阴等处易出现色素沉着。面颊呈蝶形分布的褐色斑，称妊娠黄褐斑，产后逐渐消退。妊娠期肾上腺皮质分泌的糖皮质激素分解弹性蛋白，使弹性纤维变性，以及子宫增大使孕妇腹壁皮肤张力增大，弹性纤维过度伸展而断裂，腹壁皮肤出现紫色或淡红色不规则平行的裂纹，称为妊娠纹，见于初产妇。产后妊娠纹变为银白色，持久不退，成为永久性的白色妊娠纹。腹壁皮肤受妊娠子宫膨胀的影响，弹力纤维断裂，腹直肌呈不同程度分离，产后明显松弛，张力低，需要到产后 6 周或更长的时间才能逐渐恢复。

八、新陈代谢

（一）基础代谢率
于妊娠早期略下降，妊娠中期略增高，妊娠晚期可增高 15%～20%。

（二）体重
妊娠 12 周前体重无明显变化，以后平均每周增加 350g，正常不应超过 500g，至妊娠足月时，体重平均约增加 12.5kg，包括胎儿、胎盘、羊水、子宫、乳房、血容量、组织间液、脂肪沉积等。

（三）碳水化合物代谢
妊娠期快速增长的胎儿对葡萄糖的利用率提高，胰岛功能旺盛，胰岛素分泌增加，循环血液中胰岛素增加，故孕妇空腹血糖略低于非孕女性。口服葡萄糖耐量试验显示血糖增幅大且恢复延迟，出现餐后高血糖和高胰岛素血症，以利于对胎儿葡萄糖的供给。妊娠期糖代谢的特点和变化易导致妊娠糖尿病的发生。

（四）脂肪代谢
妊娠期肠道吸收脂肪能力增强，血脂增高，脂肪存积较多。妊娠期能量消耗多，糖原储备减少。当能量消耗过多时，体内动用大量脂肪，血中酮体增加，容易发生酮血症。孕妇尿中出现酮体，多见于妊娠剧吐、长期饥饿或产程过长，能量消耗过大使糖原储备量相对减少的时候。

（五）蛋白质代谢

妊娠期间孕妇对蛋白质需求明显增加，呈正氮平衡。孕妇体内需要储备足够的蛋白质，除供给胎儿生长发育、子宫增大、乳房发育的需要外，还要为分娩期的消耗做好准备。若蛋白质储备不足，血浆蛋白减少，组织间液增加，易出现水肿。

（六）水代谢

妊娠期间，机体内水平均增加约 7.5L，水钠潴留与排泄形成适当的比例而不至于水肿。但妊娠晚期因组织间液增加 1～2L，可导致水肿的发生。

（七）矿物质代谢

胎儿生长发育需要大量的钙、磷、铁。胎儿骨骼及胎盘形成，需要较多的钙，近足月胎儿体内骨骼储存钙约 30g、磷约 24g，80% 是在妊娠晚期 3 个月内所积累的。因此，至少在妊娠晚期 3 个月补充维生素及钙，以提高血钙含量。胎儿造血及酶的合成需要较多的铁，妊娠期孕妇约需要 1 000mg 的铁，其中 500mg 用于母体红细胞的生成，300mg 将转运至胎盘和胎儿，200mg 通过各种生理途径（主要为胃肠道）排泄。铁的需求主要在妊娠晚期，每日 6～7mg，多数孕妇铁的储存量不能满足需要，因此，需要在妊娠中、晚期加强饮食中铁的摄入，有指征时可额外补充铁剂，以满足胎儿生长和孕妇的需要。

九、骨骼、关节及韧带

妊娠期间，骨质无明显变化。部分孕妇自觉腰骶部及肢体疼痛不适，可能与胎盘分泌的松弛素使骨盆韧带及椎骨间的关节、韧带松弛有关。妊娠晚期，孕妇身体重心前移，为保持身体平衡，会形成孕妇头部、肩部向后仰，腰部向前挺的特有姿势。

（李树雯）

第二节 · 围产期正常心理变化特点

围产期是女性生活中一个非常特殊和复杂的时期，随之而来的变化不仅体现在生物和生理方面，也体现在心理和社会功能方面。这一时期的女性往往存在多种心理混合、情绪复杂、心情波动较大等问题。常表现为期待、幸福、喜悦、兴奋等积极心理和敏感、焦虑、矛盾、恐惧、害怕、急躁、抑郁等消极心理，这些都是围产期正常的心理变化。应该注意的是，孕产妇情绪焦虑并不等同于患有焦虑症，出现抑郁情绪也不等同于患有抑郁症，这些可能都是围产期女性经历的一个正常过程。因此，全面正确地了解围产期正常心理特点，给予围产期女性更多理解和包容，做好积极应对的准备，才可以更好地促进母婴身心健康。

一、妊娠期心理特点

妊娠是对于女性的一次强大的心理体验，也是她们作为母亲发展的至关重要时期。一些学者认为妊娠是一种本能过程，它重现了婴儿时期的行为，如出现一些退行性行为和焦虑。孕妇的心理会随着妊娠进展而有不同的变化。总体来说孕妇妊娠期的一般心理反应主要表现为惊讶震惊期、情绪波动期、矛盾期、接受期、内省期等。此外，妊娠期心理特点还可以依照随着妊娠发展的不同时期的"心理 - 逻辑"过程出现不同的心理事件和反应特征。妊娠时期通常以 3 个月作为分界线，分为妊娠早期、妊娠中期和妊娠晚期，不同时期有不同特征的心理反应（表 2-2-1）。

表 2-2-1　妊娠期孕妇心理反应

	妊娠早期	妊娠中期	妊娠晚期
关注焦点	孕妇自己	胎儿及与胎儿间的互动	自己与胎儿的安全，分娩方式和分娩过程
对妊娠的反应	确定是否怀孕 接受怀孕	确定怀孕	确定如何分娩，期待妊娠结束
心理反应	怀疑、惊讶、震惊、矛盾、焦虑、兴奋	喜悦、幸福、骄傲、快乐、美好	害怕、焦虑、敏感、脆弱、恐惧、焦躁、期待

以下是妊娠期心理特点的两种划分类型：

（一）妊娠发展不同时期的心理反应特点

1. 妊娠早期　妊娠的前 3 个月通常被称为调整期或适应期。这是孕妇对怀孕事实进行心理调整和适应的阶段。孕妇面临着接受怀孕这一现实及其怀孕所带来的一切重要心理任务。该阶段孕妇的注意力主要集中在自己身上。她们需要等待怀孕的"完全确定"，等待出生测试的结果以及进行出生缺陷检查和结果确定。她们可能会推迟告知家人或朋友自己怀孕的事实。她们要应对怀孕对生活的各种影响，如职业影响、额外责任、财务压力、住房担忧及对扮演母亲角色能力的焦虑，同时还要考虑其他重要家庭成员对怀孕的接受程度。因此，这一阶段，大多数孕妇可能会感到焦虑和矛盾。大约 80% 的孕妇会经历惊讶、震惊、怀疑、失望、拒绝、焦虑、紧张和兴奋等情绪。惊讶或震惊往往是对确认怀孕的最初反应。即使是那些计划并希望怀孕的女性也可能会出现一些负面情绪反应。

部分孕妇在此阶段甚至会出现希望自己没有怀孕的念头，但她们通常会将这种矛盾和消极的想法隐藏起来。医务人员需要鼓励孕妇去充分表达和接受这种想法，让其认识到这是妊娠早期常见的心理反应，否则如果后续婴儿出现死亡、畸形或其他异常情况，她们有可能会将悲剧的原因归咎于自己。

2. 妊娠中期　妊娠中期通常被称为健康期，因为在这一阶段孕妇一般健康状况良好，而且基本上没有怀孕的不适感，但这时期也是怀孕期间出现退行性行为最明显的阶段。可以分为两个阶段：胎动前和胎动后。胎动代表着一个独立的生命存在的事实，也促进了妊娠中期的主要心理任务的推进，即发展母亲身份。孕妇将重新评价自己与母亲的关系，并对这段关系进行审视，这种审视使她理解和接受自己的母亲身上具有的品质和引起尊重的价值，对那些消极的、不受欢迎的或不能引起尊重的品质加以拒绝。如果孕妇不能理解这是此阶段的正常心理反应，她们在发展自己的母亲身份的过程中，对母亲特定品质的再认识，可能会引起负罪感和内心冲突。此阶段孕妇一般已确定维持妊娠，开始关注胎儿和自己与胎儿间的互动。随着胎儿的逐渐发育，她从被照顾者变成照顾者角色（从女儿向母亲角色转变），为成为母亲作准备。此阶段之前的焦虑和担心导致的矛盾心理和抑郁情绪逐渐消退，从寻求母亲照顾转变为较多寻求伴侣照顾和对伴侣形成依赖，性关系较怀孕前3个月有明显改善，这一时期孕妇会感受到怀孕的喜悦，幸福、骄傲、快乐和美好。

3. 妊娠晚期　妊娠的最后3个月被称为谨慎等待期。此阶段是一个为分娩和为人父母做准备的时期，可能会出现害怕、焦虑、敏感、脆弱、恐惧、焦躁、期待等心理反应。同时孕妇可能经历一个悲伤的过程，她们将预感到失去孕期周围亲人对自己的关注和以怀孕为前提的特殊照顾，孩子也将与她身体分离。体型和外貌的变化可能使她们缺乏自信。由于腹部增大和担心胎儿的安全可能影响性欲和妨碍性生活。因此，孕妇在妊娠晚期可能会变得脆弱和敏感，可能会出现轻微的抑郁情绪，会需要从伴侣那里频繁获得更多的认可和安全感保证。

（二）妊娠期一般心理反应特点分期

1. 惊讶震惊期　在妊娠的初期，不论是计划内或意外妊娠，在得知自己成功妊娠时，几乎所有的孕妇都会产生惊讶和震惊的反应。若是未婚先孕者或是新婚不久但尚未做妊娠计划的女性，这种情绪可能会体现更加明显。

2. 情绪波动期　孕期可能出现情绪起伏波动较大的状况，常常表现为敏感、易激动、情绪低落，易为一些小事生气或哭泣或没有理由地出现明显的情绪波动。这些情绪的波动往往使配偶不知所措,应对困难甚至严重者可能影响夫妻间的感情。这种现象可能与体内激素水平变化的作用有关。

3. 矛盾期　孕妇在确定怀孕后可能会出现心理矛盾。Caplan(1959年)最初报告说,最初拒绝怀孕是很常见的,一般会在怀孕的前3个月结束时接受。一方面是孕育新生命所带来的喜悦,另一方面又会为未做好为人父母的准备而担忧。这种矛盾心理往往出现在妊娠初期,其中计划外怀孕的孕妇更易出现。她们可能因工作、学习或初婚未享受二人世界等原因暂时不考虑妊娠,也可能因初为人母、缺乏抚育孩子的知识和技能、缺乏社会支持系统或经济、家庭条件不允许等考虑是否应该保留妊娠。计划外怀孕可能与她成为母亲角色的过程相关。在评估矛盾心理时,重要的是评估以下几方面:①矛盾心理是如何如实地表达的;②矛盾心理产生的原因;③矛盾心理的强度;④矛盾心理的持续程度。而对于未婚先孕孕妇,面临的问题则更加复杂,她们可能表现出对妊娠的拒绝心理或考虑是否需要因意外怀孕而仓促结婚的问题,如果男女双方思想准备不足,则有可能因对妊娠去留意见不统一而发生争吵,出现埋怨等情绪。

4. 接受期　在经历了矛盾期的思想斗争后,部分孕妇选择接受继续妊娠,但慢慢接受"孩子"的存在仍需要一个过程。

(1)妊娠早期的感受:孕妇对妊娠的感受仅仅是停经后的各种不适反应,并未能真实感受到宝宝的存在,随着妊娠进展,尤其是胎心、胎动的出现,孕妇通过超声影像技术看到宝宝的大致样貌、通过胎心听诊器听到胎儿的心跳声,通过胎动真实地感受到在自己身体里有一个生命正在孕育成长。

(2)妊娠中期的适应:孕妇开始对很多事情失去兴趣和关注力,喜欢待在家里,喜欢整理和布置房间,开始操心家里的布置哪些可能伤害到孩子,热衷于为孩子购买衣物、睡床等用品,关注孩子的喂养和生活护理方面的知识,在孕中晚期开始猜测孩子性别、按不同性别给孩子取名,规划有孩子角色的未来等。这样的行为类似于哺乳动物的"筑巢反应",即在临近分娩时,会提前把巢筑好,等待宝宝的降临。

(3)妊娠晚期的矛盾:因子宫明显增大,孕妇体力上的负担逐渐加重,从而出现行动不便,甚至出现了睡眠障碍、腰酸背痛等情况。大多数孕妇都期盼分娩日期的到来,可以缓解上述的不适。随着预产期的临近,孕妇常因胎儿将要出生而感到愉快,又因可能产生的分娩痛苦而焦虑,担心是否可以顺利分娩、分娩过程中自己与胎儿的安危、胎儿有无畸形,也有孕妇会担心胎儿的性别能否被家人所接受。

5. 内省期　妊娠期孕妇表现出以自我为中心,变得专注于自己的身体,注重穿着、体重和饮食，同时也关注自己的休息，喜欢独处。这种专注使孕妇能计划、调节、适应，以迎接新生儿的来临。但内省行为可能会使配偶及其他家庭成员感受到被冷落而影响相互之间的关系。

二、分娩期心理特点

分娩本身是一个自然的过程，是胎儿与母体分离的过程，但分娩又是与疼痛相并存的，对产妇是一个强烈持久的应激源。产妇对新生儿即将降临的期待和喜悦与对分娩过程疼痛感受和对分娩顺利与否的未知使分娩期的心理变化微妙而复杂。这种心理影响了整个分娩过程，也可能影响分娩的进程。做好分娩时的心理护理对提高分娩期母婴安全有着重要意义。

（一）焦虑期

产妇可能担心自己的分娩过程及妊娠结局而产生焦虑或恐惧心理。这种情况在初产妇中比较常见。待产室的陌生环境、陌生的助产士和工作人员、产房内其他正在分娩产妇的叫嚷声都有可能让产妇害怕和紧张。伴随宫缩不断加剧的疼痛感也可能加重产妇自身焦虑不安的心理。这种过度焦虑和紧张会使产妇体内致痛物质分泌，去甲肾上腺素减少可使子宫收缩力减弱，而对疼痛的敏感性增加。研究发现，产妇的性格特征、文化背景、知识水平、个人经历以及所处社会条件和环境等都是分娩时产妇心理状态的影响因素。焦虑的心理会加重产妇的疼痛感，出现紧张—焦虑—恐惧—疼痛的恶性循环，严重者可能影响分娩进程。某些有不良分娩史的经产妇，可能会在分娩中回忆起以前不良的分娩经历，从而加剧对此次分娩过程的焦虑情绪。在产程中如果产妇宫口扩张进程不顺、腹压使用不当可能使产妇缺乏自信而产生焦虑。此外，由于传统思想观念的影响，产妇会担心新生儿的性别不理想而产生焦虑情绪。

（二）矛盾期

矛盾心理主要体现在两个方面，一是对分娩方式的选择矛盾，例如阴道分娩还是剖宫产，两种生产方式的选择往往会使产妇产生心理斗争。一些产妇由于无法忍受较长时间的宫缩疼痛或对分娩产程等待缺乏耐心，会改变原本坚持的阴道分娩方式转而选择剖宫产来结束分娩。也有一些产妇知晓正常阴道分娩对胎儿的身心健康有更好的帮助，在产程进展不太顺利、医生建议改变分娩方式的情况下产生纠结和矛盾的情绪，不知该做怎样的抉择。二是无痛分娩的选择。有些产妇应对疼痛承受能力有限，希望通过无痛分娩来降低分娩中的疼痛感，但是又担心无痛分娩可能给产程或宝宝的健康带来影响。

（三）依赖期

产妇在产房时大多身边无亲人陪伴，此时出于对医院和医务人员的信任容易产生无助感和依赖感，希望专业人员能解决她们所有的问题并指引她们顺利度过 3 个产程而成功娩出胎儿。尤其初产妇缺乏分娩经验，对医务人员的依赖性更为明显。在产房里，产妇的吃、喝、动也都需要依赖产房内的工作人员，也需要依赖助产士来监测胎心、宫缩，评估产程进展和开展接产工作。因此这时产妇的心理会进入依赖期。

（四）期待期

所谓"十月怀胎，一朝分娩"，在产程中产妇期待经过孕期孕育的宝宝能够顺利出生，期待胎儿能健康。除此之外，许多产妇也会期待自己的宝宝的性别能与自己或家人的预期相符合。

三、产褥期心理特点

产褥期心理调适主要表现为两个方面，一是要确立家长与孩子的关系，指母亲接纳新生儿、将其容纳为家庭中的一员，重视并满足其作为家庭一员的特殊需要；同时，新成员的介入也改变了家庭原有的生活方式和互动模式，需要调节好夫妇两人的生活方式及夫妇与孩子的生活方式。二是要承担母亲角色的责任，指母亲逐渐表现出情感性和动作性的护理孩子的技能，情感性技能包括用积极的态度去认识、考虑孩子的需求，动作性技能包括具体照护孩子的行为。

（一）依赖期

产褥期的第 1～3 天。在这一时期，产妇大部分的需求多通过外界来满足，如对孩子的关心、喂奶、沐浴等。产妇多表现为对孩子语言的关注，较多的是谈论自己的妊娠及分娩感受。较好的妊娠和分娩经历、舒适的产后休息、丰富的营养和较多地与孩子接触的良性体验，能帮助产妇较快进入到第二期。

（二）依赖 - 独立期

产后第 3～14 天。在这一时期，产妇表现出较为独立的行为，改变依赖期中被动接受别人照护和关心的态度，开始学习护理自己的孩子，亲自喂奶。但这一时期也较容易产生压抑情绪，可能与分娩后产妇的感情脆弱、过多的母亲责任、新生儿诞生后的爱被剥夺感、痛苦的妊娠和分娩体验、糖皮质激素和甲状腺激素水平下降等因素有关。基于此压抑的感情和照护新生儿使产妇容易感觉疲惫，这种疲惫又加重了抑郁情绪。因此，部分产妇会表现出哭泣行为、对周围漠不关心、停止对新生儿的喂养行为等。

（三）独立期

产后 2 周～1 个月。产妇度过压抑期，她们会自觉把照护孩子当作生活中的一部分，并开始独立解决孩子的养育问题，产妇也逐渐从疲劳中恢复。

在独立期，新的家庭运作模式形成，并逐渐形成一个有机系统，开始新的生活状态。夫妻两人开始享受孩子带来的欢乐并承担相应的责任，逐渐恢复到分娩前的家庭日常活动状态。

（郑　琼）

第三节 · 围产期心理适应的生理机制

一、心理适应

心理适应通常是指当外部环境发生变化时，个体通过自我调节系统做出能动反应，使自己的各种个性特征互相配合，使之更加符合环境变化和自身发展的要求，使主体与外部环境重建平衡的过程。能够达到平衡就是心理适应良好，表现为客观正确地评估外界环境的变化，通过有效自身调节能够积极乐观面对并较快地适应环境变化；而无法达到平衡则是心理适应不良，表现为个体会更多地出现负面情绪的暴发如产生抑郁、焦虑、孤独感甚至不良行为。

从发生认识论的角度，心理适应的内部机制是同化与顺应的平衡，就是主体对外部变化所做出的一系列自我调节的过程，其最终目的是重新适应环境。结合认知心理学和社会心理学的有关理论，心理适应的内部机制又可表述为认知调节、态度转变和行为选择三个环节。在这一过程中，同化与顺应这两种调节方式始终发挥着作用。如果行为选择对适应环境起到了积极的作用，说明同化与顺应的过程基本上实现了平衡；如果行为选择的效果不理想，对适应环境起到了消极的作用，就意味着同化与顺应之间不平衡，心理适应就需要再次启动上述的内部机制。

二、围产期心理适应

围产期心理适应是指孕产妇在产前、产时和产后的一段时期内，面对外部环境和自身生理变化时，通过自我调节系统做出能动反应，经过内部的同化与顺应，使主体与外部环境重建平衡的过程。

妊娠和分娩虽然是女性的一个自然生理过程，但其实也是重大的应激事件。在围产期，由于孕产妇身体发生了巨大变化，同时受到来自角色转化的压力和来自家庭、社会诸多方面的影响，孕产妇的心理会面临不同寻常的挑战，使得个体需要不断地进行自我调节做出同化与顺应，与外部环境达到新的平衡。良好的心理适应水平能够帮助孕产妇更好地利用家庭与社会的支持，应对生育压力与角色冲突，增强自我认同感与幸福感。而心理适应不良则不仅会增加孕产妇本身患妊娠高血压、妊娠糖尿病的风险，而且会导致婴儿早产、低体重、发育不良以及低频短时的母乳喂养等负面事件。

三、围产期心理适应的神经生理机制

研究表明，围产期心理适应的神经生理机制主要包括神经机制、内分泌机制和免疫机制等。

（一）神经机制

围产期心理问题的发病机制主要涉及神经机制中神经递质的改变。神经递质是指由神经末梢释放的特殊化学物质，神经递质水平的调节失控是围产期心理适应不良发生的病理学基础。5- 羟色胺、多巴胺、去甲肾上腺素等是围产期心理适应不良发病过程中比较重要的神经递质。需要注意的是，围产期存在多种神经递质水平的改变，且不同神经递质之间具有潜在相互作用。

1. 5- 羟色胺 又称血清素，是一种抑制性神经递质，与人类的情绪、睡眠、体温和行为有着密切的关系。单胺假说认为中枢神经系统中 5- 羟色胺释放减少导致突触间隙含量下降从而产生不良情绪。例如，突触前膜蛋白 5- 羟色胺转运蛋白的活性可调节突触间隙 5- 羟色胺的浓度水平，在 5- 羟色胺释放后的再摄取过程中发挥重要的作用，是大多数抗抑郁药物常见的药物靶点。临床试验发现产后抑郁障碍患者血清内 5- 羟色胺释放障碍导致水平含量低于正常产妇，使用 5- 羟色胺选择性重摄取抑制剂治疗可显著改善患者的抑郁症状，进一步支持了抑郁症的 5- 羟色胺假说。

2. 多巴胺 多巴胺作为神经递质调控中枢神经系统的多种生理功能，负责人类大脑的情欲和兴奋的传递。研究表明围产期心理适应不良孕妇存在着多巴胺的失调，其脑内的多巴胺水平低于正常孕妇。药理学研究亦发现用药物降低多巴胺转运后可使受试者出现不良情绪，这进一步表明多巴胺可能在围产期心理适应不良的病理生理过程中起一定的作用。也有研究发现抑郁症患者多巴胺低下导致海马 - 额叶皮质突触的可塑性受损，而出现认知功能的损害。在健康志愿者的试验中显示，消耗其体内的 L- 酪氨酸（作为原料或前体代谢合成多巴胺，是对支持神经和大脑愉悦、减轻改善抑郁症、调控注意力的重要元素）后会出现一些抑郁症状。多种抗抑郁药物可以影响脑内多巴胺的神经传递，如米那普仑能使额叶皮质内多巴胺浓度升高。

3. 去甲肾上腺素 中枢去甲肾上腺素能神经元位于蓝斑核，是由多巴胺经 β- 羟化生成的儿茶酚胺类神经递质，释放的去甲肾上腺素调节警醒、焦虑、抑郁等。最近有研究发现，围产期心理适应不良患者血浆去甲肾上腺素水平升高，提示围产期心理适应不良可能与产后血浆中去甲肾上腺素浓度升高有关。其机制可能包括蓝斑核的改变、去甲肾上腺素的利用，以及突触前、后的受体调节，但是具体作用环节现有研究尚未明确。

4. 孤啡肽 孤啡肽是一种神经肽物质，既有神经递质作用又有一般活性肽作用，具有广泛地调节整体行为的功能。围产期心理适应不良的发生与体内单胺类递质（5-羟色胺、多巴胺等）的水平密切相关，其合成和代谢障碍均可导致围产期心理适应不良的发生，而孤啡肽又可抑制单胺类递质的释放与转运，进而会对围产期心理产生影响，孤啡肽对多巴胺能神经元、5-羟色胺等单胺类神经递质的释放和转运都有抑制作用。因此，孤啡肽可能通过这一抑制作用参与到围产期心理适应不良的发生中。

（二）内分泌机制

围产期心理问题的发生还涉及内分泌机制。内分泌机制主要与围产期体内的激素有关。围产期体内的激素水平的波动是通过三个神经轴来控制，即下丘脑-垂体-肾上腺轴、下丘脑-垂体-性腺轴、下丘脑-垂体-甲状腺轴反馈性调节而改变的。妊娠期和产后母亲的肾上腺皮质功能、雌激素与孕激素、促乳素、甲状腺激素等激素水平的改变可能影响了孕产妇的情绪变化。

1. 下丘脑-垂体-肾上腺轴 有研究发现，下丘脑-垂体-肾上腺轴失调是围产期心理适应不良的标志，主要表现为下丘脑-垂体-肾上腺轴功能的亢进，包括中枢促肾上腺皮质激素释放激素分泌增多，外周血促肾上腺皮质激素和皮质醇含量升高等。有研究发现抑郁症组血浆基础皮质醇水平明显高于正常对照组。长期较高水平的皮质醇可通过抑制突触传递和减少树突分支来造成海马的损伤，导致孕妇出现情绪低落等表现。

母体下丘脑-垂体-肾上腺轴功能在怀孕和产后会发生显著变化，这是因为随着妊娠的进行，由母体胎盘合成的促肾上腺皮质激素释放激素，它的结构和生物活性与下丘脑室旁核促肾上腺皮质激素释放激素相同，能够导致母体促肾上腺皮质激素和皮质醇浓度的升高。然而，由胎盘合成的促肾上腺皮质激素释放激素和增加的皮质醇并不遵循下丘脑室旁核促肾上腺皮质激素释放激素的负反馈系统。相反，皮质醇可以刺激母体胎盘产生促肾上腺皮质激素释放激素，而促肾上腺皮质激素释放激素又反过来刺激皮质醇的产生，导致妊娠24~25周后皮质醇会比未孕时期增加2~5倍。但在分娩后，胎盘的剥离导致促肾上腺皮质激素释放激素水平迅速降低，皮质醇在之后的几天或几周内迅速恢复至未孕水平。研究发现在环境压力下妊娠期皮质醇分泌旺盛可导致皮质醇增多症，增加女性患抑郁症的风险。

2. 下丘脑-垂体-性腺轴 下丘脑-垂体-性腺轴在女性中也称为下丘

脑 - 垂体 - 卵巢轴；正常情况下丘脑首先脉冲释放促性腺释放激素并作用于垂体，促进垂体分泌激素；垂体接到下丘脑的指令，分泌卵泡刺激素和黄体生成素，分别促进卵泡和黄体的生成；卵巢再根据指令分泌雌激素和孕激素。值得注意的是，下丘脑 - 垂体 - 卵巢轴系统中还存在反馈调节，其中雌激素对下丘脑、垂体的分泌有正负反馈双重调节作用，而孕激素仅有负反馈调节作用。同时雌、孕激素在围产期会发生明显变化，女性雌二醇和孕酮在产后急剧下降，不稳定的激素水平变化会对围产期女性心理适应造成影响。

（1）雌激素：雌激素可明显增强神经生长因子表达，调节和促进脑源性神经营养因子的合成。妊娠后胎盘分泌的雌激素自第 4～5 周明显增加，妊娠晚期达到峰值，其中母体血中的雌三醇是非孕期的 1 000 倍，而雌酮和雌二醇是非孕期的 100 倍；胎盘分娩后，雌激素水平急剧下降，至产后 1 周降至正常水平。分娩后雌激素水平急剧下降导致脑内的多巴胺受体处于异常敏感状态，多巴胺转运体水平升高，导致患抑郁症的风险增加。

（2）孕激素：孕激素能调节多巴胺能神经元、去甲肾上腺素能神经元以及 γ- 氨基丁酸能神经元。妊娠后胎盘从第 6 周开始分泌孕激素，第 10 周开始代替卵巢分泌孕激素，母体血中的孕激素浓度随着孕期的增长而逐渐上升，直至妊娠末期达到峰值，峰值是月经周期孕激素最高值的 10 倍；孕激素会在分娩后迅速下降，但在哺乳等因素的作用下可能降至正常水平以下。孕激素水平的下降对 γ- 氨基丁酸 A 亚型受体的正常功能造成影响，导致对苯二氮䓬类物质敏感性降低，抑制 γ- 氨基丁酸能神经元的正常活动，继而可能出现抑郁症相关表现。

（3）促乳素：又称催乳素。促乳素在正常精神活动中具有抗焦虑作用；促乳素是由腺垂体前体嗜酸细胞和垂体外组织如乳腺、子宫肌层、子宫内膜、免疫细胞和大脑等分泌的一种作用广泛的多肽蛋白激素，可促进乳腺生长发育、维持泌乳，同时也起到可以维持促进某些母性行为，如筑巢、成群、抱窝、哺育幼仔等作用。其分泌受下丘脑的催乳素释放因子及催乳素释放抑制因子的双重控制。血中促乳素水平会在分娩前几周达到高峰。促乳素可以抑制性腺对促性腺激素的反应，从而影响雌激素和孕激素的分泌，且哺乳行为可显著拮抗分娩后雌激素、孕激素急剧下降对大脑的影响。

3. 下丘脑 - 垂体 - 甲状腺轴　下丘脑 - 垂体 - 甲状腺轴异常是围产期抑郁内分泌紊乱学说的一个分支；甲状腺素在调节人体正常认知以及情绪方面具有极为重要的作用，当甲状腺素持续处于较低水平时常常会出现情绪低落及运动减少的抑郁症状；正常情况下，促甲状腺激素释放入血后，与甲状腺中的促甲状腺激素受体结合，使甲状腺分泌三碘甲状腺原氨酸和甲状腺素，但处于妊娠期的妇女在各种因素的作用下造成甲状腺结合球蛋白水平升高、胎盘刺激产生几种甲状腺刺激因子以及肾脏清除率增加造成相对碘缺乏状态，导致甲状腺素正常分泌平衡受到影响；同时人绒毛膜促性腺激素可能对甲状腺有类似促甲状腺激素的作用，妊娠期间较高的人绒毛膜促性腺激素水平刺激甲状腺，可能会导致甲状腺功能上或解剖上的变化，使血清促甲状腺激素降低或甲状腺增大，导致甲状腺素降低。研究表明围产期抑郁与甲状腺素和游离甲状腺素水平降低有关。

（三）免疫机制

免疫机制也是围产期心理适应的重要机制之一。对母体而言，胎儿犹如一个同种移植物，母体免疫系统并不排斥同种异基因移植物的胚胎，并保护其正常发育，直至分娩，这是免疫学规律的唯一例外，说明母体对胚胎存在着非常复杂的免疫应答和免疫耐受机制。

研究发现，围产期适应不良激活下丘脑 - 垂体 - 肾上腺轴，使其释放促肾上腺皮质激素后，可导致机体淋巴细胞数目减少，并能引起淋巴器官胸腺及脾萎缩。胸腺及脾萎缩会抑制机体免疫功能，使胸腺 T 细胞增殖与分化能力降低，T 细胞功能下降，总 T 细胞数下降，辅助性 T 细胞（Th）数量降低，而抑制性 T 细胞（Ts）数量上升，$CD4^+/CD8^+$ 比值显著降低；围产期适应不良可影响机体内 IL-2、IL-6 和干扰素 γ 等各种细胞因子的分泌与合成，并使 Th 细胞的两个亚群 Th1 和 Th2 的平衡发生变化，从而使 Th1/Th2 的平衡向 Th2 偏移，引起机体细胞免疫功能下降；围产期适应不良也可导致脾脏和淋巴结内的淋巴细胞数明显减少，血清抗体 IgE、IgG1 及 IgG2 水平降低。此外，围产期适应不良也还可引起机体下丘脑 - 垂体 - 交感神经系统兴奋，从而导致组织、血液中肾上腺素和去甲肾上腺素水平上升，进一步影响抑制性调节免疫细胞的激活、增殖、分化及转运等多种功能。

四、围产期心理适应的表观遗传学机制

越来越多的研究显示，遗传物质基础所导致的相关病理性改变，例如染色体数和结构的异常，以及风险基因的突变等均可能会使患精神障碍的风险增加。遗传因素在很多精神障碍的发生中具有一定的作用，有的甚至起主要作用。围产期的心理适应同样如此，其中产妇的家族遗传史不可忽视。临床发现精神障碍的阳性家族史会明显增加后代罹患精神障碍的概率，其中精神障碍家族史阳性的母亲罹患产后抑郁的风险接近家族史阴性的母亲的 2 倍。表观遗传学方面的研究发现，DNA 甲基化和组蛋白甲基化修饰异常可能会导致蛋白质的异常表达，这可能会对精神疾病的发病机制具有重大影响。有研

究表明，母亲或父亲的 DNA 甲基化会不同程度地影响胎儿的脑体积；DNA 甲基化异常与很多智力异常类疾病相关；再者 DNA 甲基化在 X 染色体失活机制中发挥着重要作用，因此，也会导致多数精神障碍疾病的发生率存在性别差异。

以围产期抑郁为例，遗传因素对围产期抑郁的影响与一般的抑郁障碍相仿，遗传度为 13%～52%，研究显示，遗传因素对围产期抑郁的影响与其对其他时段抑郁的影响有所不同。例如，产后抑郁症状与神经质的相关性强于产后抑郁症状与其他时段抑郁的相关性；围产期抑郁总遗传度的 1/3 并不为非妊娠期抑郁障碍所共有；双相障碍与患者自我报告的围产期抑郁的相关性强于双相障碍与其他时段抑郁的相关性。有研究进行了迄今为止最大规模的一项针对孕产期抑郁的调查，结果显示孪生子及手足研究中，孕产期抑郁的遗传度分别为 54% 和 44%，高于非孕产期抑郁的 32%。在焦虑谱系障碍中惊恐障碍受遗传因素影响最大。研究表明是否发生惊恐障碍的原因中 30%～40% 为遗传因素，惊恐障碍患者一级亲属患此病的概率比其他人高 7 倍。Noyes 等学者发现一级亲属发生广泛性焦虑障碍的风险概率是 19.5%，而一般人群为 3.5%，且双生子研究结果显示单卵双生子共病率高于双卵双生子。创伤后应激障碍相关的遗传因素和环境因素之间存在着复杂的相互作用，孪生子相关研究表明遗传因素占到创伤后应激障碍发病风险的 30%。

五、其他

妊娠和分娩本身就是复杂和特殊的身心过程，在围产期有许多因素成为应激源引起孕产妇心理和生理上的改变，不适应或反应过激均可导致心理状态和情绪发生变化。

其中，中医心理适应观是整体的适应观，是身心合一的适应，是关注人在天地生灵中的适应。身心相互影响，心理的适应可从外显的身体变化中察觉，适应不良多以"气滞"为突出表现。妇女分娩时易津血耗伤、元气受损，产后恶露、阴血亏虚；分娩创伤致使血脉受损，胞衣残留，瘀血内阻；因此，"多虚多瘀"是妇女产后的重要生理特点，也是围产期心理适应不良，发生围产期抑郁的内在基础。研究表明，肾精亏损，气机不畅，脑神失养是围产期抑郁的常见病因；肾虚与肝郁相互影响，两者并存，以肾精亏损为本，气机壅滞为标。肝郁气滞、思虑过度则是围产期抑郁发病的外在诱因。《傅青主女科》提到："凡病起于血气之衰，脾胃之虚，而产后尤甚。"产后思虑，劳伤脾气，气血不足，瘀血内阻，则生化乏源，新血难生。肝主藏血，气血亏虚，则肝失所养，魂不守舍。因此相关的中医治疗干预主要包括中医内治法、外治法、针灸及五音疗法等，可有效改善围产期妇女心理适应不良所产生的焦虑、抑郁情绪。

另外，目前围产期相关心理问题的神经影像研究主要利用磁共振成像，使准确评价心理适应不当患者的大脑结构成为可能，主要包括结构性磁共振成像和功能性磁共振成像。基于结构性磁共振成像的研究发现，表型相关的不同精神疾病可能有共同的神经生物学基础。其中背侧浅扣带皮层和左右双侧前脑岛在精神分裂症、双向障碍、重度抑郁、物质依赖与滥用、强迫症和焦虑中表现为灰质体积缩小的现象。这三个脑区形成一个紧密相连的脑功能网络，该脑功能网络的灰质体积缩小可能导致了精神疾病患者的执行功能出现障碍。而功能磁共振成像利用非损伤性活体脑功能检测技术，主要利用血液动力学原理，应用血氧水平依赖进行脑功能研究。多项功能磁共振成像研究发现大脑的边缘系统情绪处理增强，前额叶执行功能减弱，以及皮质下自动处理功能异常均与精神疾病有关。

（吴　斌　秦春香）

思考题及答案

1. 合并心脏病的围产期女性，容易发生心力衰竭的原因和高发时期有哪些？

（1）容易发生心力衰竭的原因：自妊娠 10 周起心排血量开始增加，至妊娠 32～34 周时达高峰，维持此水平直至分娩。左侧卧位心排血量较未孕时约增加 30%。临产后，尤其是第二产程期间，心排血量也显著增加。为适应子宫、胎盘及各组织器官增加的血流量，维持胎儿生长发育，妊娠期血容量增加。自妊娠 6～8 周血容量开始增加，至妊娠 32～34 周时达高峰，增加 40%～45%，平均增加约 1 450mL，维持此水平直至分娩。

（2）高发时期：若孕妇合并心脏病，在妊娠 32～34 周、分娩期（尤其是第二产程）及产褥期最初 3 日之内，因心脏负荷较重，易发生心力衰竭，要密切观察病情。

2. 针对产褥期女性，促进子宫复旧的方法有哪些？

促进子宫复旧的方法具体如下：①分娩后常规帮助产妇按摩子宫，促进子宫收缩，减少出血；②产妇分娩后须尽快排尿，避免憋尿，憋尿会影响子宫收缩导致产后出血；③可以应用缩宫素帮助子宫收缩或口服促进子宫复旧的药物，例如益母草；④进行子宫理疗刺激促进子宫收缩；⑤母乳喂养，产后提倡早吸吮、早接触，婴儿尽早吸吮产妇乳头，可以促进子宫收缩，且晚期哺乳皆可刺激产妇乳头，帮助子宫收缩；⑥注意休息，产后避免增加腹压的动作，例如便秘、久蹲、久坐或久站等，防止子宫下垂；⑦专业子宫复旧，通过电刺激可以促进子宫局部血液循环,帮助子宫肌纤维收缩,排出恶露,加快子宫复旧。早期进行子宫复旧的电刺激治疗,可以防止子宫复旧不良的发生。

3. 吴某,26 岁,G_1P_0,妊娠 32 周,对其他事情不太感兴趣,上网疯狂购物,喜欢购买婴儿的尿布、衣服、奶瓶等用品,丈夫和婆婆劝说无效。请问该产妇出现了什么情况?

该产妇的行为是妊娠期正常的心理变化表现。其处于妊娠期心理变化时期的接受期,表现为开始对很多事情失去兴趣和关注力,喜欢待在家里,喜欢整理和布置房间,开始操心家里的布置哪些可能伤害到孩子,热衷于为孩子购买衣物、睡床等用品,关注孩子的喂养和生活护理方面的知识,在孕中晚期开始猜测孩子性别、按不同性别给孩子取名,规划有孩子角色的未来等。这样的行为类似于哺乳动物临近分娩时的"筑巢反应",家人应给予理解和包容。

4. 魏某,30 岁,G_1P_1,产后第 2 天,总担心自己乳汁分泌不足,宝宝是否能吃饱。觉得宝宝身体太柔软,不太敢自己抱宝宝给宝宝洗澡,当护理人员给宝宝进行床边洗澡时,积极询问注意事项。请问该产妇的心理特征处于产后的哪个期?

该产妇处于产后的依赖期。依赖期约为产褥期的第 1~3 日。在这一时期,产妇大部分的需求会通过外界来满足,如对孩子的关心、喂奶、沐浴等。产妇多表现为对孩子语言的关注,较多的是谈论自己的妊娠及分娩感受。较好的妊娠和分娩经历、舒适的产后休息、丰富的营养和较多地与孩子接触的良性体验,能帮助产妇较快进入到第二期。

5. 结合围产期精神心理护理管理工作实际,谈谈如何对围产期妇女进行心理适应评估?

心理适应是心理学的一个重要概念,通常是指当外部环境发生变化时,个体通过自我调节系统作出能动反应,使自己的各种个性特征互相配合以更加符合环境变化和自身发展的要求,使主体与外部环境重建平衡的过程。心理适应的内部机制又可表述为认知调节、态度转变和行为选择。我们可以结合每个产妇真实情况,从她的认知、态度和行为三个方面进行评估,看其是否达到同化和顺应的平衡。

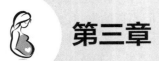

第三章

围产期常见心理问题

【概述】

妊娠对于育龄期妇女来讲，虽然是一个自然、正常的生理现象，但在整个妊娠期为了满足胎儿生长发育的需要，母体的各个器官、系统均会发生一系列适应性的改变。此外，女性还会承担来自社会、家庭、工作及自身角色转变等多方面的压力源，长期并持续处于压力状态下，易给孕期女性造成较大的心理困扰，甚至导致心理问题的产生。

（一）定义

妊娠期压力是指在妊娠期间孕妇的各种需求和生理、心理反应不相适应的一种身心失衡状态，并通过母体的神经、内分泌以及免疫系统对母体本身及子代造成不同程度的影响。妊娠期的压力源既可以来源于孕妇本身，也可来源于社会、家庭等多方面。早期研究大多使用单一的问卷来评估妊娠压力的一个方面，如主要的生活事件或一般的焦虑，而现在的研究更集中在认为将妊娠压力作为一个多维的概念，是指在妊娠期间的各种应激事件和不利因素，例如挑战性生活事件或环境困难所引起的对个体心理上造成的困惑或威胁，表现为身心紧张和各种不适，并由此通过母体神经、内分泌以及免疫系统的变化引起母体和子代不同程度的改变。

（二）流行病学特点

文献报道孕妇普遍存在妊娠期压力，但其压力发生率和压力水平存在异质性。国外研究表明 13.6%～78% 的孕妇存在轻中度妊娠压力，6%～16.7% 的孕妇存在重度妊娠压力。国内研究显示：71.53%～92.1% 的孕妇存在轻中度妊娠压力，重度妊娠压力的孕妇达 1.74%～26.74%。结果不同的主要原因可能是研究者采用压力的测量方法和工具不同，压力水平评判标准不统一，选取不同妊娠时期、不同分娩经历、不同省市地区的孕妇作为研究对象，导致妊娠压力调查结果不一致。

不同妊娠时期孕妇的压力发生率与压力水平也存在差异，其变化趋势的研究结果也呈现出不一致。国外学者 D.Costa 等人在孕 13 周前、20～21 周、32～33 周三个随访时点调查孕妇妊娠的压力情况，结果显示妊娠早期和妊娠晚期妊娠的压力水平高于妊娠中期，呈现出 U 形趋势。国内学者穆欣的研究结果与其类似，显示妊娠压力得分呈现出妊娠晚期最高、妊娠早期次之，妊娠中期最低的状况。可能的原因是妊娠早期孕妇处于确诊怀孕，孕妇需要开始适应准妈妈这一角色的过渡时期，孕妇会出现恶心、呕吐等早孕反应，同时妊娠早期为胎儿神经系统发育的关键时期，绝大多数孕妇过度担心胎儿健康，压力反应比较明显。但随着孕周增加，胎儿度过关键期，身体与心理逐渐适应角色，压力可能会逐渐降低。随着分娩的临近，对自然分娩或者剖宫产的恐惧等，压力有可能又会增加。另外，也有国内学者张淑彬的研究结果显示孕妇妊娠压力得分随妊娠进展呈现出下降趋势。

【病因及风险因素】

除了围产期心理健康共性的高危因素外（详见本书"第四章第二节"部分内容），妊娠期压力的特殊高危因素包括：

（一）个体因素

有研究发现孕前有吸烟饮酒行为、有害物质接触史或者服用药物史，其妊娠早期压力水平会增加。孕妇身体状况与妊娠期压力也有重要联系，孕前患有妇科病、睡眠情况差等都会影响孕妇妊娠期压力的变化。

（二）家庭因素

妊娠期女性处于应激敏感期，家庭关系对压力水平有着一定的影响。研究显示出"与公婆的关系"会影响孕妇的妊娠期压力水平，与公婆关系好的孕妇妊娠期压力较小；"与丈夫的关系"会影响二胎孕妇的妊娠压力水平，与丈夫关系好的孕妇体验到的妊娠期压力较低。另外，对于家庭整体居住环境满意度低的孕妇妊娠期压力要高于对居住环境满意度高的孕妇，环境嘈杂拥挤、居住卫生条件较差、居住地偏远、房屋装修不满意等可导致孕妇妊娠期压力水平增加。

【诊断与评估】

目前妊娠压力评估工具较多，国外常用的有知觉压力量表（Perceived Stress Scale，PSS）、妊娠压力问卷（Pregnancy Stress Questionnaire，PSQ）、产前压力问卷（Prenatal Distress Questionnaire，PDQ）及修订版，国内常用的是妊娠

压力量表（Pregnancy Stress Rating Scale，PSRS）及修订版，这几个量表均有较高的信效度。

（一）知觉压力量表

知觉压力量表广泛用于测量个体最近 1 个月对自身产生压力的程度，进而造成心理或生理上的反应，包括妊娠期压力的测定。量表共 14 个条目。每个条目采用 5 级计分法，"1"表示从来没有；"2"表示几乎没有；"3"表示有时；"4"表示经常；"5"表示总是。量表包括积极和消极 2 个维度，积极维度采用反向计分，所有的条目相加即为总分，得分范围为 0～56 分，总分越高，感知到的压力越大。该量表在国际上运用非常广泛，在中国、加拿大、巴西、伊朗等国家人群中均具有较好的信效度，中文版压力知觉量表由学者杨廷忠依照我国的文化背景进行修订。

（二）妊娠压力问卷

妊娠压力问卷由 Salari 于 2005 年编制，用来评估孕妇妊娠期感知压力。问卷包括 6 个维度：健康状况、个人和家庭、环境、经济情况、宗教信仰、其他人对孕妇本人的看法等，共 51 个条目，问卷采用 5 级评分法，总分为 0～204分，再根据百分制进行转化，分为轻度、中度、重度 3 个等级，量表的内在一致性系数为 0.75，但由于条目数较多，使用频率较知觉压力量表低。该量表暂无中文版。

（三）产前压力问卷

产前压力问卷由学者 Yali 和 Lobel 于 1999 年编制，用于评定孕妇对妊娠有关事件的担忧程度。包括 12 个条目，3 个维度，分别为：担心分娩或婴儿的健康、担心体重和体型的改变和担心情感关系的变动。量表的一致性系数为0.80。2002 年 Yali 和 Lobel 对其进行修订，编制产前压力问卷修订版，条目数从 9 条到 17 条（妊娠早期有 9 个条目，妊娠晚期有 17 个条目），有的条目仅在妊娠期测量一次，如孕期恶心和呕吐等仅在妊娠早期测量，还有部分条目会在整个孕期重复测量，如担心孩子是否健康等。总分为妊娠各期压力条目得分相加，得分越高，压力越大，其一致性系数为 0.59～0.79。该量表暂无中文版。

（四）妊娠压力量表

妊娠压力量表由我国学者陈彰惠等于 1983 年编制，该量表共 30 个条目，包含认同父母角色而引发的压力感、确保母子健康和安全而引发的压力感、因身体外形和身体活动的改变而引发的压力感 3 个因子，最后 3 个条目归为其他因素。该量表采用 4 级计分法（1 代表完全没有压力，4 代表有重度压力）。量表得分 = 妊娠压力实际总得分 / 所有条目数，因子得分 = 因子实际得分 / 条目数。该量表信效度较高，是国内目前测量妊娠压力最常用的量表。

2015 年学者陈彰惠又根据当今社会环境的变化在原有量表基础上进行了修订，形成了妊娠压力量表修订版。具体内容详见附录一。

【对母儿影响】

孕妇在妊娠期受到急、慢性压力等各种压力源的影响时，其下丘脑 - 垂体 - 肾上腺皮质系统及交感神经系统 - 肾上腺髓质系统的调节受到影响，导致促肾上腺皮质激素释放激素、促肾上腺皮质激素、皮质醇及肾上腺等多种激素被释放到血液中，影响母体及子代正常的生理及心理功能。有流行病学研究表明妊娠期压力不仅会产生不良妊娠结局（如早产、低出生体重、妊娠并发症）、子代生长发育缓慢等不良身体健康结局外，还会对母儿心理健康（产前焦虑、产后抑郁、子代神经认知行为发育缓慢等）产生影响。

（一）对孕产妇的影响

1. 妊娠并发症和合并症 妊娠糖尿病的发生与妊娠期压力水平的变化相关。Silveira 等学者在一篇关于妊娠期压力与孕妇糖尿病的关系研究中发现，在控制孕前孕妇体质量指数和孕龄的基础上，妊娠早期到妊娠中期压力水平的增加会使孕妇患妊娠糖尿病的风险增加 2.6 倍。我国学者刘红艳等采用病例对照研究，对 136 例妊娠高血压患者和 136 例正常孕妇的 Logistic 回归分析显示，存在较大心理压力的孕妇患妊娠高血压疾病的风险显著高于心理较稳定的孕妇。

2. 心理健康 学者 Reid 等认为妊娠期压力种类和压力暴露时间很重要，其研究结果指出在控制人口学变量的情况下，不管是急性应激源还是慢性应激源，都是母亲产后抑郁的危险因素；母亲在怀孕前暴露于压力环境下，会对其产后精神健康产生长远影响。也有学者对长春市 317 名孕妇进行横断面调查，发现女性妊娠期压力与心理健康状况之间存在相关性，妊娠期压力大的女性其心理健康状况较差。

（二）对胎儿或新生儿的影响

1. 早产及出生孕周 妊娠期压力与早产和胎儿的出生孕周均相关。在关于胎儿性别是否影响妊娠期压力与不良妊娠结局关系的研究中，单变量及多变量分析结果均显示，妊娠期暴露于压力环境下会使女胎早产风险增加 1.4 倍，但在男性胎儿未出现类似结果。Cole-Lewis 等学者的一项由青少年孕妇参加的队列研究中指出，妊娠中期的压力水平与早产事件的发生关系无统计学意义；而在妊娠晚期，每当特异性压力增加 1 个单位，早产风险会增加 5.0%，并且与胎龄无关；在控制了重要的生物学、行为、心理、人际关系和社会文化风险因素后，妊娠中期和晚期妊娠特异性压力的变化也与早产的可能性增加和胎龄缩短显著相关，其中妊娠中期到妊娠晚期压力水平每增加 1 个单位,早产风险会增加 7.0%。

2. 新生儿体重和头围 妊娠期压力增加会增加低出生体重儿的发生风险。有研究发现妊娠期暴露于压力环境下会使女胎出生体重低的风险增加 1.4 倍,头围小于 31cm 的风险增加 1.8 倍,在男胎中未出现类似结果。Brotnow 等学者的一项研究表明,客观压力源与主观感知到的压力均对胎儿的出生体重有预测作用;母亲的自尊感及感知到的社会支持水平处于较高水平,是低出生体重发生的保护因素。一项采用孕妇生活事件量表对 142 名孕妇进行妊娠压力水平测定的研究结果显示,压力水平较高组的孕妇所生孩子体重较轻,所生孩子头围较小。

3. 子代其他疾病 妊娠期压力不仅会对胎儿产生不良影响,还会造成子代消化系统和呼吸系统等的不良疾病。Phelan 等学者研究发现,妊娠晚期高水平的心理压力是婴儿胃肠道疾病及呼吸系统疾病等多种疾病的预测因子。Henriksen 等学者研究发现压力性生活事件与新生儿感染性疾病如普通感冒等显著相关。在控制混杂变量后,单一种类压力水平与 5~7 岁儿童的舒张压、收缩压水平无直接关联;多种压力累计得分会使此年龄段儿童血压升高约 1.5mmHg,但与儿童高血压疾病的发生差异无统计学意义。学者王珊的研究结果也提示,初产妇妊娠压力水平越高,母儿免疫功能越低,母儿感染机会可能就越多。

4. 子代心理健康 德国学者的一项研究结果显示,妊娠期压力水平与儿童反社会行为有关。Slykerman 等学者的一项关于妊娠期压力与 11 岁儿童抑郁情绪的关联性研究发现,妊娠期间母亲压力增加,会导致 11 岁儿童出现重度抑郁情绪。一项前瞻性随访研究结果显示,妊娠早期母亲压力较大组的子代智能发育指数比对照组儿童平均低 7 分;运动发育指数无显著变化。除此之外的研究也显示,压力水平较高组的孕妇所生新生儿神经行为测定得分较低。

【管理和护理要点】

(一)产前健康教育

产前健康教育是指通过信息传播和行为干预帮助孕妇掌握围产期保健知识,树立健康观念,自觉采取有利于健康的行为和生活方式的教育活动或过程。产前健康教育的内容会根据孕妇在不同孕期的实际知识需求制订,如妊娠早期侧重于孕期常见症状及处理、出生缺陷的预防;妊娠中期更关注分娩过程及技巧、妊娠并发症的预防;妊娠晚期健康教育主要侧重是母乳喂养、新生儿护理等。多项研究显示产前健康教育能提高孕妇自我保健和管理能力,增强心理调适能力,减轻妊娠压力。此外,研究发现同时对孕妇及其配偶进行健康教育,可使夫妻双方的围产期保健意识提高,改善夫妻感情,缓解孕妇妊娠压力。

（二）认知行为疗法

认知行为疗法是临床上应用广泛的心理干预措施。它通过改变思维、信念和行为来改变不良认知，从而达到改善情绪和调整行为的目的。多项研究显示通过改变孕妇的不良认知，指导其学会放松与轻松应对，可以显著增加孕妇的自我效能感，缓解不良情绪，减轻妊娠压力。但认知行为疗法的干预周期长，孕妇的依从性较差，现今不适合大规模推广应用。

（三）正念减压疗法与瑜伽

正念减压疗法是由个体通过正念冥想训练实现内心压力的疏解，可帮助实现内心压力疏解、缓解疼痛和疾病，其本身是用来缓解压力的一套严格、标准的团体训练课程，被广泛应用于治疗和缓解各种情绪心理问题和不同的身心疾病。一般由团体训练组成，主要包括正念呼吸、身体扫描和正念瑜伽等方法。研究显示对孕妇采用正念减压疗法，干预后孕妇的正念水平得到提高，妊娠压力和焦虑水平降低，同时帮助分娩前初产妇提升机体免疫力及其积极情绪。另外，将正念与瑜伽相结合，也能起到类似的效果，学者 Simonian 对孕妇进行以正念为基础的瑜伽练习，结果显示孕妇正念水平得到提高，且妊娠压力明显降低，孕妇表示正念减压练习可以使自己放松、冷静，同时缓解了妊娠压力。

（四）放松训练

放松训练主要通过呼吸放松、想象放松、静坐放松、自律放松等方法有意识地缓解肌肉痉挛、缓解疼痛、降低身体和心理应激、调节自主神经、改善睡眠和消除紧张、焦虑等负面情绪。Bastani 等学者在 110 名妊娠中期初产妇的常规产前保健基础上进行为期 7 周、每周 1 次的渐进式放松训练，有效降低了孕妇感知压力和焦虑。Tragea 等学者的研究也认为接受 6 周放松呼吸和渐进性肌肉放松训练的孕妇较未接受训练的孕妇感知到的压力明显降低，而且自我控制意识增强。因此，放松训练是一项较健康的非药物干预的减压方式。

（汪健健）

第二节·分娩恐惧

【概述】

（一）定义

分娩恐惧尚无统一定义。1944 年 Dick-Read 首次提出了分娩"恐惧 - 紧张 - 疼痛综合征"的理论。学者 Ringler 等认为，分娩恐惧是女性在孕期及分娩前因担心胎儿受伤、分娩镇痛、分娩不良影响或并发症，并对自身分娩过程中产生无力感和不能较好地控制自己的焦虑和恐惧情绪，引起孕产妇身心上的一种障碍感和应对困难。20世纪90年代以来，学者们不断发展和完善了分娩恐惧的概念，如今普遍认为分娩恐惧是孕产妇即将面对分娩时、经历分娩的过程中对分娩应激、分娩过程中的不良事件及未知事件的恐惧。

（二）流行病学特点

分娩恐惧和产前焦虑普遍存在，研究显示约20%的孕妇会经历中度的分娩恐惧，并且全世界有6%～10%的孕妇患有严重的分娩恐惧。因地域、文化、医疗条件不同、评价方法和样本量的差异，分娩恐惧的发生率也存在差异。Lukasse等学者使用Wijma分娩预期与经验问卷（W-DEQ）进行了一项横断面研究，调查了欧洲六个国家（比利时、冰岛、丹麦、爱沙尼亚、挪威、瑞典）的6 870例孕妇，其中11.4%的初产妇、11%的经产妇有严重的分娩恐惧（W-DEQ评分≥85分），且各国的发生率存在差异。同样使用W-DEQ问卷，澳大利亚孕妇的分娩恐惧的发生率为26%，高于瑞典，与加拿大的报道相近。在我国，学者刘珊珊使用汉化的分娩预期与经验问卷对北京市3家医院的200例孕妇进行调查，其中10.5%孕妇有分娩恐惧；学者王晓蓉使用汉化的分娩态度量表在海南地区的研究结果称51.9%的孕产妇存在有不同程度的分娩恐惧。学者赵雨馨使用汉化的分娩态度量表在国内四个城市的4家公立医院进行的调查显示，妊娠妇女分娩恐惧的发生率为66.22%，调查对象中发生轻度、中度以及重度分娩恐惧的比例分别为50.24%、13.67%和2.31%。

【病因及风险因素】

分娩恐惧的病因不明，其风险因素可归纳为内在易感性因素和外在刺激性因素两大方面。内在因素多为生物学因素，如脆弱的个性特质等。外在因素指各种外界刺激导致自身无法承受的精神应激，如疼痛、分娩相关经历和社会支持不足等。导致女性分娩恐惧症的精神应激来自多个方面，初产妇与经产妇存在差异。除了围产期心理健康共性的高危因素外（详见本书"第四章第二节"部分内容），分娩恐惧的特殊高危因素包括：

（一）社会支持相关因素

可能与分娩恐惧发生相关的社会支持因素有关，主要包括：情感支持、经济支持与信息支持等。研究发现缺乏妊娠相关的知识、缺乏社会支持尤其是配偶支持是分娩恐惧产生的重要原因。其中孕妇获得的信息支持主要来源于医疗机构、亲友、书籍网络及社交媒体等媒介。研究发现孕产妇通过产前咨询、孕妇课程或讲座的形式获得妊娠及分娩的相关知识与技巧，可以降低分娩恐惧的发生率，改善孕产妇的分娩体验，降低剖宫产率。同时也有研究发现,过量的分娩相关信息也可能导致孕妇产生分娩恐惧,尤其是孕产妇获得了恶性分娩事件、痛苦经历等负性信息后,可严重影响孕妇对分娩的预期,从而恐惧分娩。

(二)分娩相关因素

分娩相关因素包括宫缩痛、产时医护支持保障、镇痛方式选择的主动权、产次及既往分娩经历等。宫缩痛是女性分娩过程中最重要的应激源,调查研究显示,约有半数以上的孕产妇因为害怕疼痛而拒绝自然分娩,要求分娩镇痛的孕产妇较无此诉求的孕产妇在镇痛实施前分娩恐惧的程度高。这也说明一方面分娩疼痛是分娩恐惧产生的原因之一;另一方面分娩恐惧也可加重产时的疼痛体验。严重的分娩恐惧在初产妇妊娠晚期、有紧急剖宫产经历或工具助产的经产妇中多见,导致其丧失分娩的意向和能力。但是,初产妇与经产妇的发生原因却存在不同。研究显示,初产妇严重的分娩恐惧与既往的创伤事件和虐待经历相关,如家庭暴力、性虐待经历、儿童期被虐待经历。而经产妇的分娩恐惧更多的是与先前的消极分娩经历有关,如紧急剖宫产和工具助产(如胎头吸引)。同时,分娩恐惧还与产程中的医疗干预、分娩时医护人员的不友好、被独自留下、医护人员的决策失误等有关。

【临床表现】

分娩恐惧是孕产期焦虑所致的身心失调的一种病态心理,存在严重分娩恐惧的孕产妇可出现噩梦、失眠、脾气暴躁、躯体不适、注意力不集中等症状,易发生分娩应对困难,产时行为失控。重度分娩恐惧的孕妇极度缺乏安全感,母性角色自我评价低下,存在焦虑、抑郁症状,常常会念叨担心孕后发胖和失去丈夫的关注等,家庭旧观念带来的胎儿的性别压力及生产时痛苦,常常有剖宫产的诉求,甚至可能会主动做出人工流产的选择。

分娩恐惧主要包括对以下 4 个方面的恐惧:

(一)胎儿健康

孕产妇对胎儿健康安全的恐惧,担心自己和胎儿会出现生命危险,担心胎儿发育不健全,有先天性疾病等。

(二)分娩疼痛与伤害

大多数产妇恐惧担忧分娩过程中产生的疼痛,担心在生产过程中难产甚至死亡,害怕会阴切开、腹部切开造成的疼痛及损伤等。

(三)个人行为反应

害怕自己分娩时乏力、失去控制,无法坚强地完成整个分娩过程,害怕产程延长、不会正确地呼吸和用劲,自控力不强,自我效能差等。

(四)外部因素

担心分娩对身体造成的创伤会影响今后的性生活,影响与丈夫关系的和谐性;担心以后的养育,害怕对环境的适应,无法对医务人员产生信任感,害怕医务人员态度不好等。

【诊断与评估】

目前分娩恐惧评估工具较多,国内外常用的有 Wijma 分娩预期与经验问卷(Wijma 的 Delivery Expectancy/Experience Questionnaire,W-DEQ)、分娩恐惧量表(Delivery Fear Scale,DFS)、分娩态度问卷(Childbirth Attitude Questionnaire,CAQ)及分娩恐惧量表(Fear of Birth Scale,FOBS),这几个量表均有较高的信效度。

(一)Wijma 分娩预期与经验问卷

W-DEQ 由学者 Wijma 等于 1998 年以 Lazarus 的压力应对模式为理论框架研制的第一个专门筛查孕妇分娩前的分娩恐惧的问卷,该问卷共包含 A、B 两个独立问卷:版本 A 侧重于女性的分娩预期,适用于孕 28~40 周的孕妇;版本 B 侧重于女性的分娩经验,适用于分娩后的产妇。问卷包含 33 个条目,总分为 0~165 分。其中 16 个正向情绪,得分依次为 0、1、2、3、4、5 分,17 个负向情绪,得分依次为 5、4、3、2、1、0 分。得分越高,分娩恐惧越严重。目前大多数研究以 85 分以上作为分娩恐惧是否严重的界值,分值 100 分以上提示患者可能出现临床问题,如伴有极度恐惧的分娩经历、分娩应对困难、紧急剖宫产等。A、B 版本问卷的 Cronbach's α 系数分别为 0.93、0.94,折半信度分别为 1.0、0.95,效标关联效度 ≥0.82。较多研究证实分娩预期与经历问卷具有良好的信度,目前被全球众多国家广泛应用于临床分娩恐惧的测评中。

(二)分娩恐惧量表

DFS 由学者 Wijma 等结合既往经验并基于学者 Fiijda 的情绪理论,以产妇在分娩时的认知评价为核心编制,应用于产时分娩恐惧的测评,在 2 次规律宫缩之间进行,可在 60~90s 内完成。该问卷编制简单、直观,包含 10 个条目,其中 5 个正向,计分方式为 10~0 分反向计分;5 个反向,计分方式为 0~10 分正向计分。得分范围为 0~100 分,得分越高,产妇可能恐惧程度越严重。该量表的 Cronbach's α 系数为 0.88,各条目与总量表间的相关系数为 0.37~0.76。但由于该量表的测评时机为第一产程,产妇往往伴随不同程度的宫缩疼痛,作答或填写均相对困难,一定程度上限制了量表的进一步推广和应用。该量表暂无中文版。

（三）分娩态度问卷

CAQ 为目前我国产前分娩恐惧测评相关研究中使用较为广泛的测评工具。包括对孩子健康的恐惧、对分娩时失去控制的恐惧、对疼痛伤害的恐惧、对医院干预与环境的恐惧 4 个维度，16 个条目。选项采用 Likert-4 级分级计分，1~4 分表示从"无分娩恐惧"到"高度分娩恐惧"，得分范围为 16~64 分，得分越高表明分娩恐惧的程度越严重，其中 16~27 分、28~39 分、40~51 分、52~64 分别代表无、轻度、中度、高度分娩恐惧。该量表的 Cronbach's α 系数为 0.83，探索性因子分析结果显示所有条目的因子载荷值为 0.48~0.72，均＞0.4，具有较好的信度、效度。该问卷因测量时机的时间幅度大，条目数适中，条目简单易懂且信度、效度良好，具有较好的反应性和接受性，也已被中国、希腊、泰国等国家翻译使用。中文版汉化由我国学者危娟等引进，并命名为"中文版分娩恐惧问卷"，验证了该问卷良好的信度、效度。具体内容详见附录二。

（四）分娩恐惧量表

FOBS 简单易懂、测评时间短，在部分国家被推荐作为分娩恐惧初筛工具，可较好地应用于大规模初筛和随访测评工作中，被认为是一种积极、有效的测评方式。该量表是由澳大利亚 Haines 等学者于 2011 年在使用的单条目的视觉模拟量表测评分娩恐惧的工具基础上编制而成，要求受试者对以下问题进行回答"你现在对即将到来的分娩有什么感觉"选项为 2 条 100mm 的标尺即从 0~100 分，分别为"平静"到"担忧"，"没有恐惧"到"强烈的恐惧"，2 条线得分相加取平均分即为分娩恐惧得分，得分范围为 0~100 分，得分越高表示分娩恐惧程度越高。该量表的 Cronbach's α 系数为 0.84，与 Wijma 分娩预期与经验问卷的总分具有较好的效标关联效度，以 Wijma 分娩预期与经验问卷≥100 分为临床诊断分娩恐惧的标准，分娩恐惧量表以 50 分为截断值，灵敏度为 97.8%，特异度为 65.7%。但由于该量表内容维度较为单一，无法测评出分娩恐惧的更多方面内容，具有一定的局限性。该量表暂无中文版。

【对母儿的影响】

（一）对孕产妇的影响

1. 妊娠并发症和合并症 严重的分娩恐惧可对孕妇身心健康造成影响，可能伴随紧张、焦虑的不良心理状态，过度的紧张会导致孕妇心率加快、血压升高、睡眠障碍、难以集中注意力、食欲减退等症状。情绪低落、焦虑不安等不良情绪持续作用，易增加孕妇患妊娠高血压、先兆子痫与早产的风险。分娩过程中还会出现产程延长、难产和紧急剖宫产，产妇迫切要求镇痛或者剖宫产等情况。

2. 分娩方式　分娩恐惧会造成孕产妇剖宫产率的上升。一些可以自然分娩的孕产妇由于分娩恐惧，导致对自然分娩感到担忧、恐惧，担心难产或者出现的严重产后后遗症，便时刻想着用剖宫产来逃避疼痛。一旦选择剖宫产，会增加不必要的医疗开支，浪费一部分医疗资源，也有可能导致产后后遗症增多。一项在线调查发现，分娩恐惧程度高的孕妇选择剖宫产可能性是程度低的孕妇的 4 倍。恐惧心理使产妇处于一种高度应激状态，去甲肾上腺素水平升高，致使宫缩协调性失衡，影响孕妇对于分娩的控制感，不利于产程进展。同时，因交感神经兴奋性增高，会促进微动脉收缩，从而增加血流外周阻力，与此同时儿茶酚胺释放增加，身体备感压力，导致可能出现害怕 - 紧张 - 疼痛综合征，产妇对疼痛感更易感知，会加重恐惧、紧张情绪，形成恶性循环。

3. 心理健康　分娩恐惧程度严重的产妇还易出现产后抑郁，其家庭关系也会面临长期的消极影响。此外，还会给产妇带来不好的分娩经历，导致抵制下一次妊娠，甚至会选择终止妊娠或产生对再孕的逃避和拖延行为。

（二）对胎儿或新生儿的影响

1. 胎儿宫内窘迫　分娩恐惧造成的精神紧张会使产妇对氧气的消耗大大增加，从而使胎儿的供氧受到影响，甚至会造成胎儿宫内窘迫、难产。

2. 子代生长发育　孕妇发生分娩恐惧时，其不良的情绪往往导致体内产生大量肾上腺皮质激素，并会随着血液循环进入胎儿体内，使胎儿产生与母亲一样的情绪，易影响胎儿的神经系统发育，从而对子代的情绪、认知和行为发育产生负面影响。调查发现，女性情绪低落时，血液成分也会出现变化，结果可能干扰胎儿身体和大脑的健康发育。

【管理和护理要点】

（一）产前分娩知识教育

产前开展分娩知识宣教，提升孕妇及其家属对分娩过程的认知度，增强其信心，有利于减少孕妇不安、恐惧及焦虑感。产前教育一般从妊娠中期开始，持续到妊娠晚期。产前教育的内容包括五大部分：妊娠相关知识及指导，分娩相关知识及应对方法，母乳喂养，婴儿护理，产后相关知识及指导。护士应重点指导分娩的相关知识，指导孕妇学习拉玛泽生产呼吸法、胸腹式呼吸等方法，以帮助孕妇转移分娩期间的注意力，从而减轻其分娩疼痛，缩短产程，促进分娩。家属尤其是丈夫的陪伴是孕妇最有力的心理支持，护士应鼓励家人，特别是丈夫陪伴孕妇，可降低其对分娩的恐惧。若孕妇存在不良孕史，产科护士应积极引导，及时纠正错误认知，使其面对分娩能够保持积极乐观的态度。

（二）规范产前检查和管理

研究表明规范的产前检查可明显降低新生儿窒息、早产、低体重儿、围产儿死亡、呼吸窘迫综合征及出生缺陷等发生风险。对于妊娠晚期孕妇而言分娩期间最恐惧的是新生儿受伤或胎儿患病，而规范的产前检查可全面掌握母婴健康情况，有利于消除产妇的不安与疑虑，降低产前分娩恐惧。另外，鼓励孕妇定期到助产士产前门诊进行规范的产前管理，可降低孕妇焦虑程度，促进自然分娩率的提升。在孕妇自然分娩中助产士为主要照顾者，产前充分接触便于助产士综合把握孕妇心理与生理状况，并结合当前存在的问题开展针对性指导，从而提高孕妇对产房环境的熟悉度，并在医疗护理干预中保持参与状态，有利于减轻或消除孕妇对分娩的恐惧与疑虑心理，积极配合分娩。

（三）模拟产房教学

在临床实践中，可通过模拟真实的产房环境，通过分娩预演、模拟产房体验、产房产前健康教育等方式，能够提升孕妇对于分娩的科学认知，从而提升自我效能，减少发生分娩恐惧的概率。有研究通过探究"分娩模拟"对孕妇精神健康的影响，结果表明参与"分娩模拟"的产妇的精神健康状况有明显改善，通过这些实景模拟活动可有效减轻分娩恐惧。在模拟产房教学过程中，让孕产妇对入院、分娩流程具备全面认识，接受常规检查，主动与助产士沟通，将分娩方案制订出来，使分娩过程更加顺利，消除恐惧感。

（四）冥想放松训练

冥想是一种放松与集中精神的过程，是人们有意识地把注意力集中在某一特定对象上的深思方法。研究表明，冥想可以帮助孕妇减轻焦虑和抑郁，促进身体和心理健康，还可以帮助孕妇更好地与胎儿沟通，增强母子间的情感联系。护士营造一个安静、舒适的冥想环境，通过向孕妇传授冥想放松、呼吸放松等技法能够让孕妇掌握平静的呼吸节奏，渐进性地放松全身肌肉，可以让她们保持身心放松，从而缓和焦虑恐惧情绪。除此之外，孕妇瑜伽是一项对身心都有益的活动，可以通过孕期瑜伽辅助冥想放松，向孕产妇发放冥想手册、瑜伽CD等，指导孕产妇进行自我训练，能让孕妇身心更放松。

（五）心理教育咨询

研究发现，助产士主导的电话心理教育咨询，即助产士在女性妊娠24周和34周时通过电话向孕妇提供心理教育干预。该干预旨在回顾孕妇当前的期望和感受，如分娩恐惧，支持孕妇情感表达，并为其识别和解决分娩困扰因素。可以减少孕妇的分娩恐惧，增加分娩信心。另外，针对孕妇组成的小组进行团体心理教育，护士给予积极、平静和支持性的建议或者呼吸练习指导，可增加孕妇对分娩的准备，减少对分娩的恐惧。

（六）分娩过程中的支持

除了产前给予孕妇相关咨询与指导，分娩过程中助产士的陪伴与指导也是缓解产妇焦虑和恐惧心理的重要措施。分娩过程中助产士对产妇进行相应的心理和生理支持，不仅可以稳定产妇情绪，还有利于减轻产妇分娩疼痛，从而达到安全分娩的目的。目前导乐分娩在国内外已被广泛应用。研究表明，导乐分娩配合音乐疗法、水中分娩、分娩球助产等新型护理方法和助产工具，能减轻产妇分娩过程中紧张、恐惧等不良情绪，从而促进自然分娩。

（七）结合心理干预的其他方法

1. 孕妇团体心理辅导　即在团体情境下开展的心理咨询方法，为孕妇提供心理指导与帮助。主持人为咨询师，结合孕妇问题的相似性组成小组，鼓励组员间进行互动、交流，以促进产妇自我成长，互相疏解心理困扰，达到一种互帮互助的目的。

2. 认知行为疗法　认知行为疗法是焦虑和特定恐惧症最有效的方法之一。一项将基于网络的认知行为疗法方法应用于严重分娩恐惧女性的研究，基于 CBT 的原则研发了自助手册，手册包含 8 个模块，每个模块包含 3 个部分，结果显示完成 8 周治疗的参与者的分娩恐惧都会得到不同程度的下降。

3. 正念分娩教育　正念分娩是一种基于正念冥想和技能练习的分娩教育项目，通过小组讨论、角色扮演及解决问题活动等形式学习相关知识和技能，被教授正念冥想方法，学会如何将正念冥想用于妊娠期间的不适和分娩疼痛，研究证实正念分娩可减轻分娩恐惧，提升孕妇的自我效能。

（汪健健）

第三节 · 围产期抑郁症

围产期抑郁症（perinatal depression，PND）又称为孕产期抑郁症，是指妊娠期及分娩后或流产后出现的抑郁症状，包括产前抑郁症和产后抑郁症，是围产期常见的精神障碍之一，严重影响母婴健康。

【概述】

（一）定义

目前对围产期抑郁症的定义尚不一致。《精神障碍诊断与统计手册（第 5 版）》（DSM-V）将妊娠期或产后 4 周内出现的抑郁障碍称为重度抑郁障碍伴围产期发作；或不完全符合重度抑郁障碍的诊断标准，但最近一次的发作是重度抑郁发作，未将围产期抑郁症列为独立的诊断条目。《国际疾病分类第十次修订本（ICD-10）》（ICD-10）中的精神与行为障碍分类中，将产后 6 周内的抑郁发作归为"与产褥期有关的轻度精神和行为障碍，不可归类在他处者"。美国妇产科医师协会发布的围产期抑郁症共识指出，围产期抑郁症是指妊娠期及产后 1 年发生的轻度至重度抑郁发作。根据抑郁症发生的时间，围产期抑郁症可分为产前抑郁症和产后抑郁症。

（二）流行病学特点

近年来，围产期抑郁症的发病率呈现逐年上升的趋势。全球发病率为10%～20%，我国的平均发病率约为 16.3%，其中产前抑郁症的发生率高于产后抑郁症的发生率，分别为 19.7% 和 14.8%。

【病因及风险因素】

围产期抑郁症的病因尚不明确，其发病可能与神经内分泌变化、遗传因素、心理因素、社会因素和产科因素等有关，是基因和所处环境相互作用导致的复杂情感障碍。除了围产期心理健康共性的高危因素外（详见本书"第四章第二节"部分内容），围产期抑郁的特殊高危因素包括以下几点：

（一）心理因素

围产期抑郁症与孕妇的人格特质存在关联，女性在妊娠期和产后 1 个月内会出现暂时性心理"退化"现象，孕产妇的行为变得原始化，行为适应能力差。高神经质、以自我为中心、情绪波动大、社交能力欠佳、好强求全、固执、性格内向等人格特征的孕产妇易出现围产期心理障碍。此外，妊娠期压力大、高度焦虑的孕产妇，以及对母亲角色存在认同缺陷的产妇，发生围产期抑郁症的风险更高。

（二）社会因素

围产期负性生活事件，如失业、离婚、丧亲、家庭矛盾冲突、经济条件差、居住环境恶劣、支持系统缺乏（特别是缺乏来自丈夫与长辈的帮助与支持）、暴力（包括冷暴力）等会增加围产期抑郁症的风险。此外，研究表明产后抑郁的发生与婴儿性别可能也存在关联。

【临床表现】

围产期抑郁症的主要临床表现可以分为以下 3 类：

（一）核心症状群

情绪低落，心情压抑，无诱因哭泣；兴趣和愉快感丧失；劳累感增加，活动减少和精力下降。

（二）心理症状群

焦虑、惊恐发作，注意力降低，自我评价和自信降低，出现危害自身生命安全的观念或行为，强迫观念和精神病性症状。

（三）躯体症状群

睡眠障碍；食欲及体质量下降，性欲减退乃至完全丧失；非特异性的躯体不适，如头痛、腰背痛等。

【诊断与评估】

由于缺乏特异性的躯体表现、实验室或影像学检查结果作为依据，围产期抑郁症的抑郁发作主要通过询问孕妇的病史、精神检查、体格检查、心理评估及其他辅助检查进行诊断，其诊断主要基于症状学、严重程度、病程和排除其他疾病。目前尚无统一的围产期抑郁症的诊断标准，国际上主要沿用的诊断标准包括 ICD-10 和 DSM-V 中提出的抑郁症诊断标准。

（一）ICD-10 抑郁发作诊断标准

在 ICD-10 中，抑郁发作不包括发生于双相障碍中的抑郁状态。因此，抑郁发作只包括首次发作的抑郁症或复发性抑郁症。抑郁发作的症状可以粗略地分为核心症状和附加症状两大类。

1. 抑郁发作的一般标准 ①持续发作至少 2 周；②在患者既往生活中，不存在足以符合轻躁狂或躁狂诊断标准的轻躁狂或躁狂发作；③不是由于精神活性物质或器质性精神障碍所致。

2. 抑郁发作的核心症状 ①情绪低落；②兴趣及愉快感缺乏；③精力或体力下降。

3. 抑郁发作的附加症状 ①集中注意和注意的能力降低；②自我评价和自信降低；③自罪观念和无价值感（即使在轻度发作中也有）；④认为前途暗淡悲观；⑤危害自身生命安全的观念或行为；⑥睡眠障碍；⑦食欲下降。

（二）DSM-V 重度抑郁症诊断标准

2013 年，美国精神医学会在 DSM-V 中提出的重度抑郁症诊断标准：在过去的 2 周内出现以下 5 条或 5 条以上症状，必须具备第 1、2 两条。

1. 情绪抑郁。

2. 对全部或多数活动明显缺乏兴趣或愉悦感。

3. 体重显著下降或增加。

4. 失眠或睡眠过度。

5. 精神运动性兴奋或阻滞。

6. 疲劳或乏力。

7．遇事皆感毫无意义或自责感。

8．思维力减退或注意力不集中。

9．反复出现危害自身生命安全的想法。

虽然围产期抑郁症和非围产期重度抑郁症具有相同的诊断标准，即情绪低落、缺乏快感、精神运动性障碍、睡眠 / 饮食障碍、注意力不集中、嗜睡、无价值感或负罪感等，但围产期抑郁症的精神运动性障碍和嗜睡症状更为突出。

【对母儿的影响】

（一）对孕产妇的影响

围产期抑郁症可能增加妊娠期剧烈呕吐、子痫前期、流产或早产的风险；抑郁产妇的大脑皮质处于抑制状态，神经垂体下丘脑分泌的缩宫素减少，子宫收缩不良或乏力，增加产后出血的风险；若过度抑郁，去甲肾上腺素分泌减少，宫缩进一步减弱，进而加重产后出血。此外，长期抑郁会使孕妇短期记忆力变差，注意力下降，思维变慢；严重时可增加危害自身甚至婴儿生命安全等恶性事件的风险；还会影响母乳喂养、母婴关系、与配偶和家人的关系等。

（二）对胎儿或新生儿的影响

围产期抑郁症可能增加胎儿生长受限、低出生体重儿、新生儿胃肠道疾病和新生儿住院等的风险。与正常产妇相比，围产期抑郁症的产妇母乳延迟且量少，加之产妇情绪低落、不愿意或者拒绝哺乳，以致影响母乳喂养的实施，影响婴儿的喂养、生长和发育。也有研究表明，抑郁产妇正确处理与新生儿 / 婴儿的关系的能力欠佳，母婴互动 / 联结少且质量低，这对婴幼儿的情绪、行为和认知发育均有不良影响。

【管理和护理要点】

（一）评估与检测

1．健康史　详细询问孕产妇的一般状况和孕育情况，特别关注既往是否有抑郁症（尤其是与妊娠相关的）、精神病个人史和家族史，有无重大精神创伤史。了解本次妊娠过程是否顺利，有无妊娠期合并症和 / 或并发症；了解本次分娩情况，如产程进展、分娩方式、新生儿情况，有无难产、滞产、手术产以及产后并发症等；了解产后有无伤口感染、母乳喂养和母婴联结情况等。

2．身心状况　评估孕产妇的情绪变化、食欲、睡眠、疲劳程度及集中能力；评估孕产妇的日常活动和行为，如自我照顾能力和照顾婴儿的能力；评估孕产妇的人际交往能力、社会支持系统、母亲角色适应、酒精或药物依赖与滥用、亲密伴侣暴力、围产期是否发生负性生活事件等。对养育新生儿极度缺乏自信,有自责自罪、无价值感、注意力或记忆力下降、失眠、食欲减退的孕产妇需要加强关注。若怀疑围产期抑郁症妇女存在躯体疾病,需要进一步进行体格检查。

3. 筛查时机与方法 妊娠早期是围产期抑郁症的合理筛查时机,推荐对所有孕妇进行抑郁症筛查。美国预防服务工作组和美国妇产科医师协会的指南均推荐,应通过标准化、有效的筛查工具,在孕期或产后对孕产妇进行至少1次筛查,完成抑郁水平的评估。现有证据表明,仅筛查就能使孕产妇获益,如提前发现围产期抑郁症,可降低母儿不良结局等。作为筛查的一部分,可告知孕妇围产期抑郁症的风险,并指导孕产妇识别早期症状的方法并寻求适当的干预。推荐使用爱丁堡产后抑郁量表或9项患者健康问卷筛查围产期抑郁症。

(1)爱丁堡产后抑郁量表(Edinburgh Postnatal Depression Scale,EPDS):EPDS 为最常用的围产期抑郁症的筛查工具之一,操作简便,评分简单,强调评定的时间范围是在过去一周。EPDS 共包括 10 个条目,采用 0、1、2、3 分四级评分,总得分范围为 0~30 分,总得分越高,抑郁症状越严重。总得分 13 分及以上为筛查阳性,提示孕产妇罹患围产期抑郁症的风险较大,应转至精神专科明确诊断。该量表最初被用于产后抑郁症的筛查,但临床工作中发现该量表也适用于产前抑郁症的筛查。以总得分 9.5 分为临界值时,该量表在妊娠晚期女性产前抑郁症筛查时的受试者工作特征曲线下面积为 0.912,灵敏度和特异度分别为 93.02% 和 95.15%,准确率高达 94.78%,具有高效、简洁的筛查能力。具体内容详见附录三。

(2)9 项患者健康问卷(Patient Health Questionnaire-9,PHQ-9 items):美国预防服务工作组、美国妇产科医师协会和美国儿科学会等组织建议,PHQ-9 也可用于围产期抑郁症的筛查。PHQ-9 是一个简便、有效的抑郁自评量表,在抑郁症严重程度的评估方面具有较好的灵敏度和特异度。PHQ-9 包括 9 个条目,采用 0、1、2、3 分四级评分法,总得分范围为 0~27 分,总得分低于 5 分为正常,5~9 分、10~14 分、15~19 分、超过 19 分依次提示轻度、中度、中度至重度和重度抑郁症。具体内容详见附录四。

4. 生物标志物检测 生物标志物是指可以通过特定的技术检测客观的生理病理学指标,用以评价机体的生物学进程。近年来,随着检验技术和基因检测技术的提高,越来越多的生物标志物被发现与疾病存在特异性的联系,在疾病的诊断、鉴别诊断中发挥着重要的作用。研究围产期抑郁症早期诊断的生物标志物主要集中在性激素、神经及内分泌相关激素、免疫炎症分子、遗传及表观遗传学等方面。

（二）早期预防

1. 对有抑郁症史、精神病家族史、不良孕产史（如畸形、流产、早产、难产、死产）的产妇，多劝导、多安慰、多关心，尽可能减少不良刺激，增加其自信心。

2. 对存在围产期抑郁症高危因素的孕妇，孕期适量补充维生素 D_3 和钙剂以预防并减少围产期抑郁症的发生；同时，孕产期合理饮食和适当补充铁剂以预防产后抑郁症。

3. 做好孕产期甚至孕前的心理卫生保健工作，利用孕妇学校、产前检查等途径为孕产妇及家属指导妊娠、分娩、产褥期等相关知识，减轻孕产妇对妊娠分娩的紧张、恐惧心理，提高孕产妇的育儿水平和保健意识，强化自主调节能力，保持健康的心态。

4. 提供足够的家庭和社会支持有助于孕产妇平稳度过围产期，为孕产妇提供温馨、和谐的休养环境，保证充足的睡眠和营养，确保孕产妇个人及家庭端正对婴儿性别的态度，合理安排孕产妇的生活及饮食、适度锻炼，产后顺利回归工作。丈夫和家庭成员的情感支持也至关重要，丈夫及其他家庭成员应多与孕产妇积极沟通，尤其是回应及关心孕产妇的心理需求，让其感受到温暖的亲情，对生活充满信心，保持健康的心态。

5. 分娩过程中，产科医生和助产人员应有爱心和耐心，给予产妇精神鼓励和支持，尤其是对产程长、精神压力大的初产妇。实施无痛分娩、导乐陪伴分娩及丈夫陪伴分娩，以减轻或者消除产妇的痛苦和紧张情绪。

6. 提倡自然分娩，减少无明显指征的剖宫产。

7. 鼓励母乳喂养，激发产妇母性的本能，以帮助产妇尽早适应社会角色的转变，建立自信心。

（三）照顾与支持

1. 休息指导　提供温馨、舒适的休息环境。指导孕产妇注意休息，采取非药物干预措施协助入睡，如入睡前喝热牛奶、洗热水澡等，以保证充足的睡眠。鼓励产妇在白天从事多次短暂的活动，必要时陪伴。

2. 饮食指导　合理安排饮食，保证足够的营养摄入。产后鼓励、协助产妇进行母乳喂养，使产妇获得良好的母乳喂养能力。

3. 心理护理　心理护理使孕产妇感到被支持、尊重、理解，增强其信心和自我控制能力，建立与他人良好交流的能力，激发内在动力以应对自身问题。护理人员、助产人员应具备温和、接受的态度，鼓励孕产妇宣泄和抒发自身感受，耐心倾听孕产妇诉说的问题，做好心理疏通工作。同时，鼓励和指导家属给予孕产妇更多的关心与爱护，减少或避免不良的精神刺激和压力。

4. 社会支持　社会支持是孕产妇在社会活动中必不可少的外界环境资源,包括情感、物质、评价、信息支持等都与围产期抑郁症的发生、发展与防控有着密切的关系。定时对父母、公婆、丈夫等重要家庭成员进行相关问题指导,使家属充分配合和处理好与孕产妇之间的关系,使孕产妇有一个舒心、温馨、和谐的家庭社会环境,保持整个围产期的心情舒畅。医务工作者需要加强对孕产妇的健康教育,使孕产妇增强认识,学习围产期新知识及技术并提高其认知水平,消除不良的精神和躯体刺激。

5. 角色转换指导　帮助产妇逐渐适应母亲角色,实施母婴同居,指导母乳喂养,鼓励产妇与婴儿多交流、多接触、多参与婴儿的照顾,培养产妇的自信心。

6. 防止意外发生　做好安全防护,适当安排孕产妇的生活与居住环境。围产期抑郁症的产妇的睡眠障碍主要表现为早醒,而危害自身生命安全等意外事件往往可能在此期间发生,应特别予以注意。

(四)治疗与配合

目前主张以综合、全程、分级、多学科协作诊疗,保障孕产妇安全及胎儿安全为治疗原则。治疗方法主要包括心理治疗、药物治疗、物理治疗和其他治疗(如运动疗法、光疗)。推荐将结构化心理治疗作为轻度和中度围产期抑郁症的一线治疗方法;重度围产期抑郁症者,建议转至精神专科医院就诊,推荐初始治疗采用抗抑郁药。

1. 轻度至中度围产期抑郁　针对轻度至中度围产期抑郁,需要给予孕产妇相关的结构化心理治疗、指导心理健康问题的自救途径及寻求相应的社会支持。

(1)结构化心理治疗:心理治疗分为个体疗法(认知行为疗法、行为疗法、音乐疗法等)和团体疗法,目前认为最有效的是人际心理治疗和认知行为疗法。可以通过认知行为疗法、人际心理治疗、基于正念/静观的认知行为疗法、心理动力学治疗等专业的心理治疗技术,可帮助孕产妇调整偏倚认知、缓解负性情绪,提升心理能量。

(2)心理健康问题自救:指导孕产妇围产期抑郁症状的识别和应对方法,告知其求助途径,鼓励孕产妇在情绪不佳时积极寻求专业帮助。

(3)充实生活:鼓励没有运动禁忌证的孕产妇进行适当的体育锻炼,鼓励孕产妇做自己感兴趣或者能让自己感到身心愉悦的活动。

(4)利用社会支持系统:建议家人参与到整个孕产期过程中,帮助和陪伴孕产妇,同时鼓励孕产妇加强对支持系统的利用度,如主动寻找可信任的人进行倾诉、寻求专业人士的帮助等。

(5)互联网远程心理支持:计算机辅助的自助式认知行为疗法、网络/电话等远程形式的心理咨询可作为辅助孕产妇应对心理问题的方式，并告知其转诊信息。

（6）持续监测：建议孕产妇及家人关注孕产妇的情绪变化，发现情绪波动大并影响到正常社会功能时，需要立即到专业机构寻求帮助。

2. 中度至重度围产期抑郁　针对中度至重度围产期抑郁，需要给予孕产妇积极的药物治疗及物理治疗。

（1）药物治疗：药物治疗适用于中重度围产期抑郁症及心理治疗无效者，应该在专科医生指导下用药，常见的抗抑郁药物包括 5- 羟色胺选择性重摄取抑制剂（舍曲林、西酞普兰和艾司西酞普兰等）、5- 羟色胺和去甲肾上腺素再摄取抑制剂、三环类抗抑郁药和其他抗抑郁药，其中 5- 羟色胺选择性重摄取抑制剂为重度围产期抑郁的一线用药。用药时应综合考虑既往治疗情况、产科病史（如流产或早产的其他风险因素）、药物的毒副作用等，尽可能单一用药。除帕罗西汀外，孕期使用 5- 羟色胺选择性重摄取抑制剂类抗抑郁药并不增加胎儿 / 新生儿心脏疾病和死亡风险，但可能增加早产和低体重出生儿的风险。5- 羟色胺和去甲肾上腺素再摄取抑制剂类药物和米氮平可能与发生自然流产有关。产后抑郁的治疗与其他时段抑郁的治疗无显著差异，主要区别点在于产妇是否进行母乳喂养。5- 羟色胺选择性重摄取抑制剂作为产后中度至重度抑郁的一线药物，除氟西汀外，在乳汁中浓度较低。护理人员应该遵医嘱指导孕产妇正确服用抗抑郁症药，并注意观察药物疗效及不良反应。

（2）物理治疗：电休克治疗可作为产后重度抑郁的治疗方法，尤其是存在危害自身生命安全风险或高度痛苦的状态，已经持续接受抗抑郁药物治疗足够长时间，且对一个或多个药物剂量治疗均无反应的情况。对于药物治疗无效或不适宜用药的重度、伴精神病性症状、危害自身生命安全风险高的患者，可考虑使用改良电抽搐休克治疗。

（五）健康教育

1. 消除病因 / 诱因　了解孕产妇有无精神病家族史、抑郁、焦虑及与妊娠相关的并发症，为孕产妇及家属提供心理咨询的机会，帮助其树立信心，调整围产期不良心态。

2. 心理疏导　产后是发生抑郁症的高危时期，医务人员应及时向产妇及家属传授育婴知识，指导其如何进行母乳喂养、新生儿护理，如何增进母婴情感交流和互动。此外，丈夫及家属的情感支持、物质支持等有利于产妇平稳度过危险期并实现角色转换。

3. 用药指导　教会孕产妇及家属如何正确使用抗抑郁药，例如不能随意增加或减少剂量，不能骤然停药，未经医生同意严禁使用其他任何抗抑郁药等;指导孕产妇及家属如何识别抗抑郁药的副作用,如出现喉咙痛、头痛、持续恶心/呕吐、心跳加速等,应及时向医生报告,起床或站立时应缓慢起身以预防直立性低血压发生,注意口腔卫生。

(陆 虹)

第四节 · 围产期焦虑症

围产期焦虑症是育龄期妇女最常见的精神障碍之一,若未得到及时治疗或治疗不当,不仅会对孕产妇及其后代造成深远的不良影响,增加缺乏医疗依从性、躯体疾病恶化、丧失人际关系和经济来源、吸烟、酗酒、危害自身甚至婴儿生命安全等恶性事件的发生风险,还会增加孕产妇及婴儿的并发症和死亡率,是一个显著的围产期安全问题。

【概述】

(一)定义

围产期焦虑症指的是在怀孕期间以及在产后长达一年的时间内出现焦虑症状的经历。孕产妇的焦虑在很多情况下是可以被理解的,适当的焦虑可以提高机体的应激能力,而过度的、影响社会及机体功能的焦虑则被视为病态。临床上可将围产期焦虑障碍细分为强迫症、创伤后应激障碍、广泛性焦虑障碍和特定的恐惧症等。

(二)流行病学特点

出于对分娩过程的恐惧及对新生儿的担心等原因,围产期妇女常出现焦虑障碍,其中孕期焦虑的发生率为21%～25%,产前焦虑的发生率为12%～21%,产后焦虑的发生率为11%～17%。

【病因及风险因素】

(一)遗传因素

焦虑人格的个体在应激状态和不良社会因素的影响下,容易发生焦虑,而焦虑人格的特质与遗传密切相关。研究显示,焦虑症患者近亲的患病率为15%,显著高于一般居民的5%,在不同环境中成长的单卵双生子的人格特征和神经症症状的一致性很高,而单卵双生子的同病率(5%)高于双卵双生子的同病率(2.5%)。

(二)神经生化因素

乳酸学说学者认为乳酸过高可引起代谢性酸中毒,而其导致的一系列相关生化改变会使具有焦虑倾向的个体出现焦虑的表现。根据神经递质学说，学者认为中枢神经系统的肾上腺素能系统、多巴胺能系统、5-羟色胺能系统、γ-氨基丁酸等神经递质系统的正常、平衡与否都会影响焦虑的产生。

（三）心理因素

行为主义理论认为焦虑的发作是通过后天学习而获得的对既往可怕情景的条件性反射，也就是说，焦虑是害怕某些环境或情景刺激所形成的条件反射。精神分析学派认为过度的内心冲突对自身威胁的结果可以导致焦虑症的发生。

（四）围产期焦虑的诱因

除了围产期心理健康共性的高危因素外（详见本书"第四章第二节"部分内容），围产期焦虑症的特殊高危因素包括：

1. 作为母亲的现状与孕产妇对生育和抚育的期望不匹配 社交媒体和传统媒体都将怀孕和生育描述成是一件浪漫的事，这使得女性对于成为母亲抱有美好的幻想，而当与现实存在落差时，他们会感到焦虑和产生挫败感。

2. 不确定性和对于成为母亲的信心 研究发现围产期女性普遍反映很难适应母亲这一新的身份，这种对于怀孕和成为母亲的未知感能触发焦虑。她们一般都觉得还没有准备好迎接这一切，这通常会转化成缺乏成为母亲的信心以及感觉做什么都是错的这种观念，这种不确定感来源于缺乏一般的经验和对成为母亲缺乏关键性的了解。

3. 缺乏相关心理健康知识 对围产期焦虑症本身缺乏认识和了解，也是造成焦虑症状的原因之一。因为妇女通常不知道自己的问题出在哪里，这导致她们感到痛苦、困惑、愈加焦虑。这种知识缺乏和对自身状况的不确定，既是寻求支持的障碍，也是焦虑情绪不断升级的诱因。

【临床表现】

焦虑障碍的临床表现中，核心症状包括焦虑心境、紧张、害怕、失眠、记忆/注意障碍及抑郁心境，躯体方面则包括肌肉系统症状、感觉系统症状、心血管系统症状、呼吸系统症状、胃肠道症状、生殖泌尿系统症状、自主神经症状等。

（一）广泛性焦虑症

广泛性焦虑症又称慢性焦虑症，起病缓慢，以经常或持久的、无明显对象的烦恼、过分担心和紧张不安为特征。主要表现为：

1. 精神方面 过分担心而引起的焦虑体验，是广泛性焦虑症的核心症状，患者不能明确意识到自己担心的对象或内容，而只是一种提心吊胆、惶恐不安的强烈的内心体验。

2. 躯体方面 运动性不安（患者小动作增多、不能静坐、搓手顿足，或者自感战栗）、肌肉紧张（多表现为紧张性疼痛）、自主神经功能紊乱（表现为行动过速、胸闷气短、皮肤潮红或苍白、口干、便秘或腹泻、出汗、尿频尿急等）。

3. 警觉性增高 表现为对外界过于敏感、注意力难以集中、易受干扰、难以入眠、睡眠中易于惊醒、情绪激惹、易出现惊跳反应。

4. 其他症状 广泛性焦虑症患者常合并疲劳、抑郁、强迫、恐惧、惊恐发作以及人格解体等症状，但不是该病的主要临床症状。

（二）惊恐障碍

惊恐障碍又称急性焦虑障碍，伴濒死感和自主神经功能紊乱症状，突然出现，历时 5～20 分钟，自行缓解，发作后一切正常，不久后可再发。主要症状包括以下 3 个方面：

1. 惊恐发作 患者在进行日常各种活动时，突然出现强烈的恐惧感，感到自己马上就要失控（失控感）、即将死去（濒死感），这种感觉使患者痛苦万分，难以承受。同时患者会伴有一些躯体上的不适，如心悸、胸闷或胸痛、过度换气或喉头梗阻感，有的会伴有冷汗、头晕、震颤、面部潮红或苍白、手脚麻木、胃肠道不适等自主神经症状，患者或呼救、惊叫或逃离所处环境。有些患者有现实解体、人格解体等痛苦体验。一般发作突然，10 分钟内达到高潮，往往不超过 1 小时即可自行缓解，患者意识清醒，事后能够回忆。

2. 回避及求助行为 在发作时极度的恐惧感使得患者做出各种求助行为，包括向周围人群和医疗机构求救。大约有 60% 的患者在发作间期因担心再次发作时无人在侧，或发作时被围观的尴尬，而采取明显的回避行为，如不去热闹的地方，不能独处，甚至不愿意乘坐公共交通工具。

3. 预期焦虑 大多数患者会一直担心是否会再次发作、什么时间会再发作、下次发作会在什么地点等，从而在发作间期表现为紧张不安、担心害怕等明显的焦虑情绪。

【诊断与评估】

在 DSM-Ⅴ 及 ICD-10 诊断中，围产期焦虑障碍并没有单独作为一种诊断术语，可参考焦虑障碍的诊断分类及标准，包括广泛性焦虑障碍、恐惧症和特定的恐惧症等。

（一）DSM-Ⅴ对于广泛性焦虑障碍的诊断标准

1. 在至少 6 个月的多数日子里，对于诸多事件或活动（如工作或学校表现），表现出过分的焦虑和担忧（忧虑性期望）。

2. 个体难以控制这种担忧。

3. 这种焦虑和担忧与下列6种症状中至少3种有关（在过去6个月中，至少一些症状在多数日子里存在）：①坐立不安或感到激动或紧张；②容易疲倦；③注意力难以集中或头脑一片空白；④易激惹；⑤肌肉紧张；⑥睡眠障碍（难以入睡或保持睡眠状态，或休息不充分，质量不满意的睡眠）。

4. 这种焦虑，担忧或躯体症状引起有临床意义的痛苦，或导致社交、职业或其他重要功能方面的损害。

5. 这种障碍不能归因于某种物质（如毒品、药物的依赖和滥用）的生理效应或其他身体疾病（如甲状腺功能亢进）。

6. 这种障碍不能用其他精神障碍来更好地解释（如：像惊恐障碍中的焦虑或担心发生惊恐发作；像社交焦虑障碍／社交恐惧症中的负性评价；像强迫症中的被污染或其他强迫思维；像分离焦虑障碍中的与依赖对象的离别；像创伤后应激障碍中的创伤性事件的线索；像神经性厌食中的体重增加；像躯体症状障碍中的躯体不适；像躯体变形障碍中的感到外貌存在瑕疵；像疾病焦虑障碍中的感到有严重的疾病；像精神分裂或妄想障碍中的妄想信念的内容）。

（二）ICD-10 对于广泛性焦虑障碍的诊断标准

根据 ICD-10，诊断广泛性焦虑障碍必须是至少几周内的大部分时间有焦虑症状，通常已持续6个月以上，社会功能受损，其焦虑症状包括：

1. 忧虑 如担心未来、感到"紧张不安"、注意力集中困难，经常过分担心，且有紧张不安、易激惹等，往往有持续的无明确的对象或无固定内容的恐惧。

2. 运动性不安症状 运动紧张，舌唇震颤、肢体发抖不能放松。

3. 自主神经功能失调症状 如头晕出汗、心率加快、口干、胃部不适、尿频尿急之类症状者即可诊断该病。

【对母儿的影响】

尽管围产期焦虑症很普遍，但只有不到50%的有症状孕妇会寻求帮助或接受治疗。有研究表明，未经治疗的围产期焦虑症可能导致母亲和婴儿出现一些长期和短期的不良后果。

（一）对孕产妇的影响

围产期焦虑症可导致产妇体内的去甲肾上腺素分泌量明显减少，其他内分泌激素水平也出现异常，使得宫缩强度降低，产程延长，而产程的延长可能导致剖宫产率和产后出血率的增加。产前焦虑通常会延续至产后，进而造成母亲持续的痛苦及育儿无能的情况。此外，围产期焦虑是围产期抑郁症的强有力的预测因子，60%的围产期抑郁症孕妇存在既往共病精神障碍的情况，其中80%以上是焦虑障碍。

(二)对胎儿/新生儿的影响

围产期焦虑可能增加早产、低出生体重儿、胎儿宫内缺氧等的风险。围产期焦虑情绪会对胎儿的神经发育产生广泛的影响,甚至影响会持续到孩子的青春期。与产前焦虑相关的不良反应包括注意力调节受损,出生后第一年智力和运动发育迟缓,儿童及青少年期的冲动、行为和情感问题等。

【管理和护理要点】

(一)评估与筛查

1. 评估注意事项　焦虑症患者常常过于关注自身不适的感受,有时甚至会有夸张的倾向,以达到引起医务人员关注的目的。而周围环境的信息报告虽然客观,但又可能简单、疏漏。因此,在对焦虑症患者的评估过程中,护士需要注意来自患者及周围环境两方面的信息,详细、全面地观察患者,可以采用询问、量表测量等方式进行联合评估。

2. 评估要点　针对焦虑症患者的评估,主要体现在精神方面、躯体方面及心理社会方面。

(1)精神方面:是否有提心吊胆、惶恐不安的强烈的内心体验,其程度如何;有无小动作增多、不能静坐等运动不安的表现;是否有心跳过速等自主神经功能紊乱的情况;是否有对外界过于敏感、难以集中注意力的情况;是否有突然出现的恐惧感,并伴有一些躯体的不适,如心悸、胸闷;患者是否因此有各种求助行为或采取明显的回避行为。

(2)躯体方面:有无运动性不安、肌肉紧张、自主神经功能紊乱等表现;是否有感觉过敏、异常、缺失、皮肤不适等;是否有躯体化症状,如胃肠道不适,泌尿、生殖器症状等;躯体功能是否正常,有无实质性的躯体疾病。

(3)心理社会方面:病前性格如何;近期有无不良生活事件,内容及强度如何;对应激的心理应对方式;社会背景、教育程度;社交及人际关系是否受影响;家属对患者患病前、后的评价如何,患病后家属对患者的态度,患者的社会关系如何,患病后有无改变;患者对住院所持态度。

3. 筛查工具　围产期焦虑症推荐使用的筛查量表有7项广泛性焦虑障碍量表、焦虑自评量表和围产期焦虑筛查量表。

(1)7项广泛性焦虑障碍量表(Generalized Anxiety Disorder 7-item,GAD-7):该量表于2006年由Spitzer RL等学者编制,我国学者何筱衍等进行了翻译汉化,评定的时间范围是最近2周内。中文版的GAD-7由7个条目组成,采用0~3分四级评分法,总分值范围为0~21分,其中0~4分表示无临床意义的焦虑症状,5~9分表示轻度焦虑症状,10~14分表示中度焦虑症状,15分及以上表示重度焦虑症状。中文版的 GAD-7 Cronbach's α 系数为 0.898,重测信度为 0.856,表明中文版 GAD-7 具有较好的信效度。具体内容详见附录五。

(2)焦虑自评量表(Self-Rating Anxiety Scale,SAS):该量表由学者 W.K.Zung 于 1971 年编制,用于评定焦虑的主观感受及其在治疗中的变化,评定的时间范围是自评者过去 1 周的实际感觉。本量表共包括 20 个反映焦虑主观感受的条目,每个条目按症状出现的频率分为 1~4 分四级评分,其中 15 个条目正向评分,5 个条目采用反向评分(条目 5、9、13、17、19)。20 个条目的得分总和为粗分,粗分 × 1.25 后取整数部分即可得到标准分。按照中国常模结果,SAS 评分 50~59 分为轻度焦虑,60~69 分为中度焦虑,69 分以上为重度焦虑。SAS 评分超过 60 分,建议关注孕妇的情绪状态,并进一步进行专业评估,必要时转诊。具体内容详见附录六。

(3)围产期焦虑筛查量表(Perinatal Anxiety Screening Scale,PASS):该量表由学者 Somerville 等于 2014 年编制,旨在为评估围产期女性焦虑的严重程度提供工具。该量表在澳大利亚大样本孕产妇中的检验中具有良好的信效度,在其他国家也被翻译应用。我国王翠雪等学者遵循 Brislin 模型对量表进行翻译,并检验了量表的信效度。中文版 PASS 包括急性焦虑与适应(14 个条目)、社交焦虑(6 个条目)、过度担心(7 个条目)、强迫症状(4 个条目)共 4 个维度,量表采用 Likert-4 级评分法,各条目相加得出总分,总分为 0~93 分,其中 0~20 分为无症状,21~41 分为轻中度症状,42~93 分为严重症状。量表的内容效度指数为 0.954,Cronbach's α 系数为 0.954,折半信度为 0.886,重测信度为 0.967,表明中文版围产期焦虑筛查量表具有良好的信效度,可用于评价我国孕产妇在围产期的焦虑状态。具体内容详见附录七。

(二)早期预防

1. 纠正对生产的不正确认识 生育能力是女性与生俱来的能力,生产也是正常的生理现象,绝大多数女性都能顺利自然地完成,若存在胎位不正、骨盆狭窄等问题,现代的医疗技术也能顺利地采取剖宫产的方法将婴儿取出,最大限度地保证母婴安全。

2. 加强健康知识教育 为孕产妇及家属宣讲有关妊娠和分娩的知识,增加孕产妇对自身的了解,增强其生育健康宝宝的自信心。

3. 积极治疗 有妊娠期并发症或合并症的孕妇应积极治疗,与医务人员保持密切联系,有问题时及时请教,保持良好的情绪。

(三)管理焦虑情绪

在评估筛查阶段,若 GAD-7 评分超过 4 分,应结合临床判断,若可能存在焦虑情绪,则需要注意对不良情绪状态进行管理。管理措施如下:

1. 适量运动 建议孕产妇通过适量的运动调整情绪。应鼓励没有运动禁忌证的孕产妇进行适当的体育锻炼,进而调整情绪状态。

2. 减压干预 提供团体或者个体心理干预方法,支持、陪伴孕产妇,缓解压力、改善其心理状况。

3. 家庭支持 加强对孕产妇家人的心理健康教育,提高其支持和陪伴孕产妇技巧,促进其积极陪伴孕产妇的行为,建立良好的家庭支持系统。

4. 远程干预 通过计算机辅助的认知行为疗法,或者网络、电话等远程心理咨询和心理支持方式帮助孕产妇应对负性情绪。

(四)满足生理需要,提高躯体舒适度

1. 提供基础护理,保证患者在饮食、睡眠、排泄等生理需要上的满足。

2. 对主诉躯体不适的孕产妇,注意区别是心因性还是器质性问题,对于后者需要及时向医生反馈,遵照医嘱给予相应处理。

(五)减轻或接受焦虑症状

在对焦虑症患者的护理中,要帮助患者恢复或者改善社会功能,护士应遵循的原则是接受患者症状,理解患者;帮助患者认识症状,减轻症状,或者能够带着症状生活。具体措施如下:

1. 建立良好的护患关系,能使患者对医务人员产生信任,对治疗抱有信心。

2. 与患者的接触过程中,对患者的症状不能简单地进行否认或评判,需耐心倾听患者的叙述,接受患者的症状。

3. 提供支持性心理护理,耐心倾听患者的诉说,了解患者的感受和体验,对患者的痛苦给予高度的理解和尊重。

4. 提供安静舒适的环境,减少外界刺激。

5. 帮助患者学会放松,指导患者应用意向引导、深呼吸或其他放松技巧来逐步放松肌肉。

6. 鼓励患者表达自己的情绪和不愉快的感受,协助且识别和接受负性情绪及相关行为。

7. 帮助患者注意症状之外的其他事情,终止负性和应激性思维。

8. 帮助患者矫正扭曲的认知或改变各种不正确的看法,从而使患者改善或消除适应不良的情绪和行为。

9. 重建正确的疾病概念和对待疾病的态度。顺其自然,接受症状;转移注意,尽量忽视它;参加力所能及的劳动。

10. 护理人员可用说明、解释、分析、推理等技巧使患者认识其症状行为,以帮助患者接受症状。患者的痛苦在于,患者知道自己的症状是不正常的,力图摆脱它,但又摆脱不掉,循环往复反而进一步造成心理冲突,形成恶性循

环。如果让患者在心理上"顺其自然",放弃对疾病的抗拒,切断恶性循环,就可以使症状减轻或消失。

11. 教会患者负性自动思维阻断的行为技术,以阻断负性自动思维。当患者出现负性自动思维时,可以用一种强烈的分散注意力的刺激物,例如突然用力拉弹手腕上的橡皮筋。

(六) 提高应对能力和改善社会功能

1. 与患者共同探讨其压力源及诱因,与患者制订出适合患者的压力应对方式,并提供环境和机会让患者学习和训练新的应对技巧。

2. 反复强调患者的能力和优势,忽略其缺点和功能障碍,以利于增强自信心和减轻自身的无助无用感。

3. 用行为示范方法,让患者学会对压力的处理。

4. 协助患者获得家庭的支持和可及的社会帮助。

5. 帮助患者改善自我照顾的能力,协调患者增强对社会环境和家庭的适应能力,鼓励患者努力学会自我调节,尽早摆脱依赖性。

6. 有研究表明,短期或长期的家庭治疗对改善患者的人际关系十分有效。指导患者的配偶和亲友对患者的疾病建立起积极、关心、帮助的家庭气氛。

(七) 治疗与配合

围产期焦虑症的治疗主要包括心理治疗和药物治疗。

1. 心理治疗 心理治疗可以与药物合用,也可以单独使用,关键是要适合患者的情况。如果患者的病因与社会因素或现实因素有关,接受治疗的时间会相对较短;如果患者病前具有明显的人格特征,则治疗过程就会较长。另外在对患者进行治疗的同时,也应对与其具有社会关系的人群,特别是家属予以关注。焦虑症的心理治疗技术包括认知行为疗法、正念干预、生物反馈疗法等。其中,认知行为疗法被视为一线治疗。

(1) 认知行为疗法:是基于认知理论,以矫正非理性信念、发展适应性思维、促进建设性行为为目标的一种心理治疗方法。包括认知重建疗法和焦虑控制训练,可以矫正患者对于焦虑的错误认知,减轻患者焦虑的躯体症状。认知行为疗法基于焦虑障碍患者会高估自己所处环境的危险程度,难以处理不确定性,从而低估自己应对困难的能力。针对焦虑障碍,认知行为疗法可以帮助患者了解到自己的担忧可能适得其反,甚至是对平常事情的"过敏"反应。采取暴露治疗,使患者领悟到自己的担心及回避性行为是不正确的,或者是对正常现象的不正常的想法。认知行为疗法的实施包括每周一次的个体治疗,每次 60 分钟,共 12~16 次;每周 1 次,共 8~12 次的团体心理治疗。认知行为疗法教授患者管理焦虑的技巧,其影响较药物治疗更加持久。对于不能接受现场治疗的患者，基于互联网的认知行为疗法也是另一种选择。

（2）正念干预：利用正念原理对患者的疾病进行的干预。干预方式分为标准化易练习的方法，如正念减压疗法和正念认知疗法，也有进一步个性化的心理干预方式，如辨证行为治疗及接受和承诺治疗。

（3）生物反馈疗法：利用生物信息反馈帮助患者认识自身在一般情况下不能被感知到的生理微弱信息变化，并学会有意识调节控制的一种治疗方法，此训练可帮助患者学会有效放松，从而减轻焦虑。

（4）解释性心理治疗：将焦虑症的相关知识向患者进行宣教，有利于减轻患者的心理压力，更好地配合治疗。

2. 药物治疗 抗焦虑药是一类用于消除或减轻焦虑、紧张、恐惧，稳定情绪和具有镇静催眠、抗惊厥作用的药物，如苯二氮䓬类、丁螺环酮等。苯二氮䓬类药物具有明确的抗焦虑作用，且安全性高，是目前应用最为广泛的抗焦虑药。

（1）作用机制：苯二氮䓬类药物主要作用于 γ- 氨基丁酸受体和苯二氮䓬受体，通过促进抑制性 γ- 氨基丁酸的神经传导而发挥其镇静、催眠和抗焦虑作用。

（2）临床应用：常用于治疗焦虑症及各种躯体疾病伴随出现的焦虑、紧张、失眠、自主神经紊乱等症状，也可用于各类伴有焦虑、紧张、恐惧、失眠的精神障碍以及激越性抑郁、轻性抑郁的辅助治疗。妊娠期前 3 个月避免使用，哺乳期妇女若使用苯二氮䓬类药物则避免母乳喂养。

（3）不良反应：常见的不良反应有嗜睡、头晕 / 眩晕、无力，剂量较大时可出现共济失调、吐词不清，严重时出现脱抑制表现，如失眠、出汗、心动过速、恐惧、紧张焦虑、攻击、激动等，甚至出现呼吸抑制、昏迷。长期使用者可引起记忆障碍，表现为长期记忆障碍和顺行性遗忘。苯二氮䓬类药物由于容易产生耐受性，长期应用可产生依赖性，在突然停药时可产生不同程度的戒断症状（如焦虑、失眠、心动过速、血压升高、惊恐发作等）。苯二氮䓬类药物对胎儿、婴儿有明显影响，如地西泮会影响新生儿中枢神经活动、致畸等。

（4）药物治疗的护理

1）服药依从性干预：这种干预方式基于健康信念模式，强调患者的参与和责任，有助于患者客观地分析服药的利弊，纠正患者在服药过程中的错误认知，增强患者的服药信心。

2）密切观察并及时处理药物不良反应：精神药物的作用较为广泛，多数精神药物引起的不良反应在服药后 1～4 周出现，不良反应的严重程度与药量的多少、增减药物的速度、个体对药物的敏感性等因素有着密切的关系。因此，护理人员要密切观察患者用药后的反应，尤其是对初次用药第一周的患者以及正处于加药过程中患者的病情观察。发现不良反应，应及时报告医生并采取相应的护理措施,对症护理。患者在不良反应的作用下,易产生沮丧、悲观等负性情绪体验,此时护士要密切观察患者的言谈举止,严防意外事件的发生。同时给予患者积极的心理护理,消除不安和恐慌。

3)维持基本生理需要,关注躯体状况:由于精神药物在人体内的浓度受体重的影响,因此保证患者的营养摄入是药物治疗顺利进行的基础。患者因饮食习惯改变或药物不良反应而出现食欲下降、恶心、呕吐时,可指导患者少食多餐;对吞咽困难者,可缓慢进餐或遵医嘱给予软食、流食。每日观察患者大小便情况,12 小时未排尿的患者可采取诱导排尿方法刺激排尿;对于便秘患者,鼓励患者多饮水、多进食蔬菜水果、多活动。

4)对患者和家属进行健康宣教:①对患者的健康宣教:建议采用个体化的方式进行有针对性的宣教,内容包括:患者所用精神药物的作用、特点及使用方式;与患者一起探讨出现的药物不良反应,讨论可行的缓解措施;结合患者以往的治疗经历讲解疾病的转归、复发以及巩固治疗的重要性,促使患者坚定长期用药的信心;嘱患者坚持随访,按时门诊,在医护人员指导下用药,切不可擅自停药或降低药物剂量。②对家属的健康宣教:采用集体宣教或一对一宣教的方式,内容包括疾病的发病机制、病情表现及治疗用药过程;药物的不良反应及应对措施;巩固和维持治疗的重要性;定期带患者进行门诊随访,自行停药或减药的不良影响;复发的征兆。

(陆　虹)

第五节·双相障碍

【概述】

(一)定义

双相障碍是一种临床常见的严重精神障碍,属于心境障碍的一种常见类型。病程中既有抑郁发作,躁狂发作或轻躁狂状态交替或混合发作的心境障碍,临床表现比较复杂。具有高患病率、高复发率和高共病率等特点。1957年,德国精神病学专家 Leonhard 从遗传学角度首先提出单、双相障碍概念,于1980 年被《精神障碍诊断与统计手册(第 3 版)》(DSM-Ⅲ)采用,取代了躁狂抑郁性精神病。目前国内精神疾病诊断使用最多的诊断工具是《国际疾病分类(第 10 版)》(ICD-10)与《精神障碍诊断与统计手册(第 5 版)》(DSM-Ⅴ)。在 DSM-Ⅳ中,双相障碍和抑郁障碍合称为"心境障碍",有了独立的诊断条目,并且总结了其一些和抑郁障碍的鉴别点。2013 年发布的 DSM-Ⅴ中,心境障碍条目被删除，双相障碍和抑郁障碍各自独立出来成为了单独的诊断章节，包括六类细分亚型，分别为：双相Ⅰ型障碍（有明确躁狂发作史）、双相Ⅱ型障碍（有明确轻躁狂发作和抑郁发作史）、环性心境障碍（两年内多次不符合诊断标准的躁狂或轻躁狂症状，且抑郁和躁狂症状持续时间占一半以上）、物质/药物所致的双相及相关障碍、其他躯体疾病所致双相障碍和其他特定的双相及相关障碍、未特定的双相障碍。其中双相Ⅰ型障碍和双相Ⅱ型障碍是最常见的两种亚型。

（二）流行病学特点

双相Ⅰ型障碍和双相Ⅱ型障碍的终身患病率约为 0.6% 和 0.4%，阈值下双相为 1.4%，整个双相谱系障碍的终身患病率共占 2.4%。2014 年我国流行病学调查显示双相障碍的终身患病率为 0.46%，我国第三次精神疾病流行病学调查和疾病负担研究结果显示我国双相障碍的年患病率是 0.5%，最新 2019 年发布的全国性精神障碍流行病学调查结果显示，双相障碍的终身患病率约为 0.6%。全国双相障碍患者的致残率达 36.6%。

1. 怀孕及产后双相障碍发病率　女性怀孕和产后是精神疾病发作及住院频率最高的时期，双相障碍亦是如此，双相障碍患者在整个围产期内的复发风险是显著增加，同时一项荟萃研究分析显示双相障碍患者的产后复发风险为 37%，其中约 17% 的患者有严重的产后发作（情感性精神病、躁狂、混合发作或需要住院治疗的复发），其他患者有非精神病性情感障碍发作（主要是抑郁和少量的轻躁狂发作）。因此，广泛的临床经验提示患有双相障碍和有产后发作史的女性可能属于最高风险类别。此外，由于我们不能根据产后发作史对双相障碍患者进行分层，因此尚不清楚双相障碍和产后复发史是否对双相障碍患者的复发风险有早期或非线性的影响。此外，先前被诊断为经前期综合征或经前紧张征，其怀孕和产后的抑郁发作风险将更高。

2. 突然停药后复发率　心境稳定剂锂盐是治疗双相障碍抑郁发作和躁狂最有效的药物之一。研究表明，锂盐在孕期和产后疗效显著，然而突然停用后患者的复发率为 85.5%。大部分发作发生于前 3 个月，重性抑郁和混合发作占全部发作的 74.1%。停用锂盐的双相障碍孕妇与同时停用锂盐的未孕双相障碍妇女的复发率相似，约为 52% 和 58%；然而停用锂盐的孕期妇女的产后复发风险为 70%，是未孕妇女的 3 倍（24%）。快速停药的风险高于缓慢停药。如果情绪稳定剂停用，发作概率将提高 2 倍，发作速度快 4 倍，持续时间长 5 倍，迅速停药进一步会放大这些反应，发作概率是缓慢停药的 11 倍。发作类型大多数为抑郁和躁狂混合发作。除停药外，复发的危险因素还包括疾病的严重程度和既往产后发作史。

【病因及风险因素】

双相障碍的病因和发病机制尚不清楚，大量研究资料提示生物学包括遗传因素、神经生化因素和社会心理因素对本病的发生均有明显的影响。除了围产期心理健康共性的高危因素外（详见本书"第四章第二节"部分内容），双相障碍的特殊高危因素包括：

双相障碍女性产后失代偿的原因包括遗传因素和对激素变化比较敏感，女性在产后发生大量性腺激素撤退反应。在怀孕后期、分娩和频繁喂养新生儿期间，睡眠剥夺和昼夜节律紊乱会导致情绪不稳定。对新生儿的持续照护是主要的压力源，尤其在缺乏心理和生理支持时。经前紧张征、产后抑郁、闭经或多囊卵巢综合征等是双相障碍发病的危险因素之一。

【临床表现】

双相障碍的典型临床表现可有抑郁发作、躁狂发作和混合发作。

（一）抑郁发作

同本章第三节"围产期抑郁症"部分内容。

（二）躁狂发作

典型躁狂发作常为急性或亚急性起病，其临床特征是异常并持续的情感高涨或易激惹、思维加快或夸大、意志行为增强。

（1）情感症状：情感高涨可表现为轻松、愉快、热情、乐观和兴高采烈等，在他人看来愉快而有感染力。但当要求得不到满足时，患者的情绪可能会很快变为易激惹。也有部分患者以易激惹为主，表现为不能听取一点反对意见，因细小琐事而大发雷霆。

（2）认知症状：患者思维联想活跃，思维和观念难以约束，话多且语速快，滔滔不绝、难以打断，严重者出现思维奔逸，观念飘忽不定，有时容易被误解为思维散漫。患者通常显得过分自信、对外界事物的看法常有自己一套观点。患者自我评价过高和夸大，高谈阔论，如认为自己才华出众、出身名门、权位显赫、非常富有、神通广大等。他们的判断力受损，导致他们花钱大手大脚、挥霍、盲目投资。患者的注意力容易转移，严重者随境转移，难以集中注意与交谈。急性期躁狂患者常无自知力。

（3）意志行为症状：患者的计划、打算增多，并往往伴有夸大、盲目、不切实际的成分。患者可表现为爱好交际、外向、自信。他们常言语诙谐、满篇笑话，但常不合时宜。患者出现性欲亢进、性行为混乱、不加节制。也可能穿着色彩艳丽、修饰夸张，却失之恰当。随着病情发展，患者可能说话声更大、语速更快,伴命令口吻,并变得有攻击性和威胁性。患者活动过多,可能会导致虚脱、衰竭,尤其是年老、体弱及进食差的患者。

(4)生理症状:表现为睡眠减少或根本不睡觉,而患者仍然会感到已经休息好了。而睡眠少或不睡眠又可加重躁狂症状。睡眠减少有可能是躁狂发作的前兆。患者可有交感神经功能兴奋症状,如面色红润、双目有神、心率加快、瞳孔轻度扩大等。不过患者由于自我感觉良好而较少诉说躯体不适。

(5)精神病性症状:躁狂患者伴精神病性症状,常见的有夸大妄想、被害妄想及关系妄想等,幻觉相对少且短暂。患者精神病性症状内容常与心境高涨等躁狂症状有联系,如夸大基础上会认为被他人嫉妒、谋财害命或夸奖等。除了幻觉、妄想、紧张性症状,在ICD-10中"广泛的兴奋和活动过多"与"显著的精神运动性迟滞"也可被认为精神病性症状。极少数患者出现木僵症状,患者表现为不语不动,他们面部表情却显得很高兴,缓解后,患者会诉说思维联想速度加快等典型的躁狂思维。

(6)其他:少数严重患者可以出现定向障碍、视幻觉等意识障碍方面的表现,称为谵妄性躁狂。

(三)混合发作

躁狂症状和抑郁症状可在一次发作中同时出现,如抑郁心境伴以连续数日至数周的活动过度和言语迫促,躁狂心境伴有激越、经历和本能活动降低等。抑郁症状和躁狂症状也可快速转换,因日而异,甚至因时而异。如果在目前的疾病发作中,两类症状在大部分时间里都很突出,则应归为混合性发作。

【诊断与评估】

(一)结构化临床访谈进行诊断

诊断量表伴随诊断标准而编制,为诊断标准服务,使依据诊断标准而进行的诊断过程及资料收集标准化。根据不同诊断体系,有多种配套的诊断工具,如与DSM-V配套的临床定式访谈(Structured Clinical Interview for DSM-V,SCID),与ICD-10和DSM-V均能配套的复合性国际诊断访谈(Composite International Diagnostic Interview,CIDI)。这些诊断工具多为定式或半定式,涉及各种可能诊断,同时考虑了共病问题,需要经过专门培训后才能使用,故较少作为临床常规应用,更多用于科学研究。

(二)量表评定与辅助检查

除了病史收集和躯体、精神和实验室检查外,量化工具的应用是评估的重要辅助手段。量化工具主要有两大类:诊断量表和症状量表。诊断量表用于辅助疾病诊断,条目繁多,耗时较长;症状量表用于测量症状的严重程度,一般条目较少。此外,还有人格测定等心理测评量表,作为诊断辅助工具。

1. 诊断量表 根据不同的诊断体系,有多种配套的诊断工具,如与 DSM-Ⅴ 配套的临床定式访谈(SCID);与 ICD-10 和 DSM-Ⅴ 均能配套的复合性国际诊断访谈(CIDI)等。

(1)DSM-Ⅴ临床定式访谈:DSM-Ⅴ临床定式访谈(SCID)是美国 Michael B. First 等学者为 DSM-Ⅳ-TR 轴Ⅰ障碍专门制订的临床诊断量表,精神科医务人员在进行临床精神检查时,根据 DSM-Ⅳ-TR 的诊断标准逐项评定其精神状态的一种工具(由于 DSM-Ⅴ 在 2013 年才面世,目前国内仅有与 DSM-Ⅳ-TR 配套的中文版本)。在进行相应临床实际情况调整后,该工具也可以在精神卫生流行病学的调查中使用。该工具可供熟悉 DSM-Ⅳ-TR 分类和诊断标准的临床医师或受过训练的精神卫生专业人员使用。既可用于精神病患者的诊断,也可用于在普通医疗部门就诊的患者的疾病筛查,或者并不认为自己患有精神障碍的个体,如在社区精神疾病普查中使用和用于对精神病患者家属的调查。SCID 的交谈方式和诊断范围适用于成人(18 岁及以上),但如做轻微改动后也可用于未成年人。任何具有初中文化程度的个体均能理解 SCID 中的问题。但目前 SCID 不能用于有严重认知缺陷、激越或严重精神症状的个体。

SCID 的心境障碍诊断部分包括双相Ⅰ型障碍、双相Ⅱ型障碍、其他双相障碍(循环型、非典型)、典型抑郁障碍和未特定抑郁障碍。虽然 SCID 为所要获得的信息提供了专门设计的问题,然而事实上 SCID 的作用是对诊断标准的评价,而不是追求对问题的回答。尽管 SCID 的大多数问题可以用"是"或"否"来回答,但是更多的时候仅仅靠对问题的简单回答"是"或"否"并不能获得足够的信息以判断是否符合诊断标准。而需要被检查者仔细考虑或提供特殊的事实证据。

当检查结束后,临床医师在总分表上记录诊断。总分表包括:①个体的一生是否曾患有 SCID 中所包含的任何一种轴Ⅰ疾病(或仅以亚临床水平存在)以及个体现在的表现是否符合诊断标准的评分;②关于目前存在的特殊疾病或疾病亚型的评分;③显示"主要诊断";④ DSM-Ⅳ 心理社会及环境问题检查表(轴Ⅳ)以及总体功能评价量表(轴Ⅴ),供临床医师记录近 1 个月中个体社会功能最差时的状况,这是独立于诊断之外的内容。

SCID 有两个非常相似的版本,一个适用于精神科患者,一个适用于非患者。患者版与非患者版在多数方面是一样的,仅概述部分有轻微不同,并且在非患者版中使用简化的方法评估精神病性症状。

(2)简明国际神经精神访谈:简明国际神经精神访谈(Mini International

Neuropsychiatric Interview, MINI) 是由学者 Sheehan 和 Lecrubier 开发的一个简单、有效和可靠的定式访谈工具, 主要用于筛查、诊断 DSM-Ⅳ 和 ICD-10 中16 种轴 I 精神障碍和一种人格障碍, 包括 130 个问题。与 SCID 一样, MINI 中每种诊断为一题组, 大部分诊断都有排除诊断的筛查问题。借助于国外及国内中文版的研究显示, MINI 具有较好的信效度以及研究者之间较高的一致性, 与 SCID 和 CIDI 有很好的相关性, 可以在非常短的时间内完成(平均不超过 18 分钟), 这是它的最大优点。经过简单的培训后, 该量表可被临床医师熟练使用, 已被广泛用于多中心临床药物研究和临床实践中。

(3) 复合性国际诊断访谈: 复合性国际诊断访谈(Composite International Diagnostic Interview, CIDI) 主要用于精神障碍流行病学研究, 也用于临床研究。CIDI 按英文字母顺序分为 15 节, 其中与心境障碍有关的是 E 节抑郁障碍和恶劣心境障碍、F 节代表躁狂与双相障碍。CIDI 的评分项目多通过直接向受试者提问的方式评分, 少数项目通过评定员观察评价而评分。评分方式大致有 3 种。第一种为"是"或"否"问题: 对所提问题做出"是"或"否""有"或"无"等定性回答。第二种为 PRB 编码问题: 对大多数重要的或诊断性症状不但要做出有无的评定, 还要进一步寻找与进行定量评分。一般分 6 级, 其评分标准为: ①无症状; ②有症状但轻微; ③药物、酒精所致; ④与躯体疾病密切相关; ⑤确系典型精神症状; ⑥特殊情况。同时根据各项目具体要求, PRB 编码有不同组合。第三种为始或近问题: 指对重要的疾病发作或症状项目做出时间久暂、起讫年龄的评定, 以适合若干疾病诊断标准的具体要求。如症状最近的呈现时间, 也分 6 级: ①最近 2 周内; ②2 周～1 个月; ③1～6 个月; ④6 个月～1 年; ⑤最近 1 年内, 但不知何时; ⑥1 年以内。

评定员可以由精神科医师、高年级医师或心理及社会工作者甚至训练合格的非专业人员担任, 但均需要经过训练能熟练使用检查手册。一次检查需要 1.5～2 小时。WHO 推荐 CIDI 作为标准化的诊断量表之一。但是, CIDI 询问流程图比较复杂、评定时间较长。

2. 症状量表 可分为他评和自评两类。症状量表可作为疾病的一般资料、评估有无靶症状及其程度, 如定期随访评定可作病情变化的监测指标及反映疗效的指标。

(1) 杨氏躁狂量表和 Bech-Rafaelsen 躁狂量表: 杨氏躁狂量表(Young Mania Rating Scale, YMRS) 和 Bech-Rafaelsen 躁狂量表(Bech-Rafaelsen Mania Scale, BRMS) 是用以评定躁狂症状严重程度的他评量表。量表分越高表示躁狂症状越严重。两个量表有许多相似之处: 均在 1978 年左右编制, 均有 11 个条目, 评定采用会谈与观察相结合的方式, 由经过量表训练的精神科医师进行临床精神检查后,综合家属或病房工作人员提供的资料进行评定。一次评定需 10～20 分钟。评定的时间范围一般规定为最近 1 周。国际上的双相障碍研究及临床多采用 YMRS。后来 BRMS 被广泛用于我国临床。YMRS 共有 11 个条目,第 1～4、7、10 及 11 项条目是 0～4 分五级评分,第 5、6、8、9 条目是 0～8 分的 9 级评分,目的在于区分兴奋不合作的患者;严格按照评分标准和指导语进行;评分依靠现场交谈检查,同时参考知情人信息;可以评定极限分;症状判定根据患者的平时情况作为参考;两个评分之间难以确定时的原则,0～4 分的条目选高分,0～8 分的条目选中间分。YMRS 常以 20 分作为有无躁狂的分界值。BRMS 有 11 个条目,分 0～4 分五级:0 分无该项症状或与患者正常时的水平相仿、1 分症状轻微、2 分症状中度、3 分症状较重、4 分症状严重。每个条目都有工作用评分标准,结果主要看总分。BRMS 判断标准为 0～5 分无明显躁狂症状;6～10 分有肯定躁狂症状,22 分以上有严重躁狂症状。

(2)汉密尔顿抑郁量表:汉密尔顿抑郁量表(Hamilton Depression Rating Scale,HDRS/HAMD)是目前最经典,也是临床上应用最普遍的抑郁症状他评量表,具有较好的一致性,能较好地反映临床症状严重程度,且条目数量适中,有明确的操作用评定标准,简便易行。HDRS 有 17 项、21 项和 24 项 3 种版本,应用较广的是 17 项和 24 项版本。评定应由经过训练的专业人员进行,由评定员采用交谈与观察相结合的方式,按量表内容对患者进行检查后评分,个别项目还需要向家属或病房工作人员收集资料。做一次评定需要 15～20 分钟,这主要取决于患者的病情严重程度及合作情况,如严重阻滞时,所需时间更长。评定的时间范围一般为评定当时或 1 周内的情况。评定结果主要看:①总分,一般的界值为:HDRS-17 项版本总分为超过 24 分,可能有严重抑郁;超过 17 分,可能存在轻或中度抑郁;低于 7 分,没有抑郁症状;② 7 个因子分,焦虑/躯体化、体重、认知障碍、日夜变化、迟滞、睡眠障碍和绝望感。

(3)蒙哥马利-艾森贝格抑郁量表:蒙哥马利-艾森伯格抑郁量表(Montgomery-Asberg Depression Rating Scale,MADRS)是由学者 Montgomery SA 和 Asberg M 于 1979 年编制的抑郁症状他评量表。该量表由于包含躯体症状的条目比 HDRS 少,在反映抑郁症状的变化方面更敏感,被认为治疗学研究的最佳抑郁症状评定工具之一。该量表共 10 个条目,采取 0～6 分的七级评分法。评分 0、2、4、6 分有具体的评分标准,介于 0 分与 2 分之间评 1 分,介于 2 分与 4 分之间评 3 分,介于 4 分与 6 分之间评 5 分。量表由有经验的,经过培训的专科工作者任评分员。除第一项为观察项目外,其余均根据被试的自我报告评定。检查方法为开放式,与一般临床会谈相似,一次评定约为 15 分钟。目前尚无公认的分界值和严重程度的划分标准。原作者报告 MADRS 的评定者间信度在 0.89～0.95，与 HDRS 的相关系数为 0.94。国内有针对抑郁症患者的研究显示评定者间信度为 0.954，与 HDRS 总分效标关联效度分别为 0.853。

（4）抑郁自评量表：抑郁自评量表（Self-Rating Depression Scale，SDS）是由学者 William W.K.Zung 于 1965 年编制的应用广泛的抑郁症状自我测评工具之一，简便易用，主要用于抑郁症状的筛查。SDS 有 20 个条目，按症状出现的频度分为 1～4 分四级。为了防止主观偏向，其中一半条目设置为反向提问，评定时间范围为最近 1 周内。总分的阳性分界值为 41 分。临床上多以公式法计算抑郁严重程度指数：抑郁严重程度指数＝各条目累积分 /80（最高总分）。指数范围为 0.25～1.0，指数越高，抑郁程度越重。评分指数在 0.5 以下者无抑郁；0.50～0.59 为轻微或轻度抑郁；0.60～0.69 为中至较重抑郁；0.70以上提示为重度抑郁。

（5）轻躁狂症状筛查问卷：此类问卷主要有针对围产期妇女的轻躁狂症状量表（The Highs Scale）和 32 项轻躁狂症状清单（32-Item Hypomania Checklist，HCL-32）、心境障碍问卷（Mood Disorder Questionnaire，MDQ）以及双相谱系诊断量表（Bipolar Spectrum Diagnostic Scale，BSDS），均为自评式问卷，患者对于主要的症状条目仅选择"是"或"否"即可。上述问卷具有快速、客观的效果，可以排除外界的、主观的因素的干扰，具有较大的优越性。问卷仅作为诊断辅助工具之一，不能作为诊断依据，对问卷结果阳性的患者需要全面系统地评估才能得出诊断。使用该类工具时除参考划界分等指标外，还可根据量表填写结果对问诊中有遗漏的补充或加强问诊。

1）轻躁狂症状量表：1994 年，学者 Glover 及其团队基于心境障碍和精神分裂症问卷中有关轻躁狂症状的诊断标准研制了轻躁狂症状量表。该量表共包含 7 个条目，以患者自评的方式，每个条目采用 0～2 分计分，分别代表从未、有时、经常。总分为 0～14 分，超过 8 分作为轻躁狂症状阳性的判断标准。该量表的 Cronbach's α 系数为 0.86，同时研究者结合医生访谈和精神症状全面量表对轻躁狂症状量表效度进行检验，与精神症状全面量表的躁狂分量表的相关系数为 0.62。采用轻躁狂症状量表作为筛查工具，产妇轻躁狂症状的阳性检出率为 9.6%～49.1%。同时轻躁狂症状量表并未包含轻躁狂的所有特征，其仅作为筛查工具，并不能作为诊断工具，因此后续需要进一步结合 DSM-Ⅴ分析量表筛查出的阳性症状与其他心境障碍的关系很有必要。后续该量表依次在爱尔兰、日本、澳大利亚、智利、南非等人群中进行了广泛应用，研究对象均为产后或围产期女性，目前该量表尚未有中文版。

2）32 项轻躁狂症状清单：32 项轻躁狂症状清单（HCL-32）有 32 项症状条目，由 Angst 等学者在 20 项轻躁狂症状清单的基础上进一步编制。该量表共包含 32 个轻躁狂症状条目,涉及精力充沛 / 情绪高涨(active/elated)和冒险 / 易激惹(risk-take/irritable)两个维度,量表以"0"和"1"分别表示"否,不存在该症状"和"是,存在该症状",总分 0~32 分,既往多数研究以超过 14 分作为有无躁狂发作的界值。HCL-32 的 Cronbach's α 系数为 0.82,在双相障碍和重度抑郁症的区分中,量表灵敏度为 80%,特异度为 51%。研究显示中文版 32 项轻躁狂症状清单信效度较佳,对双相障碍与单相抑郁障碍区分的最佳划界分为 14 分,该划界分与 32 项轻躁狂症状清单在欧洲多中心的精神科门诊研究结果一致。但上述国内研究在进行双相Ⅱ型障碍与单相抑郁障碍分析时发现,两者最佳划界分为 12 分。考虑到使用 14 分作为划界分会导致部分双相Ⅱ型障碍患者漏筛,因此,推荐使用 12 分作为双相障碍与单相抑郁障碍的筛查划界分(对应敏感性及特异性分别为 0.86、0.69)。

3)心境障碍问卷:心境障碍问卷(MDQ)有 13 项症状条目,由 Robert M Hirschfeld 等学者于 2000 年编制,其主要由 13 个躁狂或轻躁狂症状的自评条目组成。计分时用"0"和"1"分别表示"否"和"是",得分越高,阳性条目数越多,国外大部分研究以 7 分作为区分双相障碍与单纯抑郁症的界值。研究显示中文版 MDQ 信效度较佳,区分双相障碍与单相抑郁障碍的最佳划界分为 7 分,与 MDQ 在美国精神科门诊患者中的研究一致。MDQ 对双相Ⅰ型障碍筛查的灵敏度(90.3%)高于双相Ⅱ型障碍(52.4%)。国内研究在推荐使用 5 分作为双相障碍与单相抑郁障碍筛查的最佳划界分数,将 8 分作为区分双相Ⅰ型障碍和双相Ⅱ型障碍的界值。MDQ 中除了 13 项轻躁狂症状条目的第一部分外,第二部分还询问是否有上述 13 个症状中有 2 个或以上的症状同时发生,第三部分则询问对社会功能的影响。研究数据表明,使用 MDQ 对精神科临床患者筛查时,仅仅使用第一部分(即 13 项条目)即可,若同时考虑第二、第三部分,则无法作为筛查问卷使用。原研究者在对社区人群的调查时使用了第二、第三部分。MDQ 使用方便,可有效降低患者的回顾性偏倚以及临床医生的访谈偏倚,但仍有一定的局限性,其主要用于鉴别双相障碍与抑郁症,并不能直接用该量表诊断双相障碍。

4)双相谱系诊断量表:双相谱系诊断量表(BSDS)由学者 S. Nassir Ghaemi 和 Ronald W. Pies 编制。BSDS 编制理念与 HCL-32、MDQ 略有不同。BSDS 包含 19 项双相障碍患者常有的特征的条目,另有一项是被试评估上述 19 项条目是否符合被试的实际情况以及符合的程度。BSDS 中的 19 项症状条目中除了轻躁狂症状之外,还有部分是反映双相抑郁的非典型特征条目(如食欲增加、睡眠增多等)、反映双相障碍病程中心境波动或转换特点的条目。BSDS 没有 HCL-32、MDQ 影响大,但也有不少临床工作人员及学者利用 BSDS 编制特点与上述两个问卷的不同之处，分别联合 HCL-32 或 MDQ 作为工具。国内研究显示中文版 BSDS 区分双相障碍与单相抑郁的最佳划界分 13 分（敏感性 0.74、特异性 0.54）。美国一项临床样本的研究显示 BSDS 划界分为 13 分（敏感性及特异性分别为 0.76、0.85）。

（三）诊断标准

本病的特点是反复（至少两次）出现心境和活动水平明显紊乱的发作，紊乱有时表现为心境高涨、精力和活动增加（躁狂或轻躁狂），有时表现为心境低落、精力降低和活动减少（抑郁）。发作间期通常以完全缓解为特征。

1. 躁狂与轻躁狂发作 躁狂发作通常起病突然，持续时间 2 周至四五个月不等（中位数约 4 个月）；抑郁持续时间趋于长一些（中位数约 6 个月）；但除在老年期外，很少超过 1 年。两类发作通常都继之于应激性生活事件或其他精神创伤，但应激的存在并非诊断必需。首次发病可见于从童年到老年的任何年龄。发作频率、复发与缓解的形式均有很大变异，但随着时间推移，缓解期有渐短的趋势。中年之后，抑郁变得更为常见，持续时间也更长。虽然躁狂和轻躁狂发作可诊断为双相障碍，但大多数围产期发作是抑郁症状。双相和单相抑郁的急性发作在临床上是难以区分的。

（1）躁狂发作：心境的高涨与个体所处环境基本协调，表现可从无忧无虑地高兴到几乎不可控制的兴奋。心境高涨同时伴有精力增加和活动过多，言语迫促，以及睡眠需求减少。正常的社会抑制消失，注意不能持久，并常有显著的随境转移。自我评价膨胀，随意表露夸大或过分乐观的观念。也可出现知觉障碍，如觉得色彩特别生动（并且往往是美的）；专注于物体表面或质地的精微细节，主观感到听觉敏锐。患者可能着手过分和不切实际的计划，挥金如土，或变得攻击性强、好色，或在不恰当的场合开玩笑。某些躁狂发作的患者中，不出现心境高涨，而代之以易激惹和多疑。发作至少应持续一周，严重程度可达到完全扰乱日常工作和社会活动。心境改变应伴有精力增加和上述几条症状（特别是言语迫促、睡眠需要减少、夸大、过分乐观）。

（2）轻躁狂：轻躁狂是躁狂的较轻表现形式。轻躁狂不伴幻觉和妄想。存在持续的（至少连续几天）心境高涨、精力和活动增强，常有显著的感觉良好，并觉身体和精神活动富有效率。社交活动增多，说话滔滔不绝，与人过分熟悉，性欲望增强，睡眠需要减少等表现也常见，但其程度不至于造成工作严重受损或引起社会拒绝。有时易激惹、自负自傲、行为莽撞的表现替代了较多见的欣快的交往。可有注意集中和注意的损害，从而降低从事工作、得到放松及进行闲暇活动的能力，但这并不妨碍患者对全新的活动和冒险表现出兴趣或有轻度挥霍的表现。发作持续 4 天以上。既往文献分析发现有关产妇轻躁狂症状的描述,最早始于 1962 年,学者 Robin 首先观察了产妇正常分娩后的心理变化,情感高涨在这个时期很常见,是一种比普通的幸福感更强烈的感受,同时伴随喋喋不休、傻笑不止和兴奋的情感状态。1994 年学者 Glover 等将轻躁狂症状描述为一种短暂的亚临床症状,但没有更多关于何时发生及其持续时间的描述。后续研究者通过系统综述提出了产后轻躁狂症状的诊断标准:①分娩后 4 周内出现,符合《精神障碍诊断与统计手册(第 5 版)》(DSM-V)的短时间轻躁狂症状发作或症状不足的轻躁狂症状发作标准;②轻躁狂症状在临床上不会引起明显的痛苦或社交职业功能障碍;③当前或既往无重度抑郁发作;④轻躁狂症状不应归因于药物依赖与滥用、抗精神类药物治疗或其他治疗的不良反应。

2. 抑郁发作 患者本次发作表现为"抑郁发作",且"过去必须至少有一次轻躁狂、躁狂或混合性的情感发作"。抑郁发作的诊断标准如下:患者通常具有心境低落、兴趣和愉快感丧失、精力不济或疲劳感等典型症状。其他常见症状是:①集中注意和注意的能力降低;②自我评价降低;③自罪观念和无价值感(即使在轻度发作中也有);④认为前途暗淡悲观;⑤产生危害自身生命安全的观念或行为;⑥睡眠障碍;⑦食欲下降。病程持续至少两周。

根据抑郁发作的严重程度,将其分为轻度、中度和重度三种类型。

(1)轻度抑郁:是指具有至少两条典型症状,再加上至少两条其他症状,且患者的日常的工作和社交活动有一定困难,患者的社会功能受到影响。

(2)中度抑郁:是指具有至少两条典型症状,再加上至少三条(最好四条)其他症状,且患者工作、社交或家务活动有相当困难。

(3)重度抑郁:是指三条典型症状都应存在,并加上至少四条其他症状,其中某些症状应达到严重的程度;症状极为严重或起病急骤时,依据不足两周的病程做出诊断也是合理的。除了在极有限的范围内,几乎不可能继续进行社交、工作或家务活动。应排除器质性精神障碍,或精神活性物质和非成瘾物质所致。

3. 混合发作 患者过去至少有过一次躁狂、轻躁狂或混合性情感发作,目前或表现为混合性状态,或表现为躁狂、轻躁狂及抑郁症状的快速转换。虽然双相障碍最典型的形式是交替出现的躁狂和抑郁发作,其间为正常心境分隔;但是,抑郁心境伴以连续数日至数周的活动过度和言语迫促,以及躁狂心境和夸大状态下伴有激越、精力和本能驱力降低,这些都并不罕见。抑郁症状与轻躁狂或躁狂症状也可以快速转换,每天不同,甚至因时而异。如果在目前的疾病发作中,两类症状在大部分时间里都很突出且发作持续至少两周,则应做出混合性双相障碍的诊断。

4. 伴 / 不伴精神病性症状　ICD-10 诊断标准中，就患者是否伴有精神病性症状进行标注。如患者在本次躁狂 / 轻躁狂或抑郁发作中，伴有幻觉、妄想、木僵等精神病性症状，则称为"伴有精神病性症状"，反之则为"不伴精神病性症状"。

（四）DSM-Ⅴ双相及相关障碍诊断标准差异及对 DSM-Ⅴ的更新

1. DSM-Ⅴ中双相及相关障碍分类

（1）双相Ⅰ型障碍：至少曾有一次躁狂发作；躁狂或抑郁发作都不可能归于分裂情感性障碍、精神分裂症、精神分裂样精神障碍、妄想性精神障碍，或其他特定或非特定的精神分裂症谱系障碍和其他精神病性障碍。

（2）双相Ⅱ型障碍：至少曾有一次轻躁狂发作和抑郁症发作；从无躁狂发作史；轻躁狂或抑郁都不可能归于分裂情感性障碍、精神分裂症、精神分裂样精神障碍、妄想性精神障碍，或其他特定或非特定的精神分裂症谱系障碍和其他精神病性障碍。

（3）环性心境障碍：在 ICD-10、DSM-Ⅳ中，环性心境障碍归类于持续性心境障碍，并未将其划分为双相相关障碍。而在 DSM-Ⅴ诊断标准中，明确"环性心境障碍"属于双相及相关障碍的一种。环性心境障碍是指心境持续不稳定，包括众多的轻度情绪低落和轻度情绪高涨时期。一般认为患者的心境的起伏与生活事件无关。这种心境不稳定通常开始于成年早期，呈慢性病程，但不代表患者没有稳定的正常心境，有时患者也可以存在一次心境稳定数月的情形。诊断要点是心境持续的不稳定，包括两种情绪轻度波动方向的众多周期，但没有任何一次在严重程度或持续时间等要素上符合双相或者单相抑郁的诊断标准，病程要求为在成年人中至少持续 2 年，在儿童、青少年患者中则会持续 1 年。如果出现了躁狂、抑郁或混合发作，则必须在整个病程开始的最初 2 个月内，否则诊断为双相障碍。

（4）物质 / 药物所致双相及相关障碍：是指患者在服用物质 / 药物或接受某种治疗出现符合躁狂发作、轻躁狂发作或抑郁发作诊断标准的临床表现，且这种反应超过了药物或治疗应有的生理反应。

（5）其他躯体疾病所致双相及相关障碍：是指某些躯体疾病导致的出现符合躁狂发作、轻躁狂发作或抑郁发作诊断标准的临床表现。从病史、体检、辅助检查等证据证实患者出现的上述症状是源于某种躯体疾病。常见的疾病如多发性硬化、脑卒中、脑外伤。

（6）其他特定的双相及相关障碍：DSM-Ⅴ对那些有抑郁障碍病史，且除不符合连续 4 天发作时间外，完全符合轻躁狂标准的个体情况；以及那些虽然连续 4 天或以上存在轻躁狂症状，但症状过少不足以满足双相及相关障碍类任一种疾病的诊断标准的个体情况，给予"其他特定的双相和相关障碍"的分类。

2. DSM-V有关躁狂/轻躁狂发作症状学标准的更新 为了提高诊断的准确性和便于临床背景上早期识别，躁狂和轻躁狂发作的标准在心境变化的基础上强调了身体活动和能量水平的变化。

3. DSM-V有关"混合发作"的更新 原有关于混合发作中同时满足躁狂和抑郁症标准的要求被取消了。取而代之的是，如果在躁狂或者轻躁狂发作的基础上呈现抑郁的特征或者在抑郁症障碍或双相障碍抑郁发作的基础上呈现躁狂或轻躁狂的特点，就加以"带有混合性特征"这个标注。

4. 新增"受焦虑困扰"的标注 指那些伴有焦虑症状的患者，在DSM-V中有特定的定义，而这些症状并不是诊断双相障碍的标准的一部分。

【对母儿的影响】

（一）对孕产妇的影响

1. 双相障碍女性在围产期（从妊娠至分娩后1年）的复发风险较高，多见症状迅速发作，尤其在产后期，可伴有精神病特征，未治疗患者在围产期复发率高达66%，尤其是在分娩后。如果快速停药，复发时间会明显缩短。

2. 双相障碍女性妊娠期间发生胎盘异常、产前出血、酒精依赖与滥用、吸烟和不良物质使用的概率较高。

3. 围产期双相障碍诊断不足，尤其是当患者表现为抑郁时。围产期发作可能伴有产前护理不佳、失眠、药物依赖与滥用、怀孕期间和之后与婴儿的关系不佳、无法照顾婴儿等。

（二）对胎儿或新生儿的影响

1. 许多证据提示双相障碍与母亲和胎儿不良事件相关，例如胎盘侵蚀/异常、先兆子痫、早产、宫内发育受限、低体重、胎儿受压、低Apgar评分、重大发育缺陷、死胎和神经发育异常等。此外，未治疗的双相障碍疾病本身也可能对发育中的胎儿产生不良后果。

2. 丙戊酸盐对胎儿的影响 已有研究证实丙戊酸盐对胎儿存在致畸的风险，丙戊酸盐很容易通过胎盘，孕期应用丙戊酸盐会使胎儿畸形或其他孕期并发症出现的风险增加5倍。明显先天畸形出现率达11%，一般包括脊柱裂（1%～2%）、骨骼异常、胎儿丙戊酸盐综合征（53%以上）、心血管异常、发育迟缓达71%以上。还有宫内生长迟缓、新生儿低血糖、新生儿凝血病、新生儿病毒性肝炎和/或高胆红素血症以及新生儿撤药症状。

3. 患者围产期复发可直接影响儿童的发育，并可能由于潜在的母婴分离而对儿童依恋关系的形成产生严重后果。

【管理和护理要点】

围产期双相障碍患者的管理及护理要点主要包括以下四个方面：药物治疗管理、非药物治疗、产后监测和对新生儿问题的关注。

（一）药物治疗

治疗双相障碍的药物会导致胎儿或新生儿具有较高的出生缺陷风险，处于生育期的妇女在服药期间应该采取有效的避孕措施。治疗双相障碍的药物会导致胎儿较高的出生缺陷，处于生育期的妇女在服药期间应该采取有效的避孕措施。需要提醒的是卡马西平、奥卡西平、托吡酯能加快口服避孕药的代谢，减弱避孕药物的疗效，因此，避孕妇女应尽可能不要采用口服避孕药的方法。妊娠、哺乳期双相障碍妇女治疗的指导原则包括：①与患者讨论孕期继续药物治疗和停止治疗的风险；②告知患者孕期和产后复发风险增高，建议增加精神科就诊次数；③尽快制订孕期、围产期和产后的书面计划；④需要告知产科医师、助产士、内科医师相关计划，将服用的药物进行记录；⑤如果患者正在服用抗精神病药物且病情稳定，但停药将很可能复发，则建议继续服用抗精神病药物，并监测体重和血糖；⑥尽量避免选用可能有致畸风险的药物，如丙戊酸、卡马西平、锂盐、拉莫三嗪、帕罗西汀等，需要避免长时间服用苯二氮䓬类药物。

1. 妊娠期药物使用问题 由于缺少妊娠期药物的安全性评估证据，应该与患者及家属充分讨论妊娠期持续服药或停药的利弊问题。可以有三种选择：①在整个妊娠期停药；②在打算怀孕前停止服药；③在妊娠后的前 3 个月停药。妊娠期是否服药的问题，不仅需要考虑服药对胎儿的影响，同时也要考虑突然停药可能导致的复发对孕妇与胎儿的影响。

（1）药物使用：尽管没有直接的证据表明精神障碍恶化对胎儿发育有影响，但产前应激、抑郁、焦虑与新生儿的各种发育异常有关。此外，孕妇在躁狂状态下，饮酒、吸烟，甚至吸毒的危险性增加，同样对胎儿影响较大。另外，停药或不遵医嘱服药同样影响孕妇及胎儿或新生儿的健康。在一项针对双相障碍孕妇的前瞻性随访研究中发现，孕妇至少复发一次双相障碍的危险性为71%。停用锂盐/丙戊酸盐治疗的患者的复发率是不停的 2 倍，而且停药后很快复发。与缓慢停药相比，突然停药复发时间缩短 11 倍。多数的复发为抑郁与混合发作，47% 发生在妊娠的前 3 个月。

在妊娠期间的前 3 个月使用锂盐、丙戊酸盐或卡马西平胎儿或新生儿会有较高出生缺陷风险。回顾性数据表明，孕妇服用锂盐使胎儿或新生儿先天性心脏病增加 400 倍，特别是埃布斯坦综合征（Ebstein 畸形），随后对现有数

据的荟萃分析统计出心脏畸形的风险比为 1.2～7.7，整体先天性畸形的风险
比为 1.5～3.0，心血管缺陷危险率为 1‰～2‰，是正常人群的 10～20 倍。妊
娠期的前 3 个月持续使用卡马西平胎儿的神经管缺陷率为 1%，丙戊酸盐为
3%～5%。卡马西平与丙戊酸盐使用还与胎儿或新生儿头面部畸形、肢体畸
形、心脏缺陷有关。对于加巴喷丁或其他抗惊厥药物的致畸作用，尚无明确
的资料。

还没有发现三环类抗抑郁药物有致畸作用，但如果在预产期使用可能会
致新生儿撤药反应。5-羟色胺选择性重摄取抑制剂可能相对安全，特别是氟
西汀与西酞普兰，但也有长期使用 5-羟色胺选择性重摄取抑制剂出现新生儿
撤药综合征、新生儿持续性肺动脉高压的报告。米氮平、曲唑酮、文拉法辛相
关资料不多，尚未发现这些药物有明显的致畸作用。尽管如此，仍需要注意
这些药物的安全性，同时也要注意转躁风险。

高效价的抗精神病药物由于其较少的抗胆碱作用、抗组胺作用、低血压
作用，在妊娠期使用相对安全。尚无明确证据说明氟哌啶醇、奋乃静、三氟拉
嗪的致畸作用。但在出生前使用可能会使新生儿出现较短时间的锥体外系反
应。为避免此效应，不推荐使用长效抗精神病药物。对于新一代的抗精神病
药物，如奥氮平、氯氮平、喹硫平、利培酮、齐拉西酮等，致畸作用与对新生儿
的影响目前相关研究仍缺乏。苯二氮䓬类药物的致畸风险也尚不明确，早期
的研究发现，妊娠期前 3 个月使用地西泮可致畸，包括面裂。一项荟萃分析显
示，在随访研究的亚组分析中暂未发现畸形与使用苯二氮䓬类药物有关，但
病例对照研究分析中却发现了苯二氮䓬类药物有致畸风险。

（2）产前监测：如果患者在妊娠期坚持使用锂盐、丙戊酸盐、卡马西平，应
该在妊娠期前 20 周监测孕妇的甲胎蛋白以筛查神经管缺陷。如果发现甲胎
蛋白异常，应该进行羊膜腔穿刺术和 B 超，进一步发现畸形。对于心脏畸形
监测，可以在孕 16～18 周做 B 超检查。因孕期肝肾代谢、体液改变，应该监
测血药浓度，以调整药物剂量。在分娩前没有必要停用锂盐，主要是因为分
娩后最易出现情绪波动、病情复发。

（3）产后问题：来自丹麦的一项基于普通人群的随访研究发现，如果一
级亲属中存在双相障碍的产妇，发生产后精神障碍的危险性是普通人群的 24
倍，产后复发风险高达 50%。建议在产后预防性使用锂盐或者丙戊酸盐以控
制产后双相障碍复发。产后轻躁狂约发生在 10%～20% 的产妇中，常常会被
认为是正常的兴奋而被忽略。因此，使用三环类药物应该特别注意，以免诱
发转相或者快速循环。

2. 哺乳期药物使用问题 所有的药物都能不同程度地分泌到乳汁中。

在哺乳期是否继续服药同样需要权衡利弊得失。锂盐在乳汁的浓度为血药浓度的40%，故而不推荐哺乳期使用。如果患者在服用拉莫三嗪期间进行哺乳，其婴儿血药浓度可达到母亲浓度的20%，因而也不推荐使用。卡马西平、丙戊酸相关的研究数据不多，一般认为相对安全。几乎没有报告其他精神药物（包括抗精神病药物、抗抑郁药物和苯二氮䓬类药物）对接受哺乳的婴儿的影响（表3-5-1）。但是，这些药物在乳汁中存在，可能会影响婴儿的中枢神经系统功能。

表3-5-1　精神药物对哺乳的影响（安全性评估）

常用药物	安全度
丙戊酸盐、卡马西平、奥氮平	L2
利培酮、阿立哌唑、氯氮平	L3
锂盐、喹硫平、齐拉西酮	L4

注：药物哺乳安全性（L分级）对哺乳的影响分为：L1＝最安全；L2＝安全；L3＝比较安全；L4＝可能有害；L5＝禁用。

（二）非药物治疗

1. 心理干预　针对双相障碍妊娠期女性的心理干预主要包括心理教育和心理治疗，是妊娠期双相障碍女性治疗中的一个有用的辅助手段。心理教育有助于提高双相情感障碍妊娠期女性对疾病的理解，以灌输希望和掌握病情，同时增加治疗依从性，包括前期对疾病、前驱症状和诱因的理解，制订具体的策略来应对症状、前驱症状和药物副作用，解决压力情况、识别诱因，提高药物依从性等。对双相障碍的研究表明提供心理教育项目可以延缓复发时间，减少复发次数，改善功能结局，缩短复发后住院的时间和缩短抑郁发作的时间。通常包括个体或团体结构化会议，或者借助电话、智能手机或网络平台远程管理技术开展，可以作为一个独立的治疗方法来实施，也可以与其他循证干预的策略相结合。大部分妊娠期双相障碍稳定期的女性考虑到药物治疗对发育中的胎儿及患者自身有潜在的不良影响，心理治疗逐渐成为一个更易被接受的选择。心理治疗的具体干预措施通常以心理学原理为依据，相关指南建议使用认知行为疗法和／或人际关系治疗的技术，如认知结构调整、愉快事件安排、角色扮演、指导放松和家庭作业练习。针对双相障碍抑郁发作患者的有效心理治疗包括认知行为疗法、以家庭为中心的治疗、人际和社会节律治疗、基于正念的认知疗法和辩证行为治疗，能够有效改善双相障碍妊娠期女性药物依从性、识别早期预警信号、增加自我管理技能和家庭沟通等方面。对患有双相障碍的妊娠期女性进行心理干预可降低复发的风险，特别是在改变或停止药物治疗时更应该重视。

2. 无抽搐性电休克治疗　无抽搐性电休克治疗是双相障碍妊娠期女性可以快速控制症状的一种治疗选择，但它是一项需要药物干预的神经调节治疗。双相障碍妊娠期女性危害自身生命安全风险较高时，冲动、激越难以控制时，或者是在严重脱水和营养不良的情况下，以及当患者拒绝服药或对药物反应无效时，应考虑无抽搐性电休克治疗。

3. 光疗　光疗 30 年前就被提出用于治疗季节性情感障碍，后来越来越多的科学研究报道它在单相情感障碍和双相障碍中有抗抑郁治疗作用，不管有无季节性模式。症状减轻的机制尚不清楚。光疗可以作为治疗双相障碍抑郁症状的有效增强策略，它还没有被报道与任何生殖风险相关，是妊娠期间一种可以接受的非药物疗法。

4. 重复经颅磁刺激　重复经颅磁刺激作为一种神经调节技术，利用磁场刺激大脑皮质区域，影响突触传递，改变神经元的活动和连通性，在治疗围产期抑郁症展现出显著的疗效。中华医学会心身医学分会围产期精神障碍协作组发布的《围产期精神障碍筛查与诊治专家共识》中也将重复经颅磁刺激作为治疗围产期精神障碍的方法纳入其中，其临床疗效与药物相当，并表示其可以避免对于胎儿的药理作用，侵入性明显低于其他可用的神经刺激方法。

5. 产后监测　许多研究强调了双相障碍妇女的产后期密切监测的必要性。患有双相障碍的妇女及其初级保健提供者、助产士和精神科医生应该接受关于分娩后复发高风险的教育。开始使用抗抑郁药治疗女性应该在最初的几天到几周内监测是否有易激惹、烦躁或危害自身生命安全倾向的增加，这可能提示双相障碍。此外，患有双相障碍的妇女，特别是已停药或调整药物治疗方案的妇女，应该在孕期密切监测病情恶化情况。护理计划应包括药物治疗、睡眠维持、减轻压力和寻求家属支持。报告建议产科医生使用爱丁堡产后抑郁量表和心境障碍问卷对患有双相障碍或心境障碍问卷筛查呈阳性但无法获得精神治疗的产后妇女进行症状监测。

6. 关注新生儿的问题　孕期服用精神药物的新生儿，需要在产后最初的几周内密切观察，包括药物的作用、药物毒性和撤药反应。如孕期服用 5- 羟色胺选择性重摄取抑制剂类药物的新生儿，曾有报道出现易激惹、哭闹、震颤、不安、肌张力增高、喂养困难、睡眠困难、抽搐等。但这些症状一般较轻，能自行缓解。

综上，女性双相障碍怀孕和产后的管理是一个挑战。考虑到意外怀孕概率高，当一个育龄妇女首次进行精神治疗即可开始计划。产后是新发精神疾病风险增加的时期，产后精神病可能是双相障碍的首发时机。筛查双相障将减少患者被误诊为单相抑郁症和接受抗抑郁药物单药治疗的情况。建议根据临床考虑，在治疗过程中尽可能提前就怀孕和哺乳进行知情同意讨论。停药或减药可使病情稳定的患者转变为不稳定。怀孕期间药物代谢的变化也会通过降低有效药物水平而导致病情不稳定。为了预防或降低复发的风险，孕妇在整个怀孕期间和产后一年内必须仔细评估和密切监测。丙戊酸应仅在其他治疗方案无效或停用风险过高的情况下使用，且应记录其使用理由。充分控制情绪障碍是至关重要的，治疗的选择要为母亲和孩子提供最大的利益，同时最大限度地减少潜在的风险。

（林小玲）

第六节 · 产后精神病

【概述】

（一）定义

产后精神病（postpartum psychosis，PPP）指发生于分娩后的各种精神障碍，是一种精神科急症，表现为急性的错觉、幻觉、怪异行为、困惑或思维混乱，伴有躁狂和 / 或抑郁，由于其病程变化迅速，发作时存在危害自身或婴儿生命安全的危险，通常需要住院治疗。PPP 的症状通常在产后数天至数周内出现，但尤以产后 3～10 天最为常见。PPP 全面发作前，轻度的前驱期症状包括失眠、心境波动及易激惹；然而，这些症状很容易被误以为是分娩后的正常现象。随着症状的进展，患者可能起病急骤，并出现类似于谵妄的表现，包括认知症状（如定向力受损及意识模糊）的波动性变化等，行为紊乱及快速的心境波动。由于其发病快且自杀或杀婴的风险高，因此，产后精神病应被视为需要立即就医的医疗紧急情况。本病短期治愈率较高，部分病例再次分娩时可有复发，少数病例长期遗留精神症状。与女性一生中的任何其他时期相比，产后 4 周内首次发作情感性精神病的风险高 23 倍。产后精神病通常包含两个病程：孤立性产后精神病，即仅在胎儿娩出后易患情感性精神病和产后精神病，表现为非围产期发作的双相障碍。目前，学界虽然对将产后精神病作为一个独立的诊断还是双相障碍的一种临床表现仍存在争议，但治疗应遵循于急性躁狂性精神病的治疗，包括住院、可能使用情绪稳定剂、抗精神病药物和无抽搐性电休克治疗等。

（二）流行病学特点

一般来说在普通人群中，每 1 000 例分娩中会发生 1～2 例产后精神病。

研究显示产后精神病的患病率在（0.89～2.6）/1 000，高危人群的患病率可能更高，如有严重情感障碍史的女性患病率可达 15%。我国每年约有 1 600 万新生儿，在同一时间段内就可能有多达 32 000 例产后精神病病例。在普通人群中，每 1 000 例分娩妇女中就有 2 例此类病例。产后精神病是情感障碍风险的一个关键标志，是全球疾病负担的重要因素，但目前识别率较低，需要进一步关注产后精神病的监测与早期干预。

【病因及风险因素】

（一）病因

相较于其他精神障碍，PPP 病因也尚不明确，妊娠和分娩可作为特殊事件而诱发产后的精神障碍。产后精神病的发病机制复杂，目前尚不明确，除了围产期心理健康共性的高危因素外（详见本书"第四章第二节"部分内容），产后精神病性障碍的特殊高危因素如下：

1. 双相障碍个人史 研究表明，PPD 最强的单一风险因素是具有双相障碍病史。双相障碍女性患 PPP 的概率会增加，20%～30% 的已知双相障碍的女性患者经历过 PPP，并且在再次怀孕时更容易复发。

2. 睡眠障碍 分娩及分娩导致的睡眠障碍问题是产后精神病的重要危险因素，其中产妇的睡眠中断可能会引发昼夜节律紊乱，易引发躁狂或混合状态的出现。目前专门针对睡眠剥夺和产后精神病发作的研究仍缺乏，该结果也尚未得到一致的认可。

3. 免疫系统功能失调 产后免疫系统的激活可能是躁狂、精神病等急性发作的影响因素。PPP 患者中存在不同领域的免疫功能紊乱，且出现免疫功能紊乱的风险也会增加（风险增加概率达 19%）。研究显示，通过流式细胞术检测免疫细胞类型，发现 PPP 患者的 T 细胞和自然杀伤细胞的数量和类型发生了显著变化，这也是 PPP 生物学研究中最活跃的领域之一。与没有任何精神症状的产后妇女相比，患有产后精神病的妇女已被证实存在单核细胞和 T 细胞功能异常以及色氨酸分解。例如体现在健康女性中，产后 T 细胞水平与非产后相比显著升高；然而 PPP 患者未能表现出正常的产后 T 细胞升高。此外，与产后和非产后对照受试者相比，这些患者的单核细胞水平显著升高，几个免疫相关单核细胞基因显著上调，单核细胞中糖皮质激素受体基因表达率降低，这些都与其免疫激活密切相关。

4. 其他因素 初产也是该病的一个重要预测因素，并且在已被研究的所有产科因素中，只有初产被证实与产后精神病的发病有可靠的关联。此外，产褥期压力水平也是该病不可忽视的风险因素。

(二) 发病机制

产后精神病发病机制尚不清晰,其发病机制与特定的生理变化(如激素、免疫、昼夜节律)有关,不同病因导致的产后精神病其机制不同。这些因素是否是导致精神病的途径,或者产后精神病是否是一种具有多种病因的异质性疾病,都是不断发展的研究问题,仍要进一步探究。但就目前发病原因而言可能的发病机制如下:

1. 遗传因素 PPP 疾病的分子病理生理学目前尚不清楚,也没有适合该疾病的动物模型。已知母体缺乏类固醇硫酸酯酶已被认为是一种潜在的风险机制。较少的动物实验提示急性产后类固醇硫酸酯酶缺乏会导致小鼠母亲行为异常,并且大脑通路会受到干扰,可能通过 CCN 蛋白、跨膜蛋白以及细胞内分子从细胞外基质向细胞质发出信号。类固醇硫酸酯酶抑制影响产后行为的分子途径也提示了 *STS*(Xp22.3)、*NOV/CCN3*、*WISP1/CCN4*、*ADCY8*(8q24)和 *ARHGDIG*(16p13)基因可能与 PPP 风险相关。

2. 激素水平异常 母体在产后会经历极端的生理变化,尤其是胎盘排出后循环中的雌激素大量下降,这种内分泌紊乱的异常敏感性可能会导致一些女性易患 PPP,补充雌激素可能对一些患者有益这一事实可证明这一观点。异常的 5- 羟色胺能和 / 或多巴胺能功能可能在其发病机制中起作用,且雌激素水平和 5- 羟色胺能功能之间存在着联系。

3. 神经生物学机制 有研究通过使用静息态功能磁共振成像的方法采集分数低频振幅数据比较 PPP 患者的脑功能变化特征,发现 PPP 患者的大脑海马旁回和扣带回明显高于正常人。海马旁回与认知和情绪有着重要的关系,其结构的损伤可以引起情感和认知行为的异常,从神经影像学显示 PPP 患者海马旁回的脑功能活动增强,推测其与患者情绪处理、加工功能力受损有关,当海马旁回不能正确地传递信息时,患者会过度关注负性信息,导致病症持续发展;扣带回通常被认为与空间定位、情感信息的情感记忆处理相关,在社会认知和自我反省方面有重要作用,扣带回分数低频振幅数据值升高说明 PPP 患者对他人的关注及责任功能改变,对负性情景的回忆增强,随着负性事件对心理影响的增加,将破坏母亲在社会生活中对自己和婴儿关系的认知,使其不能充分胜任母亲这一身份。大脑边缘系统作为行为、情绪和记忆的中心,控制对注意力和压力的反应,PPP 患者大脑边缘系统的异常活跃可能是诱发产后精神病的基础。

为了明确潜在 PPP 风险的分子、细胞、神经和心理机制,有必要采用一种融合的实验方法,包括大规模遗传(关联、拷贝数变异和测序)、基因表达和神经影像遗传学研究,将行为表型与免疫、神经化学和神经内分泌功能障碍的生物标志物相关联的临床研究，以及动物（猪和小鼠）和细胞（如诱导多能干细胞）模型的研究。重要的是无假设的方法，如基因组和动物 / 细胞模型方法，可以识别不明显的风险途径，在更集中的临床分析中跟进。

【临床表现】

产后精神病的临床表现往往变化迅速，症状强度变化广泛，情绪严重波动。产后精神病的一个临床特征是在分娩的第 1 个月内迅速发作。

产后精神病的早期或前驱症状包括失眠、情绪波动和易怒，出现躁狂、抑郁或混合状态。尽管快速的情绪波动是该疾病的一个标志，但患有产后精神病的女性通常会出现双相障碍患者的非典型症状。例如，情绪不稳定、妄想，且内容通常与分娩主题有关。经常出现关于新生儿的无组织、异常行为和强迫性想法。产后精神病常会有谵妄，如认知症状包括迷失方向、困惑、去人格化和人格解体。其他症状发生率相对较低，如思想被插入、思维被广播、被动体验、给出连续评论的幻觉声音或社交退缩。

【诊断与评估】

目前，产后精神病还没有明确的诊断标准，《精神障碍诊断与统计手册（第5版）》（DSM-Ⅴ）并不承认产后精神病是一种独特的疾病。但其症状的出现与分娩的独特时间关系可以考虑作为区分 PPP 独特的诊断标准。若产后 12 周内出现抑郁、躁狂和精神病的症状也可以明确诊断。即 PPP 的诊断可以结合症状出现的时间以及 DSM-Ⅴ规定的相关精神疾病症状的表现来确定。症状表现可参考：躁狂或混合发作（有或没有精神病特征）；有精神病特征的抑郁发作；非情感性精神病发作（发生率为 10%）。

（一）病情评估内容

1. 症状评估　询问患者及家属精神病相关症状，如偏执的想法，别人可能会认为不寻常的想法，或强烈的内疚感。抑郁的精神病症状通常包括危害自身和婴儿生命安全的想法，这类患者需要做动态评估，以确保母亲和婴儿的安全。评估患者产后是否出现以下症状：①躁狂 / 混合发作，有或没有精神病特征；②具有精神病特征的抑郁症；③无情绪症状的精神病。

2. 病史评估　询问患者是否有精神疾病病史，因为许多女性都可能会有未被识别的过去发作的精神疾病。她们可能会在非围产期发作，需要总是询问关于危害自身和婴儿生命安全的想法。

3. 风险因素评估　如是否有相关疾病家族史；患者体内激素水平是否正常；评估患者有无产后感染，免疫功能是否出现紊乱等。

（二）病情评估工具

目前，PPP 还没有标准化的筛选工具。由于这种疾病的患病率较低，所以还没有一套完全标准的实验室测试流程。结合该病病因及现有研究，可参考以下筛查问题和实验室工具进行全面评估：①全面体检；②神经学检查；③综合代谢小组；④全血计数；⑤尿液分析；⑥尿液毒理学筛查；⑦促甲状腺激素、游离甲状腺素和甲状腺过氧化物酶抗体；⑧氨含量：血清氨浓度将确定尿素循环障碍的存在。阳性检测后可进行血浆氨基酸分析和进一步研究；⑨如果出现神经症状，需要进行脑功能成像和边缘叶脑炎检测，其中典型的临床、神经影像学表现以及相应血清或脑脊液病毒抗体的检测结果可进行边缘叶脑炎的诊断，患者相关神经系统症状是借助 MRI 评估是否存在其他脑部病理学的重要指征。

【对母儿的影响】

（一）对孕产妇的影响

1. 影响预后 产后精神病的出现会影响母亲产后的恢复，且产后精神病急性发作持续时间较长的患者比发作时间较短的患者预后更差。此外，在产后早期情感性精神病发作后，患者有 50%～80% 的概率发展为另一次严重的精神病发作。

2. 母乳喂养受限 此类患者母乳喂养与否必须要综合考虑母亲的心理健康、精神药物对母乳和婴儿的影响。母乳喂养的好处必须与母亲持续患精神疾病的风险相权衡，而配方奶粉喂养是一种可行且经常被推荐的替代方法。无法正常哺乳可能会影响母亲角色，以及其他生理不适。

（二）对胎儿或新生儿的影响

母乳暴露于药物治疗，不排除婴儿存在潜在的药物暴露风险。另外，因药物治疗无法进行母乳喂养时配方奶粉喂养是一种可行且经常被推荐的替代方法，但是仍然无法替代母乳，且无法通过母乳喂养建立亲密关系。

【管理和护理要点】

产后精神病是一种需要立即进行精神评估的精神病急症。很难预测哪些女性将经历产后精神病。但能将某某种亚型女性群体鉴别出来（例如伴有情绪障碍史的女性），这些女性更容易在产后情感疾病中受到侵犯和伤害。现有研究已探索预防性干预这些有风险女性的方法。

其中母婴联合住院单位是首选的治疗机构，可以提高护理满意度和缩短康复时间。另外，针对母婴精神病的服务，通常是在标准的心理健康治疗环境中为产后妇女提供护理，患者家属或重要他人的参与是护理的重要组成部分。

（一）早期筛查及预防

1. 倡导从怀孕开始进行早期识别和筛查，以识别有风险的女性，这是至关重要的。

2. 产后第一年的管理应侧重于完全康复（即症状完全缓解以及社会和职业功能）。

3. 提倡一种阶梯式护理方法，即干预的强度与临床症状的严重性和敏锐性相匹配。

4. 密切监测高危妇女的症状发展。

5. 制订个性化的产后复发预防计划，包括：①实施渐进式干预策略，从复发前驱症状的最早迹象开始；②与儿科工作人员协调，以监测子宫内药物暴露的婴儿；③偏好喂养（母乳喂养或奶瓶喂养）；④帮助女性获得充足睡眠并保持稳定昼夜节律的策略（除了提供夜间喂养、睡眠药物外），还有压力家庭管理规划；⑤为产后精神病单独发作的女性提供母婴依恋和家庭参与支持。

研究表明对于有双相障碍史的女性，产前（在 36 周妊娠时）或产后 48 小时内开始给予锂盐治疗有助益作用。预防性锂盐治疗可显著降低复发率，并减少产后疾病的严重程度和持续时间。对于曾经患有产后抑郁症史的女性，研究发现产后预防性使用抗抑郁剂也会有效。

（二）治疗

治疗的目标不仅是减少精神症状，而且是支持自尊、增强母亲的信心、提升社会和家庭功能，以及促进和改善婴儿健康和情绪发展。产后精神病的治疗取决于精神病史，对于患有非围产期发作的已知严重精神疾病的女性，回顾过去治疗的性质和有效性，并重新开始以前的有效治疗非常重要。

1. 药物治疗 可根据临床症状，选用抗精神病药物、抗抑郁药物或抗焦虑药物。锂盐单一疗法是产后精神病首选的初始干预措施。建议对患有慢性双相障碍的女性和产后有精神病史的女性采用不同的治疗方法。在患有双相障碍的女性中，孕期预防增加了在孕期保持情绪稳定和防止产后复发的可能性。相比之下，产后有精神疾病史的妇女在出生后立即进行预防性治疗是合适的。急性产后精神病的治疗建议：苯二氮䓬类药物（劳拉西泮 0.5～1.5mg，每天 3 次）；抗精神病药物（首选高效能药物，氟哌啶醇 2～6mg 或奥氮平 10～15mg）；锂盐（达到血清水平 0.8～1.2mmol/L）；症状缓解后使用苯二氮䓬类药物和抗精神病药物；持续单次锂盐治疗 9 个月（如果出现严重副作用，症状缓解后可降低至血清水平 0.6～0.8mmol/L）；对于未来再次怀孕者：应在怀孕期间或产后立即开始预防性锂盐单一疗法。经过治疗后，大多数女性产后精神病的初始发作后恢复良好。然而，在继续生育的患者中，超过 50% 的人有再次发生围产期情绪发作的风险。

2. 电休克治疗　电休克治疗疗效尚存争议,但有部分学者认为电休克治疗对产后抑郁症有良好而持久的效果,疗效可达85%,而药物治疗疗效只有40%。同时电休克疗法与药物相比,具有无副作用、依赖性小,疗效显著的特点。有精神病特征的抑郁症患者可以考虑该疗法。

3. 心理社会治疗　心理社会治疗,包括同伴支持、指导性自助和由受过培训的专业人员(如公共卫生护士)提供的支持性咨询(在家中或支持小组),可以改善症状。

4. 其他疗法　可针对患者病因的不同选择不同的治疗方法,如控制感染和支持治疗、激素治疗等。

(林小玲)

第七节 • 创伤后应激障碍

【概述】

(一)定义

创伤后应激障碍(post-traumatic stress disorder,PTSD)是指个体经历、目睹或遭遇到一个或多个涉及自身或他人的实际死亡,或受到死亡的威胁,或严重地受伤,或躯体完整性受到威胁后,所出现的持续时间为1个月以上的精神障碍。主要特征为创伤性事件的再体验、回避症状和警觉性增高。围产期创伤后应激障碍是指患者在从怀孕到产后6个月(围产期)期间,在经历一个或多个涉及自身或他人实际死亡或受到死亡威胁时,所导致的持续存在或延迟出现的精神障碍。症状包括重新体验事件(入侵症状)、持续回避与事件相关的刺激(回避症状)、消极的情绪改变,以及增加的觉醒和反应性。症状持续超过1个月,最终导致特定的负面孕产妇症状和不良的母婴结局。按照引起PTSD事件发生时间进行分类,可将围产期创伤后应激障碍分为产前PTSD、分娩PTSD和产后PTSD。

我国首次引入PTSD这一概念是在1993年,学者将其解释并归类为"过度心理紧张有关疾病"。这是PTSD这一概念首次出现于我国职业卫生领域,国内关于PTSD的相关研究主要集中在地震等灾难性事件,在我国自然灾难如地震或洪水是PTSD最常见的原因。目前,学界关于围产期PTSD的相关研究多聚焦于产后PTSD,指由于童年期受虐待经历、孕产期并发症、创伤性的分娩经历以及危重症婴幼儿的分娩等因素引起的应激性精神障碍。

（二）流行病学特点

PTSD 是一种在全球广泛流行的精神疾病，在普通人群中的患病率为 7%～12%。流行病学研究表明，60% 的男性和 50% 的女性在其一生中至少经历过一次符合 PTSD 条件的创伤事件。不同国家 PTSD 患病率报告存在较大差异。中国普通人群 PTSD 患病率为 0.3%，约 3% 的孕期妇女患有 PTSD，约 4% 的产后妇女患有 PTSD。怀孕或分娩期间出现严重并发症的女性，早产后的 PTSD 患病率为 15%～18%。PTSD 患病率也会因创伤事件的不同而存在差异，人工流产术后女性中 PTSD 患病率为 15.7%，其中有 PTSD 症状的为 23.5%；剖宫产产妇产后 PTSD 患病率为 12.9%；其中，急诊剖宫产产妇产后 PTSD 患病率为 10.3%；择期剖宫产产妇产后 PTSD 患病率为 7.1%。在不同时间下 PTSD 的患病率不同，社区样本中产前 PTSD 的平均患病率为 3.3%，其中分娩时 PTSD 的平均患病率为 4.0%，产后 6 周 PTSD 的患病率为 5.9%。高危人群中的女性患 PTSD 的风险更高，平均患病率为 18.95%，在怀孕期间为 18%，产后约为 5%。

【病因及风险因素】

PTSD 与精神创伤关系最为密切，没有经历强烈的创伤性生活事件，不管个体多么易感，都不容易发生 PTSD。但 PTSD 的发生又具备个体差异，据调查平均只有 8% 的经历精神创伤的个体会发展为 PTSD，因此，如何识别 PTSD 发病的危险因素和了解发病机制，对开展有针对性的预防是非常重要的。

（一）风险因素

根据目前的研究报道，除了围产期心理健康共性的高危因素外（详见本书"第四章第二节"部分内容），围产期 PTSD 发生的特殊高危因素包括：

1. 分娩相关因素 包括分娩疼痛、初次分娩、害怕分娩、剖宫产（择期剖宫产和急诊剖宫产）、妊娠终止、妊娠合并症（如子宫破裂、大出血、子宫切除等直接威胁产妇和 / 或胎儿生命的事件）等。分娩疼痛是独特而复杂的，不同于寻常疾病、创伤或手术的疼痛，对分娩疼痛的即时感知往往容易被初为人母和新生儿降生的积极性所掩盖，但随着时间的推移，更多的产妇将自己的分娩经历评估为具有创伤性。

择期剖宫产属于创伤性手术，虽然在无法阴道分娩的情况下可挽救产妇及新生儿的生命，但与阴道分娩相比，剖宫产可导致出血量增加、易损伤子宫邻近脏器、易发生感染、术后盆腔粘连，且腹部巨大伤口在术后可引起剧烈疼痛，这将增加产妇的不适感，这些负面影响均会对产妇造成生理甚至心理上的创伤。另外，择期剖宫产会影响产妇再次妊娠的结局。择期剖宫产将会增加产妇再次妊娠时发生子宫破裂、胎盘前置、异位妊娠等疾病的风险,甚至导致新生儿死亡率增加;此外,择期剖宫产会增加新生儿罹患疾病的风险。

虽然急诊剖宫产在紧急情况下可以挽救产妇及新生儿的生命,但其作为一种突发的创伤事件既给产妇带来生理上的不适感甚至痛苦感,又会导致产妇产生紧张、焦虑、失落甚至恐惧等负面心理情绪。产妇分娩时所得到的支持程度与其分娩体验有密切关系。在实施急诊剖宫产的过程中,医务人员主要专注于抢救产妇及新生儿的生命,对产妇心理方面的支持程度较低,产妇在紧急复杂情况下更容易产生无助感及对分娩的失控感,继而导致产妇的分娩体验更加负面化。急诊剖宫产通常伴随较高的风险。急诊剖宫产通常在紧急情况下进行,与阴道分娩和择期剖宫产相比,其极大增加了产妇和新生儿的健康风险。

2. 新生儿不良结局 胎儿或新生儿健康一直是父母长期以来关注的重点,胎儿或新生儿的健康情况出现异常是对于孕产妇来说的一种强烈的心理应激。新生儿不良结局包括早产儿、低出生体重儿、危重症患儿等。

3. 妊娠压力 孕妇在妊娠期间感知到最强烈的压力仍来自高危妊娠对自身及胎儿健康带来的威胁,压力感越强烈,越可能出现明显的应激症状。

4. 分娩恐惧 严重的分娩恐惧可导致难产、产程延长、紧急剖宫产和选择性剖宫产的增加,并由此引起泌乳启动延迟。

(二)生物心理学机制

1. 基于进化生物学和生态学的创伤后应激障碍理论 该理论认为人类有两个动作系统。第一个是危险的行动系统,即战斗或逃跑的机制。这种行动系统的作用是在危险被识别出来时保护个人。第二种是日常生活的行动系统,包括玩耍、工作、探索、性活动、照顾、进食、睡觉、生长和伤口愈合。这种行动系统的作用是保护该物种。早期接触危险的人要适应生活在危险的环境中,自动部署危险行动系统。在适应危险环境中,战斗或逃跑反应可能成为习惯性或默认反应,交感神经系统的下丘脑-垂体-肾上腺轴的功能和副交感神经系统的催产素功能占主导地位,创伤提醒会激活杏仁核,刺激或触发人的恐惧反应,通过更快的呼吸和心率、血压升高以及血液从内脏转向骨骼肌来激活战斗或逃跑反应。对即将出生和为人父母的焦虑可能会触发战斗或逃跑的准备就绪,并改变下丘脑-垂体-肾上腺轴和儿茶酚胺水平的功能。

2. 恐惧反应消失失败的理论 创伤后应激障碍患者,对创伤特异性触发器的反应调节不足,从而导致即使创伤后应激障碍的患者是在一个安全的环境中,也会通过相关刺激,被提醒并重新体验到创伤,恐惧和下丘脑-垂体-

肾上腺轴的激活持续发生,诱发出恐惧反应。该理论为创伤后应激障碍的一些循证治疗提供了理论基础。

3. 背叛创伤理论　当一个人的信任被他赖以生存的人或体系破坏时,就会发生背叛创伤。当背叛发生时,反应可能包括愤怒、失去信任和增加过度警惕、结束关系、情绪麻木、分离、持久和 / 或回避。背叛创伤有多种不同的形式,这可能取决于受创伤时的年龄及创伤本身。研究提示童年虐待是孕前创伤暴露,是怀孕期间患创伤后应激障碍的风险之一。通常认为童年时期的虐待是一种人际关系或关系上的创伤。

4. 生物 - 心理 - 社会 - 精神自我的失调　面对正常的压力源,身体会做出反应,然后恢复,通过稳态恢复到正常的生理状态。然而,如果机体面对创伤或严重的慢性压力源,会发生一个非适应过程,修改设定值,使人适应更苛刻的环境。

5. 健康和疾病的发育起源的理论　胎儿会适应子宫内环境,该环境受到母亲生理反应的影响,而生理反应反过来又是妇女的环境和怀孕期间暴露的结果。妊娠期间的高压力触发一些胎盘保护机制,如胎盘合体滋养细胞分泌胎盘 11-β- 羟基类固醇脱氢酶 2 型,该酶通过氧化皮质醇,使皮质醇失活,从而起到胎盘屏障的作用,防止胎儿受过量皮质醇的危害。然而,成本很高,因为这些适应可能会导致患者出现慢性疼痛、高患病率高死亡率。

6. 童年创伤　研究表明,童年创伤事件会影响大脑中与应激反应涉及多个脑区、神经递质系统和回路的损害和功能异常,如杏仁核和海马体。这些功能在成年幸存者中可能导致永久性的和不适应的创伤。

(1)应激响应系统:创伤事件会导致儿童的应激响应系统遭受损害。正常情况下,当儿童遇到威胁性或紧急情况时,大脑的杏仁核会被激活并释放应激激素如肾上腺素和皮质醇,导致恐惧和应激反应。然而,童年创伤使得杏仁核过度敏感,导致在正常非威胁性情境下的过度应激反应。这种过度应激反应可能成为围产期 PTSD 的风险因素。

(2)皮层 - 下丘脑 - 杏仁核回路:在正常情况下,下丘脑和杏仁核与皮质区域(尤其是前额叶皮质和扣带回)相互作用,以调节情绪和应激反应。然而,童年创伤可能导致这些回路的异常发展和功能失调,使得儿童更容易表现出过度应激反应和情绪调节困难。

(3)神经递质系统:童年创伤可能导致神经递质系统的异常。例如,多巴胺和谷氨酸系统的异常活动可能导致儿童容易出现剧烈的情绪波动和情绪不稳定。与围产期 PTSD 相关的神经递质系统的异常也可能与大脑处理创伤记忆和情感调节的能力有关。

（4）海马体和前额叶皮质：海马体是与记忆和情感调节密切相关的大脑结构，而前额叶皮质则参与情绪和决策的调节。童年创伤可能导致海马体减小和前额叶皮质功能异常，从而对情绪调节和记忆产生长期的负面影响。

【临床表现】

（一）再体验症状

产妇容易反复出现不由自主的回忆、情景再现甚至肢体感觉；出现与妊娠分娩事件相关的反复的、非自愿的和侵入的痛苦记忆，常常做与分娩有关的噩梦，或出现闪回症状，仿佛重新体验到当时的痛苦情境或肢体感觉。

（二）回避与麻木症状

由于分娩带来的压力，长期或持续性极力回避与妊娠分娩经历有关的事件、情境或外部提示如逃避医疗复诊、避免接触医务人员或婴儿，对自己、他人和世界有持续的负性情绪，感到与外界疏远、隔离，甚至格格不入，对任何事情都没有兴趣，甚至觉得万念俱灰，生不如死。回避可能会提醒创伤应激源之一的线索，回避可以通过回避思想、感情、对话、活动、场所或与创伤有关的人。个体可能无法完全回忆，情感范围有限，感觉超脱，兴趣减弱，感觉到未来被缩短。

（三）高警觉症状

高警觉症状包括愤怒和烦躁等情绪发作频率增加、攻击性行为增加、敏感多疑、睡眠障碍、注意力难以集中、过度紧张和夸张的惊吓反应。在这种状态下，产妇可能会花很多时间和精力去寻找环境中的危险性信息。产妇表面上可能冷漠、漠不关心，内心警觉性却很强。

（四）其他症状

有些产妇会表现出酒精或其他物质依赖与滥用、攻击性行为、伤人毁物等，这些不良行为往往是产妇心理行为应对方式的表现。有些产妇往往也会伴有人格改变，如性格孤僻、内向，不信任他人，同时抑郁症状也是 PTSD 产妇常见的伴随症状。另外，可能会伴随其他精神障碍的共病情况，例如与抑郁症、焦虑症、物质依赖与滥用、人格障碍、精神分裂症、适应障碍共病。共病者无论是在诊断、治疗还是预后都要比单独患 PTSD 者复杂。

【诊断与评估】

（一）诊断标准

结构式访谈被认为是诊断产后 PTSD 的金标准。根据《精神障碍诊断与统计手册（第 5 版）》，创伤后应激障碍的诊断标准如下：

A. 以下述 **1** 种(或多种)方式接触了实际的或被威胁的死亡、严重的伤害或性暴力:

1. 直接经历过创伤性事件。

2. 目睹发生在他人身上的创伤性事件。

3. 获悉亲密的家庭成员或朋友身上的创伤性事件。在实际的或被威胁死亡的案例中,创伤性事件必须是暴力的或意外的。

4. 反复经历或极端暴露于创伤性事件的细节中(例如,急救人员收集人体残骸;警察反复接触虐待儿童的细节)。

注:诊断标准 A4 不适用于通过电子媒体、电视、电影或图片的接触,除非这种接触与工作相关。

B. 在创伤性事件发生后,存在以下 **1** 个(或多个)与创伤性事件有关的闯入性症状:

1. 创伤性事件反复的、非自愿的和闯入性的痛苦记忆。

2. 反复做与内容和 / 或情感与创伤性事件相关的痛苦的梦。

3. 解离性反应(例如闪回),个体的感觉或举动好像创伤性事件重复出现(这种反应可能连续出现,最极端的表现是对目前环境完全丧失意识)。

4. 暴露于象征或类似创伤性事件某方面的内在或外在线索时,产生强烈或持久的心理痛苦。

5. 对象征或类似创伤性事件某方面的内在或外在线索产生明显的生理反应。

C. 创伤性事件后,开始持续回避与创伤性事件相关的刺激,具有以下 **1** 项或 2 项情况:

1. 回避或努力回避关于创伤性事件或与其高度相关的痛苦记忆、想法或感觉。

2. 回避或努力回避能够唤起关于创伤性事件或与其高度相关的痛苦记忆、想法或感觉的外部线索(人、地点、对话、活动、物体、情景)。

D. 与创伤性事件有关的认知和心境方面的负性改变,在创伤性事件发生或开始后加剧,具有以下 **2** 项(或更多)情况:

1. 无法记住创伤性事件的某个重要方面(通常是由于解离性遗忘症,而不是诸如脑损伤、酒精、毒品等其他因素所致)。

2. 对自己、他人或世界产生持续夸大的负性信念和预期(例如,"我很坏""没有人可以信任""世界是绝对危险的""我的整个精神系统永久性地毁坏了")。

3. 由于对创伤性事件的原因或结果持续性地认知歪曲,导致个体责备自己或他人。

4. 持续性的负性情绪状态（例如：害怕、恐惧、愤怒、内疚、羞耻）。

5. 明显地减少与重要活动的兴趣或参与。

6. 与他人脱离或疏远的感觉。

7. 持续地不能体验到正向情绪（例如：不能体验快乐、满足或爱的感觉）。

E. 与创伤性事件有关的警觉或反应性有明显的改变，在创伤性事件发生或开始后加剧，具有以下 2 项（或更多）情况：

1. 激惹的行为和愤怒的暴发（在很少或没有挑衅的情况下），典型表现为对人或物体的言语或身体攻击。

2. 不计后果或自我毁灭行为。

3. 高警觉。

4. 过度的惊跳反应。

5. 注意力问题。

6. 睡眠障碍（例如：难以入睡或保持睡眠，或者休息不充分的睡眠）。

F. 这种障碍的持续时间（诊断标准 B、C、D、E）超过 1 个月。

G. 这种障碍会引起临床上明显的痛苦，或导致社交、职业或其他重要功能方面的损害。

H. 这种障碍不能归因于某种物质（如药物、酒精）的生理效应或其他躯体疾病。

（二）筛查工具

PTSD 常用的筛查工具是创伤后应激障碍自评量表，该量表来自《精神障碍诊断与统计手册（第 4 版）》，共 17 个条目，包括再体验症状群（5 个条目）、回避症状群（7 个条目）和高警觉症状群（5 个条目）。其具体评分方法：每个条目采用五级评分法，"从不"计 1 分，"极重度"计 5 分，将各条目得分汇总后可得到总分。总分为 17～85 分，得分越高，说明发生 PTSD 的风险则越高。量表单个条目得分 3 分为阳性临界值；在体验症状群中至少满足 1 项者为阳性；回避症状群中至少满足 2 项者为阳性。

（三）鉴别诊断

与抑郁症的鉴别诊断：

1. 产后 PTSD 以焦虑、痛苦、易激惹表现为主，且情绪波动较大，但无昼夜节律变化；而产后抑郁以情绪低落为主要表现，具有晨重夜轻的节律变化。

2. 产后 PTSD 精神运动性迟缓症状并不明显，睡眠障碍以入睡困难为主，与分娩相关的噩梦、梦魇有关；产后抑郁具有明显的精神运动性的迟缓症状，睡眠障碍多是早醒。

3. 产后 PTSD 患者有反复性的闯入性回忆，易惊醒，警觉性高等；而产后抑郁患者无此症状。

4．产后 PTSD 的持续时间是长期稳定的；而产后抑郁一般是间歇性发作，具有波动性。

【对母儿的影响】

（一）对孕产妇的影响

1．严重影响产妇的睡眠质量，创伤性画面经常会以闪回、噩梦的形式出现在其脑海里，继而导致产妇身心疲惫。

2．PTSD 的应激反应导致产妇的机体免疫系统异常，不利于产妇身体康复。

（二）对胎儿或新生儿的影响

1．高水平的 PTSD 会使孕妇处于过度应激状态，情绪波动较大，不利于胎儿生长发育及母婴安全。此外，PTSD 会增加早产、极低体重儿等不良妊娠结局的发生风险。

2．影响母婴关系，母婴依恋减少；PTSD 的母亲对于婴儿态度冷淡，甚至对婴儿发起攻击性行为。

3．影响出生后婴儿情绪调节与行为反应能力，产妇的不良心理应激反应对婴幼儿的认知、行为、情绪、智力的发展均有负面影响。

4．产后缺乏母乳喂养；PTSD 评分高的产妇，母乳时间较评分低者较短，不太可能在产后 1 个月完全进行母乳喂养。

5．患有 PTSD 母亲的婴儿唾液皮质醇水平较低。低皮质醇水平已被普遍发现和 PTSD 相关，同时从神经学研究的角度也揭示了代际创伤的存在，这种代际创伤的传递，不仅会在孕期哺乳期进行传递，也会体现在后天养育中。

【管理和护理要点】

（一）早期筛查

在围产期对 PTSD 孕产妇进行积极的早期筛查是合理的，有助于发现并转诊进行有效治疗。积极识别产妇的危险因素，做到早期筛查，早期预防。

1．在记录家长病史时，询问他们是否接触过创伤性事件。尤其要特别注意是否有相对较新的或是否有新的人际关系。如果其中一个是真的，那么家长更有可能证明应对反应不那么有效，并且面临更大的持续痛苦风险，值得临床关注。

2．在记录家长病史时，询问心理健康诊断。如果存在已知的边缘型、反社会型或自恋型人格障碍，家长遭受创伤后应激的风险则会更大。

3．在最初、新生儿重症监护病房就诊期间以及产后检查时，仔细观察家长的情绪行为。如果存在持续的、消极的情绪、低责任感可能会导致家长面临更大的情绪困难风险。

4．支持并加强家长的积极情绪、随和性和尽责行为，在展示时予以赞扬。

5．关注并在必要时修改可供家长使用的社会支持网络，减轻躯体症状，提高主观健康评分，并减少总体痛苦。这可能通过医院支持小组或在线社区将家长与其他有类似经历的家长联系起来。

6．通过创造一个环境，促进家长不仅与新生儿／婴儿，而且有彼此的参与，培养支持性的配偶关系，根据需要教育家长双方，并在必要时向父母一方／双方推荐正式的支持系统（例如：社会工作转介、心理咨询／治疗等）。

7．可能所有的胎儿或新生儿家长都会有一些痛苦的迹象，但要花时间反复灌输希望，并保证大多数人不会经历持续的痛苦。

8．通过密切监控以维护安全。那些有暴力历史、渴望复仇或绝望的人更有可能攻击他人。

9．了解父母的生育经历和对婴儿健康状况的感知程度是重要的。

10．预测各种症状（如药物依赖与滥用、饮食失调等），并准备好为这些症状的评估提供参考。定期评估最常见的痛苦形式：抑郁症和创伤后应激障碍。

（二）心理行为治疗

常见的心理行为疗法包括眼动脱敏和再加工疗法、长期暴露法、认知行为疗法。其中，暴露和／或认知重建可作为首选的心理治疗方法，同时，需要对产妇和家属进行心理教育。

（三）护理措施

1. 医务人员应与患者保持充分有效的沟通　尊重患者的知情权，详细告知疾病症状和疾病对母儿的潜在风险，帮助患者理性看待疾病的发生和发展；向孕产妇普及疾病及治疗相关的知识，包括理性看待妊娠分娩过程和疾病的发生和发展、治疗方案、疾病的转归及预后；提高孕产妇对疾病了解程度，增强个人对于疾病的掌控感。

2. 指导孕产妇正确理性地看待疾病发展和妊娠分娩过程　孕产妇的认知层面进行积极有效的干预，做好病情解释工作，并配合形象、直观的教育方法帮助孕产妇学习和掌握日常观察胎儿健康状况的方法，传授新生儿相关知识和早期育儿技巧也能够引导孕产妇提前适应社会及家庭角色的转变，提高育儿的自信心和胜任感。

3. 向患者阐述具体的治疗方案　包括治疗时长或周期、用药目的及疗效，在进行复杂的诊疗及护理操作前应做好详细的解释工作，以取得患者配合，提高治疗的依从性。疾病的转归及预后情况也是患者关注的重点，尽管大多数产科疾病都会在终止妊娠后逐渐好转，但对于治疗用药是否会影响胎儿甚至新生儿的生长发育，以及对日后再次妊娠是否有影响等问题，也需要予以全面、准确的解答。

4. 应建立专业有效的信息支持途径 给予孕产妇疾病相关的充足、有实际指导意义的信息，以降低孕产妇对于疾病的不确定感，最终达到提高情绪的自我控制能力，调节围产期负面情绪反应的目的。

5. 促进良好的家庭支持 护理人员可向家属强调孕产妇因疾病与妊娠承受的严重身心压力以及良好的家庭环境对缓解孕产妇压力、促进胎儿生长发育的重要性，嘱咐家属多陪伴、关心孕产妇，给予孕产妇充分的情感支持，以缓解其负面情绪，增加疾病治疗信心，使得孕产妇保持乐观的心态面对疾病。

6. 指导患者控制焦虑症状 控制焦虑症状能够舒缓孕产妇因高危妊娠引起的压抑情绪，降低 PTSD 发生的风险。对于焦虑症状明显的孕产妇，可以教授孕产妇练习腹式呼吸法或进行逐步放松训练，也可以引导孕产妇培养兴趣爱好以转移注意力和情绪焦点。

（林小玲）

思考题及答案

1. 简述妊娠期压力的危害。

妊娠期压力不仅会产生不良产科结局（如早产、低出生体重、妊娠并发症）、子代生长发育缓慢等不良身体健康结局外，还会对母儿心理健康（产前焦虑、产后抑郁、子代神经认知行为发育缓慢等）产生不良影响。

2. 什么是分娩恐惧？

分娩恐惧是孕产妇即将面对分娩时、经历分娩的过程中对分娩应激、分娩过程中的不良事件及未知事件的恐惧。

3. 简述分娩恐惧的具体内容。

分娩恐惧主要包括对以下 4 个方面的恐惧：

（1）胎儿健康：孕产妇对胎儿健康安全的恐惧，担心自己和胎儿会出现生命危险，担心胎儿发育不健全，有先天性疾病等。

（2）分娩疼痛与伤害：大多数产妇恐惧分娩过程中产生的疼痛，担心在生产过程中难产甚至死亡，害怕会阴切开、腹部切开造成的疼痛及损伤等。

（3）个人行为反应：害怕自己分娩时乏力、失去控制，无法坚强地完成整个分娩过程，害怕产程延长、不会正确地呼吸和用劲，自控力不强，自我效能差等。

（4）外部因素：担心分娩对身体造成的创伤会影响今后的性生活，影响与丈夫关系的和谐性；担心以后的养育，害怕对环境的适应，无法对医务人员产生信任感，害怕医务人员态度不好等。

4. 简述围产期抑郁的临床表现。

围产期抑郁症的主要临床表现可以划分为以下 3 类：

（1）核心症状群：情绪低落，心情压抑，无诱因哭泣；兴趣和愉快感丧失；劳累感增加，活动减少和精力下降。

（2）心理症状群：焦虑、惊恐发作，注意力降低，自我评价和自信降低，自伤、自杀观念或行为，强迫观念和精神病性症状。

（3）躯体症状群：睡眠障碍；食欲及体质量下降，性欲减退乃至完全丧失；非特异性的躯体不适，如头痛、腰背痛等。

5. 简述爱丁堡产后抑郁量表的特点。

爱丁堡产后抑郁量表（EPDS）为最常用的围产期抑郁症的筛查工具之一，操作简便，评分简单，强调评定的时间范围是过去一周。EPDS 共包括 10 个条目，采用 0、1、2、3 分 4 级评分，总得分范围为 0～30 分，总得分越高，提示抑郁症状越严重。总得分 13 分及以上为筛查阳性，提示孕产妇围产期抑郁症的风险较大，应转至精神专科明确诊断。

6. 如何缓解围产期焦虑孕产妇的焦虑情绪？

在评估筛查阶段，若 GAD-7 评分超过 4 分，应结合临床判断，若可能存在焦虑情绪，则需要注意对不良情绪状态进行管理。管理措施如下：

（1）适量运动：建议孕产妇通过运动调整情绪。应鼓励没有运动禁忌证的孕产妇进行适当的体育锻炼，进而调整情绪状态。

（2）减压干预：提供团体或者个体心理干预方法，支持、陪伴孕产妇，缓解压力、改善其心理状况。

（3）家庭支持：加强对孕产妇家人的心理健康指导，提高其支持和陪伴孕产妇的技巧，改善其积极陪伴孕产妇的行为，帮助孕产妇建立良好的家庭支持系统。

（4）远程干预：通过计算机辅助的认知行为疗法，或者网络、电话等远程心理咨询和心理支持方式帮助孕产妇应对负性情绪。

7. 焦虑症的心理治疗技术有哪些？

焦虑症的心理治疗技术包括认知行为疗法、正念干预、生物反馈疗法等。其中，认知行为疗法被视为一线治疗。

（1）认知行为疗法：包括认知重建疗法和焦虑控制训练，可以矫正病人对于焦虑的错误认知，减轻病人焦虑的躯体症状。针对焦虑障碍的认知行为疗法是帮助病人了解到自己的担忧可能适得其反，甚至是对平常事情的"过敏"

反应。采取暴露治疗，使病人领悟到自己的担心及回避性行为是不正确的，或者是对正常现象的不正常的想法。认知行为疗法的实施包括每周一次的个体治疗，每次 60 分钟，共 12～16 次；每周 1 次，共 8～12 次的团体心理治疗。

（2）正念干预：干预方式分为标准化易练习的方法，如正念减压疗法和正念认知疗法，也有进一步个性化的心理干预方式，如辨证行为治疗及接受和承诺治疗。

（3）生物反馈疗法：利用生物信息反馈的方法训练病人学会有效放松，从而减轻焦虑。

（4）解释性心理治疗：将焦虑症的相关知识向病人进行宣教，有利于减轻病人的心理压力，更好地配合治疗。

8. 妊娠、哺乳期双相障碍妇女治疗的指导原则包括哪些内容？

妊娠、哺乳期双相障碍妇女治疗的指导原则包括：

（1）与患者讨论孕期继续药物治疗和停止治疗的风险。

（2）告知患者孕期和产后复发风险增高，建议增加精神科就诊次数。

（3）尽快制订孕期、围产期和产后的书面计划；并需要告知产科医师、助产士、内科医师相关计划，需要将服用的药物进行记录。

（4）如果患者正在服用抗精神病药物且病情稳定，但停药将很可能复发，则建议继续服用抗精神病药物，并监测体重和血糖。

（5）尽量避免选用可能有致畸风险的药物，如丙戊酸、卡马西平、锂盐、拉莫三嗪、帕罗西汀、长时间服用苯二氮䓬类药物。

9. 产后精神病性障碍的临床表现有哪些？

产后精神病的早期或前驱症状包括失眠、情绪波动和易怒，出现躁狂、抑郁或混合状态。尽管快速的情绪波动是该疾病的一个标志，但患有产后精神病的女性通常也会出现双相障碍患者的非典型症状。例如，情绪不稳定、妄想，且内容通常与分娩主题有关。经常出现关于新生儿的无组织的异常行为和强迫性想法。

产后精神病常有谵妄样的症状，如认知症状包括迷失方向、困惑、去人格化和人格解体。其他症状发生率相对较低，如思想被插入、被动体验、给出连续评论的幻觉声音或社交退缩。利他主义杀人（通常伴随着母亲自杀）妄想"将他俩从命运中解救出来"，这是临床检查中的一个重要探索。此外，产后精神病与自杀和杀婴风险增加有关。

10. 简述如何做到早期预防产后精神病性障碍？

（1）倡导从怀孕开始进行早期识别和筛查，以识别有风险的女性，这是至关重要的。

（2）产后第一年的管理应侧重于完全康复（即症状完全缓解以及社会和职业功能）。

（3）提倡一种阶梯式护理方法，即干预的强度与临床表现的严重性和敏锐性相匹配。

（4）密切监测高危妇女的症状发展。

（5）制订个性化的产后复发预防计划，包括：

1）药物预防说明（怀孕期间和/或分娩后）。

2）实施渐进式干预策略，从复发前驱症状的最早迹象开始。

3）与产科团队合作制订疼痛管理计划。

4）与儿科工作人员协调，以监测子宫内药物暴露的婴儿。

5）偏好喂养（母乳喂养或奶瓶喂养）。

6）帮助女性获得充足的睡眠并保持稳定昼夜节律的策略（除了提供夜间喂养、睡眠药物外），还有进行家庭管理的规划。

7）为产后精神病单独发作的女性提供母婴依恋和家庭参与的支持。

11. 产后创伤后应激综合征患者的管理要点包括哪些方面？

包括早期筛查、心理行为治疗及相应的护理措施。早期筛查的重点是识别常见的风险因素。常见的心理行为疗法包括眼动脱敏和再加工疗法、长期暴露法、认知行为疗法。其中，暴露和/或认知重建可作为首选的心理治疗方法，同时，可对产妇和家属进行心理指导。常见的护理措施包括心理健康教育、促进家庭支持、控制焦虑症状等。

第四章

围产期心理健康评估

第一节 · 心理健康评估的基本概念

一、心理评估

心理评估通常是指根据一定的心理学原理与方法，对个体的心理健康状况、个性特点、心理功能、心理问题的性质和程度、心理防御机制等心理特质进行判断的过程。全面准确的心理评估是做出正确诊断、制订有针对性的咨询目标和咨询方案、有效解决心理问题的前提。因此，掌握基本的心理评估方法，熟悉心理评估的一般过程有利于在围产期提供整体心理护理，及时发现和处理孕产妇不良心理状况，获得产妇的配合，维护母儿心理健康安全。

（一）心理评估的基本方法

1. 观察法 观察法是许多科学研究和工作常用的方法，在心理评估中多用于测查过程，同时它也可以作为评估的单独使用方法。科学研究时对某一个体的印象，是概括以往经验，用非正式观察和系统观察所获得的信息而形成的。经验的和非正式的观察会因为观察者的重点和所用的描述语言不同，所获得的信息一般难以比较。

（1）行为观察的内容：①仪表，即穿戴、举止、表情；②身体外观，即胖瘦、高矮、畸形及其他特殊体型；③人际沟通风格，如大方或内向、主动或被动、易接触或不易接触；④言语和动作，言语方面：表达的流畅性、中肯度、简洁性；动作方面：过少、过度、适度、怪异动作、刻板动作；⑤在交往中所表现的兴趣、爱好和对人对事的态度；⑥在困难情境中的应对方法等。

（2）观察法的分类：从观察情境来分，可分为自然观察法和控制观察法。前者指不加控制情况下对人的行为（包括既往与现在，心理与生理）进行观察；后者指通过控制被观察者的条件，或对被观察者作某种"处理"（如科学研究中实施的干预措施）来对行为改变进行观察；按观察方式和途径来分，按观察过程中观察主体和观察客体之间是否存在仪器中介，可分为直接观察法和间接观察法。直接观察是观察者主要是通过感觉器官来对研究对象进行直接的观察而获得相关信息的过程；间接观察则是借助仪器设备通过记录和检验手段如录像录音，留取样本进行实验室化验等。

（3）观察法的注意事项：观察者在观察过程中应尽可能客观、系统、全面且准确，并充分意识到自己的角色，分清是客观的描述还是自己的感受、反应；观察者应认识到自己对被观察者的整体印象，避免自己的主观判断对观察结果产生影响。尽量采用描述性方式记录观察结果，避免解释方式；观察者需要明确观察目标，避免对与目标行为关系不大的特殊行为和突发事件产生兴趣；在观察过程中要对观察行为的产生原因进行合理探索；在分析观察结果时应尽量从被观察者的角度去理解他们的行为，减少观察者自身年龄、文化背景或价值观相差悬殊造成的影响。

（4）观察法的特点：观察法操作相对简便易行，不受时间、地点和实验条件的限制；观察法可以在婴幼儿和某些特殊人群（如语言障碍者、发育迟缓儿童和聋哑人等）中进行，而其他评估方法则很难在这类人群中实施；观察法可在被观察者不知情的自然情境下进行观察，被观察者的行为表现相对真实可信；也可控制被观察者的条件，或对被观察者作某种"处理"来观察此种"处理"的效果；此方法观察到的只是表面的行为表现，某些现象只出现一次，无法重复观察，并且观察结果容易受到观察者主观意识和自身水平的影响，结果不宜与客观结果比较。

2. 访谈法　访谈法又称晤谈法，是访谈者与来访者之间所进行的有目的的会谈，在心理评估、心理咨询和治疗中都会用到这一方法。访谈法的总目标是收集用其他方法不易得到的信息，建立起一种获得信息的关系，使受访者和访谈者对问题行为有更多了解，帮助受访者知道问题行为的方向，并给予帮助。访谈者不仅要有指导和控制相互作用，以达到特殊目标的技能，而且还要有访谈所计划探究领域中的知识。

（1）访谈法的内容：在一般问题和病史访谈后，即可对来访者进一步展开心理状况的检查，具体内容如下：

1）一般资料访谈的内容：①基本情况，如姓名、年龄、职业、文化水平和经济状况等；②婚姻及家庭情况，如婚育状况、家庭结构及家庭关系等；③个人习惯，如有无特殊嗜好（抽烟、饮酒等）；④健康情况，包括既往的和现在的健康状况，有无家族史及遗传病史、外伤史、手术史等；⑤近期日常活动情况，包括饮食、睡眠、精神状况等；⑥生活事件，即近期是否发生特殊的生活事件，如经济状况、工作状况的突然变化等；⑦人际关系和社会支持，如与家人、同事、朋友之间的关系如何等。

2）心理评估资料访谈的内容：访谈者可根据实际情况设计提出的问题，对来访者的主要精神状况做粗略的检查。如：①你现在主要存在哪些问题或麻烦？②你能描述一下这些问题中最重要的方面吗？③你的这些困难是从什么时候开始出现的？④你的这些困难经常发生吗？⑤这些问题发生后有经常出现变化吗？⑥出现这些问题后还有别的方面相继出现改变吗？

（2）访谈法的分类：按访谈形式可分为无结构式访谈、半结构式访谈和结构式访谈。

1）无结构式访谈的优点是灵活性大，更易建立协调关系，能评估来访者如何组织他们的回答，以及容易获得来访者的详细历史信息。其缺点是信度和效度程度很不一致，访谈者必须受过严格的训练，因此发展出高度结构式或半结构式的访谈。它们的效度较稳定，对访谈者的要求相对较低。

2）按访谈目的可分为心理评估访谈、心理咨询和治疗性访谈，在这里主要讨论心理评估访谈。心理评估访谈一般是评估来访者适应能力的水平、来访者特点、问题的性质、历史以及有关的家族史。但达到这些目的的技术，彼此不完全相同，但大多数访谈者使用某种有一定结构的辅助手段，如核对表（访谈内容清单）以保证所有有关的领域都不遗漏。

（3）访谈法的注意事项：访谈者需要与来访者建立良好的信任和合作关系，创造一个可接受且温暖的氛围，使来访者感到安全、被人理解并不担心受到评判；注意倾听、耐心、专注、诚恳地倾听来访者的表述是临床访谈取得成效的关键；临床访谈过程中访谈者主要用开放式提问的方式使讨论深入或推动来访者的自我剖析；封闭式提问常用于搜集和解释资料信息，以便获取重点、缩小讨论范围；此外，为了促进讨论深入，要鼓励来访者表达自己的想法和感受，但也要避免使用具有引导性、暗示性的提问。

（4）临床访谈的特点：临床访谈是一种开放式的、灵活性较大的、弹性较大的心理评估方法，访谈者可对某一问题进行深入观察和询问。但同时存在一定的局限性：

1）临床访谈法最大的问题是容易产生"偏好效应"，访谈者事先或在访谈开始时所形成的对来访者的"印象"，很容易影响整个访谈的结果，从而得到偏差的结论。

2）临床访谈法特别是非结构式访谈的信度和效度很难确定，技术掌握的熟练程度和经验的丰富程度常会对其产生明显的影响。

3）来访者在临床访谈中有可能提供不准确的信息，从而导致访谈者误解他们的本意。

4）在访谈双方之间语言不熟悉或民族习惯和文化背景差异很大等情况

下,则容易导致理解错误,同时也很难使访谈有效进行。

5)临床访谈所需时间较多,而且对环境要求也较高。因此,在进行大范围调查时,临床访谈法的使用会受到限制。

3. 心理测验 心理测验是指根据一定的心理学理论,使用标准化的工具和依照特定的操作程序给人的行为确定出一种数量化的价值,以实现对个体心理的发展水平、心理功能和心理特质差异进行的评估。一般需要使用专门研制的标准化的心理量表、心理问卷或专门设计的图片等测验工具。与其他心理评估方法相比,心理测验具有标准化、客观化等优点。

(1)标准化心理测验的基本要素:测验的信度和效度,即测验的准确性和一致性;一定的常模,作为参照标准来解释测试结果;严格地使用程序和标准的指导语,对测试结果进行科学的分析。

1)信度:是指一个测验工具在对同一对象的几次测量中所得结果的一致程度,它反映了工具的可靠性和稳定性。详见本书"第四章第二节"部分内容。

2)效度:指一个测量工具能够测量出其所要测查内容的真实程度,它反映工具的有效性、正确性。详见本书"第四章第二节"部分内容。

3)常模:心理测验的目的分为两个方面,一是确定受试者某方面心理特征在其对应的正常人群中所处的相对位置或水平;二是比较受试本人相对于正常人群心理特征之间的差异。要实现这个目的,必须有个"标准"可供比较,并用来解释测验的结果。这个标准在心理测验中称为常模,所谓常模是一种可供比较的某种形式的标准量数。测验的结果只有与这一标准比较,才能确定测验结果的实际意义。而这一结果是否正确,很大程度上取决于常模样本的代表性。有了常模,一个人的测验成绩才能通过比较而得出是优是劣,是正常还是异常,当然这种比较需要考虑年龄、性别,区域等复杂因素。因此,常模的建立是个非常烦琐而又复杂的工程,同一量表在不同国家、地区应用或随着时代的变迁,都要重新修订,建立新的常模。

建立常模首先是选择有代表性的样本,也称为标准化样本,它是建立常模的依据。为了保证样本的代表性,抽样时要考虑影响该测验结果的主要因素,如样本的年龄范围、性别、地区、民族、教育程度、职业等。抽样原则首选按人口实际分布情况分层抽样,并且要有相当数量。标准化样本的来源应该和测验的使用范围相一致。如果样本选得不合适,必然会影响常模的参考价值,最后导致测量失真;其次是对标准化样本进行测量。所使用的工具也应和最后实际应用的工具相一致,最后测出的结果还要进行统计处理,应该注意的是不同测验的常模具有不同含义和不同形式。

4)心理测验的标准化:标准化是心理测验的最基本要求,这是因为在测验中测量误差的影响会极大干扰测量结果的正确性和可靠性。测量误差是指与测验目的无关的因素所引起的测验结果不稳定或不准确。心理测验所测量的是人复杂的心理现象,因此能够引起测量误差的因素较物理、化学和生理学因素测量更多,更复杂。为最大限度地减少误差,保证测量结果的稳定与可靠,测验的实施条件与程序,计分方法和标准必须标准化,有明确一致的要求。如果要求不同的主试采用统一测验,不同受试者进行测验后所得的结果具有可比性,那么就必须确保测验条件完全相同。如统一的指导语、测验内容、评分标准、施测环境和常模。心理测验的标准化包括内容标准化、施测标准化、评分标准化和分数解释标准化,具体包括:①内容标准化,指测验题目能够测量所要测量的目标,题目在总体样本中应具有代表性。同时,所有的受试者应采用相同的测验,比如,针对产前抑郁的筛查过程中,如果一部分孕妇使用抑郁自评量表,另一部分孕妇使用抑郁症筛查量表,那么所得到的结果就没办法互相比较。②施测标准化,指所有的受试者都应该在相同的情境下接受测验,施测者要使用统一的指导语和统一的时间限制。③评分标准化,指施测者对受试者的评分要客观、准确,两个及以上受过培训的施测者之间评分要保持一致性。④分数解释标准化,包括常模参照评价和标准参照评价。常模参照测验是将被试与常模相比较,以评价被试在团体中的相对地位,多用于各种人格测验、能力测验、职业选拔等;标准参照测验将被试与某一标准相比较,以评价被试有无达到该标准,多用于各类资格考核及知识评估。

(2)心理测验的分类

1)按测量的目的分类:①智力测验:用以评估个体智力高低的标准化测验。常用的智力测验工具有比奈 - 西蒙智力量表、韦克斯勒成人智力量表(又称韦氏成人量表)和韦氏儿童智力量表等。②人格测验:用以评估个体性格差异、人格特质和人格类型的标准化测验。常用的人格测验工具有艾森克人格问卷、卡特尔 16 种人格因素测试问卷等。③成就测验或能力倾向测验:用以评估个体学习和掌握某些知识的程度,或成功完成某些任务的能力的测验。成就测验大多包含阅读、数学、语言、科学等几个分测验,大多数成就测验同时也是能力倾向测验,因为两者的区别主要是测验的使用目的,而不是测验内容本身。成就测验或能力倾向测验的内容会依据不同的测量目的而不同。④创造力测验:用以评估个体对解决复杂问题或进行艺术创作时的创造力所进行的测验。创造力测验的内容依据测验目的和要求而不同,例如用一笔将排列成 3×3 矩阵的 9 个点连接起来就是一个关于创造力的测验。⑤兴趣测验:用以评估个体对于某些行为或者主题的偏好程度。常见的兴趣测验工具有爱德华个人偏好测试量表、霍兰德职业兴趣测评量表等。⑥神经心理学测验：用以评估个体疑似脑功能障碍的程度与定位的一类测验。最常用的神经心理测验工具包括：韦克斯勒记忆量表、数字符号替换测试等。⑦其他测验：可以说人类有多少种心理品质被定义，有多少种心理测量的目的，就会有多少种相应的心理测验工具应运而生。

2）按测验的人数分类：①团体测验：是指为了了解某一人群样本的心理特质或差异，在同一时间点上对这种被纳入研究的大样本同时实施同一种心理测验的方式，如多水平团体智力测验等。②个体测验：是指按一对一的方式，对个体的某种心理特质和差异进行心理测量的方式，如韦氏儿童智力量表等。

3）按测验使用言语的情况分类：①言语测验：是指运用文字自陈或问答进行测量的方式。目前大多数的心理测验是使用文字来表达测验题目或施加测验刺激的。②非言语测验：是指运用图形或墨迹进行测量的方式，如最著名的投射法人格测验罗夏墨迹测验、主题统觉测验、非文字智力测验、艺术评估等。

4）按测验的标准化程度分类：①标准化测验：是指经过标准化程序所编制的心理测验工具，即具备常模、信度效度和施测程序以及计分方法等基本条件的心理测验。②非正式测验：是指未按正式程序编制的测验，此种测验缺乏常模，也未经过信度、效度检验。

（3）心理测验的注意事项：心理测验是一种比较严谨的科学技术手段，在实际应用时，需要坚持以下原则：

1）标准化原则：需要采用公认的标准化工具，施测方法要严格根据测验指导手册的规定执行，计分标准、解释方法、施测环境及常模均要保持一致。

2）保密原则：这是心理测验的一条道德标准，测验的内容、答案及计分方法只有做此项工作的相关人员才能掌握，绝不允许随意扩散，更不允许在出版物上公开发表，否则必然会影响测验结果的真实性。保密原则的另一个方面是对受试者测验结果的保护，这涉及个人的隐私权。相关工作人员应尊重受试者的权益，在进行科学研究时应绝对遵循伦理原则。

3）客观性原则：心理测验的结果只反映所测量的东西，因此对结果做出评价时要遵循客观性原则。即要"实事求是"，对结果的解释要符合受试者的具体情况。下结论时切忌草率行事，在进行结果评价时应结合受试者的生活经历、家庭、社会环境以及通过观察法、访谈法所获得的所有资料综合考虑、进行验证。

（4）心理测验的特点：①客观性：测验的刺激、反应的量化及分数的转换与解释方面都需要经过标准化，以使得结果科学可信；②间接性：心理现象与生理现象、物理现象不同，看不见、摸不着，无法直接测量，只能通过一个人对测验题目的反应间接测量其心理特征，故心理测验具有间接性；③相对性：心理测验大多是判断个人在行为样本中所处的位置，没有绝对的判别标准，个体智力高低、兴趣大小，都是与所在样本大多数对象的状况比较而言的，故心理测验具有相对性。

4. 个案史 为一种个人传记材料，这些材料来自编者可能找到的有关资料，如个人的健康或其他档案，或从父母、配偶、子女、同事、朋友、同学、老师等处来的资料。个人传记的重点是根据来访者所要解决的问题不同而异。如果是关于心理健康的问题，除了问题出现的时间、当时的情境和问题的表现、可能的原因、以往的问题的干预及其效果、后来的变化等以外，还需要包括近亲中的类似问题。一般而言，个案史对临床工作特别重要，许多心理问题的诊断和处理都需要有详细的个案史作依据。个案史的收集技能和能否被有效利用，又与个人的临床经验有关。许多情况下，如果只有当前的心理评估结果，而无个案史的佐证，则难以做出正确的诊断和有效处理。

（二）心理评估的一般过程

心理评估是根据评估目的来采取多种方法收集资料，对所得资料和信息进行分析、判断的过程。因此，心理评估的目的不同，所采取的方法则不同，其程序也会有所区别。护理工作中心理评估的过程与疾病诊断的过程相似，包括以下方面：

1. 确定评估目的 首先要确定患者目前首要的问题是什么，然后确定评估目的。评估患者有无心理障碍，或是判断患者有无异常行为。

2. 了解被评估者的一般情况 患者就医的主诉、现病史、既往史、家族史；是否有心理问题以及是否需要心理方面的帮助。

3. 对重点发现问题、特殊问题进行详细、深入的了解和评估 在掌握一般情况的基础上，对有心理问题的患者的具体问题进行深入了解和评估，可借助于各种方法，如临床访谈或心理测验等方法。

4. 将收集到的资料进行整理、分析、判断 对已获得资料进行系统整理分析，写出评估报告，得出初步结论，并对患者或家属及有关人员进行解释，以确定进一步的问题处理方案。

二、心理测量

心理测量是依据一定的心理学理论，遵循相应的法则，使用标准的操作程序对个体的认知、情绪、人格等心理特点和行为予以量化并对其状况进行判断和解释的过程。心理测量包括使用多种手段和方法收集个体的相关信息，并通过整合这些信息对个体的心理特质和能力进行综合评估和预测其行为倾向等环节。心理测量既可以使用行业内专业性的心理测验工具，也可以运用结构式访谈或非结构式访谈、言行或肢体语言观察、问卷、图画投射、生活场景测试等多种方法。心理测量与心理评估概念相近，但是心理评估的内容更为宽泛，既有定量的方法，也有定性的方法。

（一）心理测量与心理测验

测量是根据一定的法则用数字对事物加以确定，通过科学、客观、标准的测量手段对人的特定素质进行测量、分析、评价，因此凡是涉及人的心理活动和心理属性的测量都可以称为心理测量。而心理测验是心理测量的一种，是高级形式的测量法，它不仅具备心理测量的所有属性，还具备其特定的含义。如教师将学生操行品德分为"甲、乙、丙、丁"四个等级，根据每个学生的表现（外显行为）打分，就属于心理测量，而不属于心理测验。心理测量的研究范围比测验要广泛得多。

心理测量是一种实践性的活动，主要在"动词"意义上使用；而心理测验是了解人的心理与行为的工具，主要在"名词"意义上使用。概括地说，心理测验是心理测量的一种工具和手段。

（二）心理测量的一般步骤

应用心理测量的方法和步骤依据测量目的而有所不同，一般可以按照以下4个步骤进行：

1. 明确需求 即明确在测量过程中要了解什么情况，关注哪方面的素质、能力或信息。

（1）明确测量的应用目标：如选拔高层管理者或招聘应届毕业生，考评护士、律师、心理咨询师等职业资格，以及鉴别个体间智力、性格、心理特质、心理健康水平等的级别或类别等。

（2）明确测量的内容：如若是用于高层管理者选拔或应届毕业生招聘，就需要确定哪些素质对做好该岗位的工作是必须具备的：比如敏锐的洞察力、出色的人际沟通协调能力，还是关注并完善细节的能力；若是护士、律师、心理咨询师等职业资格的考评，则需要确定其专业理论知识甚至技能水平是否符合某一既定标准；若是个体间智力、性格、心理特质、心理健康水平等的分级分类，就需要能够揭示个体间的差异。

2. 选择可信有效的测评工具 在确定了测量的需求点之后，就可以有针对性地去选择相应的测评工具了。心理测量工具通常是心理测验，其选择可主要从以下两个方面来考量：

（1）测评工具的质量：信度、效度相关指标，如重测信度、分半信度和内容效度、效标效度、结构效度等能够反映问卷/量表可靠性、真实性的指标，详见本书"第四章第二节"部分内容。

（2）测评工具的适用性：在选用测验工具时，除审查工具本身的质量外，还需要考虑它的适用性特征。心理测量工具的适用性与社会文化背景密切相关，因此在引进外国心理测验时，绝不能够直接搬用，必须先进行修订。除了对某些测验条目做必要的修改外，还需要制订适合于该国受试者团体的全国性或地区性常模。

3. 测量的具体实施 包括测量前的准备、测量过程中误差的控制及测量后的解释三部分内容。

（1）测量前：施测者首先要熟悉测验材料的构成。如测验主要包括几部分内容、有几个分测验、有多少道题目、具体的计分方式、有无正反向评分等内容。其次，熟知具体测验的适用范围（包括评定对象的年龄范围、文化程度等）及注意事项并准备好相关的测验材料。例如进行瑞文标准推理测验（一种智力测验）前，施测者应熟知该测验适用于5～75岁的各年龄段人群，对测量对象的民族、语言、受教育程度都没有要求，可以个别施测，也可以团体施测；施测者还应准备好包括瑞文标准推理测验图册、测验手册测验常模和秒表等相关测验材料。另外，熟练掌握测验的施测步骤，评定前向受测者交代测验时间、计分方法及评定结果的审核。最后，测验计分应严格按照计分标准计算量表的总分或因子分。

（2）施测过程中：施测者应首先严格要求自己，有效控制因不当言行而带来的测验结果偏误；其次需要严格按照测验手册中的具体要求实施测验，有效控制因操作程序非标准化而造成的测验结果偏误；最后需要选择良好的测验环境，有效控制因环境干扰或团体施测过程中受测对象的彼此影响而带来的测验结果偏误。

（3）施测后：施测者应做好测验结果的解释及资料存档等工作。

4. 分析和应用测验结果 使用测量工具采集到数据后，施测者首先应参照常模对测验分数做出解释。在心理测验中，常模是解释分数的参照体系，即标准化样本中受测者的测验分数。独立的测验分数是无法说明问题的，只有将其放入常模中才能够做出解释。如某应聘者的洞察力水平百分位等级达到80，这表明他的洞察力水平比人群中80%的人都高；某护生在护士执业资格考试中取得专业实务352分、实践能力350分的成绩（超过300分即为成绩合格）表明其具备职业从事资格；某初中生智力测验中IQ值为99表明其智力等级为中等。然后参考测量结果做出相关决策，如是否录用该应聘者等。这一步骤看似简单，但在应用测验结果中需要特别注意：

（1）心理测验中测量的很多素质，并不是一般所认为的分数越高越好。如"挫折承受"指的是人们面临已知的或可能存在的困难与障碍、压力与失败时的心理感受。若某应聘者"挫折承受"的百分位等级达到 98（表明他的挫折承受水平比人群中 98% 的人都高），是不是就表明他这方面的素质非常优秀呢？其实不是，这样的高分意味着他可能行事有莽撞的倾向，这对于一些需要谨慎周全的职位是不太适合的，如财务部门。同理，成功愿望、计划性、外向性等很多看上去有积极倾向的特质，分数过高表明其可能并不适合某些职位的要求。因此在应用测验结果时，关键要看得分或分级分类等是否与测量需求相匹配。

（2）测量结果只是决策信息的一部分，在决策过程中还应注意依据测验结果对受测者做心理评估时须结合观察结果做出综合评价而不能草率给出结论。

5. 跟踪检验和反馈　心理测量的应用是一项长期的工作。在多数情况下，需要对测量结果及相关的决策结果进行跟踪，评价测评中考察的内容是否全面，重要的目标信息有无遗漏，对某项素质的要求标准有无偏差等，从而为前面的工作提供反馈。这个步骤是非常重要的，是可以不断修正测评的应用过程。

（三）心理测量的应用原则

心理测量是一种专业性的测评工具，应用领域十分广泛，在人才选拔、疾病鉴别、司法鉴定、分类教育、职业和婚姻指导方面发挥积极的作用，但其不正确的使用将可能导致极其严重的不良后果，带来负面或消极的作用。因此，如何合理选用心理测量的工具；如何看待和解释心理测量的结果；如何把握心理测量的结果在诊断精神障碍评估心理能力和选拔人才等方面的作用中的一系列科学和伦理问题，应引起临床工作者的高度重视。根据心理测量的性质和工作经验，运用心理测量工具时应该遵循基本原则：①明确使用测验的目的，合理选择测验的种类与数量；②准确解释测量结果，避免片面和武断以及不良心理暗示；③坚持测量程序的标准化，避免测量使用的随意性。

（四）心理测量的功能

1. 分类功能　既然承认人与人之间在智力、性格、心理特质、心理健康水平等方面存在着差异，就应该用客观科学的方法将这些差别揭示出来。心理学家正是依据不同的心理学假设编制了各种各样的心理测验，帮助被试者分成不同的类别。如中医阴阳五态人格测验卷将人的体质情态分为五类。类似地，几乎所有的心理测验都具有相应的分类功能，只是分类的目的与维度略有不同。

心理测量的分类功能具有多种用途，如智力测验可以区分被试者之间智力的个体差异，有助于选拔人才，检验教育效果；可帮助识别智力发育不全儿童；判断脑器质性精神障碍和非器质性精神障碍，来帮助诊断知觉障碍和老年性痴呆症等。

2. 匹配与安置功能 心理测量可以对个体的心理特质与工作岗位的要求进行匹配,以便帮助被试者更好地规划自己的职业生涯找到适合自己性格和能力的工作岗位,促进人尽其才和人最大程度地自我实现。如某些人格类型测验和职业兴趣量表工具,可以按被试者的兴趣能力倾向人格特质等差异,对被试者的职业选择提出具有参考价值的决策意见。

3. 筛选与选拔功能 依据智力、性格等人才选拔标准,心理测量还具有筛选与选拔人才的功能。

4. 准入与认证功能 为了保证进入某种行业的职业人具备应有的基本能力,行业管理者往往会设置一个职业准入的门槛。这就意味着需要判断个体是否达到某种认证标准,其中心理测量就是常使用的一种评判手段。

通过心理测量(如入职聘任考试、驾驶员考试、钢琴级别认证考试等)可决定是否录用被试者或是否颁发某种职业资格证书给考试者。获得某种认证也就意味着获得者得到了某种权利、职业资格或者具备了某种职业能力。

5. 辅助诊断与评估功能 在心理咨询和心理治疗领域,心理测量具有帮助识别精神障碍、辅助诊断和鉴别诊断指导制订心理治疗方案的功能。如症状自评量表、焦虑自评量表、抑郁自评量表等有助于帮助心理医生发现被试者的情绪问题,以及是否具有神经症等其他精神障碍的早期症状;明尼苏达多项人格测验对神经症、躁狂症、精神分裂症有较高的诊断符合率,有助于发现精神障碍的类型并评估其严重程度,为临床诊断和治疗提供参考。

心理测量还有助于了解个体的自我认知,个体可以通过自我效能感、自我意识与自尊的评定,心理控制源评定等的测量结果来提高对自我心理品质的认识和对问题的察觉能力,促进自我完善与成长。

6. 研究与鉴定功能 心理测量是心理科学研究中探索人类心理规律的基本工具与手段,是检验心理教育、心理矫治和心理治疗、药物治疗疗效的重要参考标准之一。临床常用焦虑自评量表、抑郁自评量表等情绪量表衡量与评价某些精神类药物和心理治疗方法对改善症状的作用程度,用他评量表鉴定精神障碍的严重程度或儿童的行为等。心理测量在劳动鉴定、司法鉴定,疗效评估等方面具有其他方法所不可替代的作用。

(秦春香 刘 李)

第二节 · 围产期心理健康评估内容

妊娠和分娩是育龄妇女自然的生理现象,但这一特殊时期女性巨大的生理变化,可引发心理上一系列应激反应,导致孕产妇出现心理健康问题的风险性显著高于其他人群,不仅影响孕产妇身心健康、社会功能和家庭关系,还会影响胎儿生长发育,甚至对子代认知、情感和行为的发展产生深远影响。医护人员应对影响孕产妇心理健康的高危因素进行有效评估,通过心理问题筛查和围产期精神状态检查,及时识别高危孕产妇并对其进行精准管理,以促进母婴健康。

一、围产期心理健康高危因素的评估

围产期心理健康高危因素范畴广泛,主要包括生理因素、心理因素和社会因素三方面。

(一)生理因素

1. 不良孕产史　既往有不良孕产史,常常会加重此次妊娠的心理负担,容易出现焦虑、抑郁等负性情绪。不良孕产史主要指既往妊娠中发生过流产、异位妊娠、因胚胎停育或产检异常而导致引产、早产、难产、新生儿畸形、胎儿或新生儿死亡等情况。经历不良孕产史的产妇往往具有较高的创伤后压力水平、较高水平的焦虑和抑郁程度。当再次妊娠时将担心此次妊娠、分娩是否会发生同样情况,如孕期是否能顺利度过;产检结果是否会出现异常;胎儿是否会存在危险或存在畸形;是否会发生早产、难产等,从而会表现出更多的焦虑、抑郁症状,严重影响围产期女性的生活质量。对分娩疼痛的不良记忆、剖宫产的孕妇担心发生瘢痕妊娠、胎盘植入等,易引起妊娠晚期焦虑、抑郁症状。因此,存在不良孕产史的产妇应为心理筛查重点对象,加强心理疏导,必要时尽早进行专业的心理诊断与治疗。

2. 高危产科因素　高危产科因素包括了所有病理产科,是可能影响妊娠结局、产生不良后果的各种危险因素。具有高危产科因素的孕产妇更容易发生围产期心理适应不良。

(1)妊娠并发症:评估孕妇是否存在先兆流产、妊娠期高血压疾病、妊娠期肝内胆汁淤积症、妊娠剧吐、ABO血型不合、早产、过期妊娠等问题。

(2)胎儿及其附属物异常:评估孕妇是否存在前置胎盘、胎盘早剥、胎膜早破、脐带绕颈、羊水量异常、胎儿宫内发育迟缓、胎儿宫内窘迫等问题。

(3)妊娠合并症:评估孕妇是否合并内外科疾病,如心脏病、糖尿病、高血压、肾脏疾病、病毒性肝炎、性传播疾病、血小板减少、贫血、甲状腺疾病、急性阑尾炎、急性胰腺炎等。

(4)可能造成难产的因素:评估孕妇是否存在产力异常、产道异常、胎位异常、头盆不称等。

存在妊娠期并发症或妊娠合并症及难产因素的孕产妇,常会出现心理自责的现象，产前及产后焦虑、抑郁发生率亦显著高于正常妊娠孕妇。具有高危产科因素的孕妇可能需要住院进行治疗，检查结果的等待、住院治疗费用、治疗效果、异常结果对胎儿健康的影响等均会使孕妇产生不良情绪，出现不同程度的围产期心理适应不良。近年来，随着高危妊娠比例不断上升，高危产科因素已成为影响围产期心理健康的主要因素，有研究显示妊娠晚期心理健康筛查中高危产科因素比例高达84.19%，产后心理健康筛查中高危产科因素比例高达93.94%。因此，在临床工作中，医务人员除要重视对高危妊娠的早筛查、早诊断，也要重视对存在高危产科因素的孕产妇进行心理健康评估与干预。

3. 生物学因素　在孕产期，激素的急骤变化或水平异常，使得多种神经调节功能受影响，这可能与孕产妇出现心理问题的发生密切相关，必要时可行实验室指标监测。

（1）雌激素：雌激素是女性重要的性激素之一，在调节情绪情感活动、认知及正常行为等方面也具有重要意义。雌激素具有直接神经保护作用，如通过减少神经炎症，促进突触可塑性，影响相关的主要神经递质系统。同时雌激素可以通过多种方式调节多巴胺功能，比如妊娠后，孕妇体内雌激素水平逐渐升高，于妊娠晚期达到峰值，但分娩后随胎盘剥离娩出，雌激素水平急剧下降，雌激素水平的下降会导致脑内多巴胺 D_2 受体水平呈超敏状态，此外，多巴胺功能亢进并产生相应的抑郁情绪和行为改变。

（2）孕激素：孕激素可以调节神经递质系统，如多巴胺能神经元、去甲肾上腺素能神经元以及 γ- 氨基丁酸能神经元作用。孕妇体内孕激素水平随孕周数增加而逐渐升高，分娩后孕激素水平迅速下降，干扰了 γ- 氨基丁酸受体的表达，抑制了 γ- 氨基丁酸能神经元的正常功能，导致了抑制性和兴奋性神经递质的失衡，继而出现抑郁表现。

（3）促乳素：促乳素具有一定的抗焦虑、维持正常精神活动的作用。婴儿的吮吸能刺激垂体前叶分泌促乳素，多项研究表明产后进行哺乳的产妇血清促乳素水平较不哺乳女性高，其应激反应、焦虑、抑郁等发生情况也均低于不哺乳者。促乳素可以拮抗雌、孕激素水平下降过快对大脑神经递质的影响。因此，可提倡产妇母乳喂养。

（4）皮质类固醇：应激状态下皮质类固醇分泌增加，高水平的皮质类固醇与抑郁症关系密切，是产后抑郁的重要发病因素。下丘脑 - 垂体 - 肾上腺轴是神经内分泌免疫调节的重要通路，在调节人类情感和行为中发挥关键作用，其功能异常被认为是焦虑、抑郁、双相障碍等心理问题的神经生物学基础。下丘脑 - 垂体 - 肾上腺轴被激活后下丘脑释放促肾上腺皮质激素释放激素，刺激垂体前叶释放促肾上腺皮质激素，促肾上腺皮质激素进入血液循环作用于肾上腺皮质，使其产生并分泌皮质类固醇。妊娠和分娩均会使女性产生持续的应激反应，导致机体内分泌系统功能紊乱，下丘脑 - 垂体 - 肾上腺轴释放的皮质类固醇在整个孕期持续升高，并在妊娠最后几周急剧上升。除下丘脑外，胎盘能分泌大量的促肾上腺皮质激素释放激素，由胎盘合成的促肾上腺皮质激素释放激素与由下丘脑合成的促肾上腺皮质激素释放激素结构、生物活性类似，使孕妇血浆皮质类固醇水平进一步升高。增加的皮质类固醇会降低 5-羟色胺和去甲肾上腺素的敏感性，抑制神经活动并损害情绪调节功能，引发精神心理相关疾病。

（二）心理社会因素

1. 人口学因素　与围产期心理健康问题相关的人口学因素重点评估如下：

（1）年龄：低龄是妊娠的高危因素，也围产期产生心理问题的危险因素。低龄孕妇多来自低文化程度、低经济收入、低技能劳动力人群，其社会经济状态往往较差。这些不良社会因素的存在影响了低龄孕妇的心理和生理健康，增加了低龄孕妇发生围产期心理适应不良的危险性。研究提示低龄孕妇（<25 岁）抑郁和焦虑筛查阳性的风险均较高。目前大部分关于高龄对孕产妇心理状况的影响研究结果尚不一致，但一般认为由于高龄孕妇处于非最佳孕妇年龄，且年龄增长导致其身体生理应激能力下降，其出现不良情绪、精神心理障碍的可能性发生率仍较高。

（2）教育程度：孕产妇受教育程度与围产期抑郁焦虑状况存在相关性。学历为初中或初中以下的孕产妇容易产生抑郁焦虑情绪。文化程度较高的孕妇出现不良心理状态的可能性较低，因为她们对围产期相关知识了解更多，理解更深入，愿意主动学习，可以采取更多的应对方式处理孕期及产后的各类问题，不容易过度担忧，从而减少了负性心理反应的发生。但也有研究提示文化程度越高的孕产妇，由于对围产期的生理改变有所了解，往往可能会思虑过重，因此会增加焦虑、抑郁的发生率。

（3）工作状态：孕期及产后是否工作可能与围产期抑郁焦虑情绪相关。不工作的孕产妇，由于缺少工作任务分散其注意力，可能将过多的注意力聚焦在妊娠后身体变化、胎儿健康以及产后新生儿照顾上，与外界接触、交流机会少，同时不工作意味着家庭收入的减少、经济负担的加重，导致生活压力增加，而产生焦虑抑郁情绪。另外，若妊娠期及产后早期参加工作的女性，当面临繁重的工作量与工作压力时，容易产生疲乏，妊娠期担心会发生流产或早产，产后常因影响母乳喂养而内疚自责，从而产生负面的情绪。

（4）社会经济状况：孕产妇的家庭经济状况是预测围产期焦虑和抑郁的

重要因素。经济状况差、社会经济地位低是围产期心理适应不良的危险因素。妊娠期间检查、营养补充、身体健康的维护、孩子的抚养等带来的金钱投入增加，家庭经济压力加大，会刺激孕产妇产生压力应激，出现不良情绪的积累，最终导致孕产妇发生焦虑和抑郁症状。

2. 精神心理疾病史与家族史　在病史评估中，应询问孕产妇是否具有精神障碍史、有无精神疾病的遗传史。围产期抑郁症、产后精神障碍等与个体精神病史和家族史有关。既往有抑郁障碍病史的孕妇，在孕期及产后可能发展为围产期抑郁。有精神障碍家族史的患者，围产期心理问题发生率明显高于无家族史的患者，主要原因是遗传物质基础发生病理性改变、家族中精神障碍相关基因的遗传多态性增加了心理问题的易感性，如有家族抑郁症病史的产妇产后抑郁症的发生率将显著增高。遗传因素对围产期心理适应不良的影响程度取决于妊娠期或产后的观察时间阶段，通常在妊娠晚期及产后早期更容易受到遗传因素的影响。

3. 妊娠态度　对妊娠分娩的态度、妊娠期有无心理准备及准备是否充足是围产期心理评估的一项重要内容。对妊娠的期待、心理准备充分的孕产妇对新生儿充满期盼，对妊娠、分娩知识有所了解，妊娠后能耐受身体的不适，分娩后更容易适应母亲角色，发生孕期焦虑、产后抑郁症的风险较低；而对妊娠准备不充分或非意愿妊娠的孕产妇常常发生心理矛盾的情况，在家庭、事业、感情、物质等相对不稳定的情况下妊娠，尚未做好充足准备，孕妇整个妊娠期忐忑不安，情绪波动，容易产生妊娠相关的焦虑、抑郁情绪。因此，在围产期心理筛查中，应注意评估孕产妇对此次妊娠的意愿及准备程度。

4. 人格特质　人格特质是个体在适应社会环境时的认知方式、意志品德等方面形成的独特心理结构，对个体特征性行为模式具有影响的独特的心理品质。孕产妇的心理健康及不良情绪体验与孕产妇的人格特征密切相关。内向不稳定特质与围产期焦虑、抑郁发生呈正相关。内向不稳定特质常表现出过分敏感、多疑、悲观、压抑，不善于表达，更容易放大负性生活事件的消极影响，从而容易产生心理健康问题。具有神经质、特质性焦虑人格特点也是围产期心理问题的危险因素，此类性格的孕产妇常表现为情绪不稳定、紧张、易激惹，对各种刺激的反应强烈且情绪很难平复，是罹患围绝经期抑郁的高风险群体。人格特征作为重要影响因素，对围产期心理健康预测可靠性较高。因此，对孕产妇人格特征进行测量，对内向不稳定、神经质、特质性焦虑人格特点等类型的孕产妇要进行重点关注。人格特质常用量表进行测量，主要包括艾森克人格量表、大五人格量表、16种人格因素量表等。

5. 社会支持　良好的社会支持对孕产妇的心理与生理具有重要保障作

用，是围产期心理健康评估的重要因素之一。妊娠、分娩和初为人母意味着女性需要调整角色以适应母亲的职责，必然会产生一定程度的压力，常使孕产妇处于精神健康风险之中。社会支持作为一种情感应对机制，在压力和心理健康之间发挥中介效应。孕产妇通过外部提供的情感、信息、物质等资源支持，缓解自身压力、降低孕期焦虑、减少分娩恐惧、提高母亲角色胜任的信心，增强自我效能和主观幸福感，改善孕产妇的生活质量，从而降低围产期心理问题的发生。

孕产妇的社会支持分为：正式支持和非正式支持。正式支持包括政府政策及各级医疗机构的健康知识宣传。非正式的社会支持主要来源于家庭、亲友、邻里和非正式组织的支持。丈夫及父母所提供的情感支持和生活中良好的互动可以帮助孕产妇角色适应良好，减轻妊娠及产后的不良情绪。此外，随着核心家庭特征的改变、血缘亲戚支持减少，同学、同事及朋友之间的帮助和支持也发挥了重要作用。临床可通过交谈、社会支持评定量表测量、家庭关怀度指数测评表调查等方法对孕产妇的社会支持系统、主客观社会支持程度、社会支持利用度等方面进行客观、全面、准确的评估，预测社会支持对孕产妇心理健康的影响。

在围产期阶段，女性所处的环境基本以家庭为主，家庭支持是社会支持的重要来源。家庭功能是影响孕产妇产生压力、焦虑和抑郁的重要因素。家庭功能表现在家庭成员间的关系联结、亲密度、感情交流和一起面对处理应激事件的能力，是影响家庭成员身心健康的关键变量。孕期及产后体内激素水平变化大，情绪易于波动，孕产妇需要来自家人的陪伴和关心，获得更多包容和理解。因此，建立良好的家庭功能会帮助孕产妇有效应对不良情绪，树立顺利分娩的信心，有利于母子身心健康。

夫妻关系是家庭关系中最重要的组成部分，丈夫的鼓励与支持对孕产妇克服生理不适、缓解心理压力、提高自我效能具有重要意义。家庭功能缺失、对孕产妇身心需求无视，使孕产妇易产生压力、焦虑、抑郁等心理问题。孕产期遭受家庭暴力会造成孕产妇身心严重被伤害，并增加自然流产、死胎、阴道出血、早产、胎儿生长受限、胎盘早剥、妊娠期贫血等并发症及不良妊娠结局发生风险。家庭暴力也是产后抑郁的重要风险因素，且与产后抑郁的严重程度密切相关。因此，医护人员在孕期检查及产后检查过程中，应注意对孕产妇家庭功能，特别是其中对夫妻关系的有效评估，及时发现异常，给予相应帮助和救助。目前常用评估家庭功能的量表包括：家庭关怀度指数测评表、家庭亲密度量表和家庭适应性量表等。

结合临床访谈、行为观察、问卷测验、医学检测等方法对孕产妇进行准确、全面的心理评估,尤其关注存在高危因素的人群,了解孕产妇的内心世界,寻找心理失衡的原因,针对性地采取心理护理。同时,倡导将孕产妇的心理健康筛查列入常规孕检和产后访视流程中,从妊娠早期开始开展全面的心理评估,将存在心理健康高危因素的孕产妇纳入心理管理系统,由经过培训的医务人员或社工进行孕期和产后抑郁的筛查追踪,为孕产期妇女提供专业支持以促进围产期妇女的心理健康。

(黄海超)

二、围产期心理健康问题的筛查

围产期心理筛查和评估有助于早期识别孕产妇的心理问题,以及时干预或转诊。孕产妇心理健康问题的筛查应作为常规孕期保健的组成部分,在每次产前或产后检查中,应询问孕产妇的情绪状况。如有相关心理障碍的临床表现,需要在孕期和产后对孕产妇进行定期随访筛查,以了解她们的心理健康情况是否持续稳定;对由于妊娠合并症/并发症入院的孕产妇,住院期间至少完成一次心理健康评估量表的筛查。

本节重点介绍心理筛查量表的相关知识和常用筛查内容和量表。公认的筛查量表或问卷是由一组封闭式问题组成,并以评分的方式衡量人们的态度和行为的工具,是经过标准化的测量工具,其编制过程需要按严谨科学的步骤完成。公认的量表或者问卷还涉及信度和效度的问题,需要经过长时间检验并得到广泛认可才可以正式使用。需要注意的是,在使用公认的心理筛查量表或问卷时,应考虑量表的来源、使用方法、评分标准、在国内外的使用情况以及量表或问卷的信度和效度指标等,对结果进行合理的解释与报告。

(一)心理筛查量表的相关知识

1. 信度 信度又指可靠性,指采用同样的方法对同一对象进行重复测量,所得结果相一致的程度,它反映了测量工具的可靠性和稳定性。在同样条件下,同一受试者几次测量所得结果变化不大,说明该测验工具稳定、信度高。信度用信度系数表示,用同一被试样本所得的两组资料的相关系数作为测量一致性的指标为信度系数。信度系数的数值在0~1,绝对值越接近1,表明测验结果越可靠;绝对值越接近0表明测验结果越不可靠。

(1)信度类型:包括重测信度、复本信度、分半信度、内部一致性信度和评分者信度。

1)重测信度:指用同一个测验对同一组被试在不同时间施测两次所得结果的一致性程度,又称稳定性信度,用来检验测验结果是否具有跨时间的稳定性。重测信度是在实际应用过程中最常用的信度类型。

2）复本信度：也称为等值性系数，是衡量测验不同版本等值程度的指标。是用同一测验的两个版本对同一组被试施测后，计算两个版本得分的相关系数，复本信度系数高，表示两个版本可以相互替代，复本信度系数低，表示两个版本不可以相互替代。

3）分半信度：指将一个测验分成对等的两半，根据所有被试在这两半测验的分数，计算相关系数。使用分半信度估计信度系数只需要实施一次测验。测验后，将测验题目按奇偶数分为等值的两半，分别计算每位被试在两个半测验上的得分，并求出这两个分数之间的相关系数。相关系数的高低表示两个半测验内容取样的一致程度。

4）内部一致性信度：指一个测验所有题目间的一致性程度。如一个测验所有题目间具有高度的相关，则表明该测验测量的是同一个特质，具有较好的稳定性。内部一致性信度通常用 Cronbach's α 系数表示，通常情况下 Cronbach's α 系数大于 0.7 表明量表的可靠性较高。

5）评分者信度：指针对多个评分者对同一组被试评分时的一致性程度进行的衡量，用于测量不同评分者之间所产生的误差。

（2）信度的影响因素：包括被试者、测试者、测试情境、测量工具和两次测试的间隔时间。

1）被试者：测试过程中被试者的身心状态、测试动机、注意力等会影响测试的信度；在团体测试中，当团体的同质程度越高（个体间差异越小）时，获得的信度越低，当异质程度越高（个体间差异越大）时，获得的信度越高。

2）测试者：测试过程中是否规范地进行施测、对被试者有无暗示、指导语是否恰当等都会对测验信度产生影响。

3）测试情境：测试过程中温度高低、空间拥挤程度、噪音高低等也会对测验信度产生影响。

4）测量工具：测量长度越长，信度越高；测验过难或过易会减少个体差异，降低信度；测验内容内部一致性较低、题意不明确，均会降低测验信度。

5）两次测试的间隔时间：间隔过短，易受到练习效应的影响，间隔过长，所测对象的特质有可能发生变化。因此，在实际测验过程中，应该根据测验的目的、性质、应用对象等对间隔时间进行调整。

2. 效度 效度是衡量测验有效性的指标，指测量工具或手段能够正确测出所需要测量的事物的程度。效度是一个相对的概念，任何一种测验有效无效都是针对一定的目的来说。

（1）效度类型：包括内容效度、结构效度和效标效度。

1）内容效度：指测验题目对有关内容或行为取样的适当性，主要用于设计测验条目时。测验要有较好的内容效度,必须具备两个条件:一是要有定义明确、清晰的内容范围;二是测验题目应为所界定的内容范围的代表性取样。内容效度的确定方法包括:专家判断法、统计分析法、经验推测法等。

2)结构效度:指测验能够测量到理论结构或特质的程度,或者是测验分数能够说明心理学理论的某种结构或特质的程度,主要适用于心理测验。使用结构效度衡量测验的效度,要先从某一构想的心理特质理论出发,给出操作性定义,进一步地确认该定义的各个测量目标,编制测验,然后由果求因,以因素分析等方法判断测验结果是否达到期望的标准。结构效度的衡量方法包括测验内法、测验间法、效标关联法等。

3)效标效度:指测验分数与效度标准的一致程度。测验分数与效度标准之间的相关程度,两者之间的相关程度用相关系数表示,称为效度系数;效度系数越大,测验的效度越高。找到真实的效度标准是进行效度标准关联效度分析的关键。

(2)提高效度的方法:①精心编制测验量表,避免出现较大的系统误差;②正确选用有关效度的计算方式;③针对实证效度,选好正确的效标,进行恰当的效标测量。其中信度与效度的关系:有效的测验必是可信的;但可信的测验却未必是有效的;效度高是测验的终极目标。即信度低,效度低。比如测量的数据不准确,则并不能有效地说明所研究的对象;信度高,效度未必高。比如当我们准确地测量出某人的经济水平收入时并不能说明他的消费水平;效度低,信度可能高。比如某项研究虽然未能说明社会流动的原因,但可能很精确地调查到了各个时期各种类型的人的流动数量;效度高,信度必然高。

3. 常模   常模代表了一定人群在所要测量的特性上的普遍水平或水平分布情况,用来帮助我们理解测试结果的意义。常模的构成要素包括:原始分数、导出分数、对常模团体的有关具体描述。

(1)原始分数:指从测验中直接获得的分数,是通过将被试的反应与标准答案相比较得来的,"直接获得"指它是通过将被试的反应与标准答案比较后得出的分数。

(2)导出分数:导出分数为在原始分数的基础上,按一定的规则,通过统计处理后获得的具有一定参照点和单位,并且可以相互比较的分数。常见的导出分数包括百分等级、标准分数及标准分数的变式等。

(3)常模团体:常模团体指计算常模的标准化样本,是由具有某种共同特征的人组成的一个群体或者是该群体的一个样本。

(4)常模团体构成条件:群体的构成必须界定明确:样本内所有成员都是同质的并且有明确的界限,必须能很好地代表所测群体,其构成和得分分布情况要与总体尽可能一致；常模团体必须是所要测量的群体的一个代表性取样；出于对时间、空间、经济方面等因素的考虑，我们通常采用抽样的方式来选择需要测量团体的一部分作为所测被试总体的代表；样本的大小要适当：其他条件相同情况下，样本量越大越好。但考虑到经济、有效的原则，样本量的大小可根据要求的可信程度和容许的误差范围进行推算；关注常模的时效性：常模是一定时空的产物，过期的常模会影响测量的结果，常模只在一定时期内有效。

（5）常模团体抽样方法：一般为简单随机抽样、等距抽样、分组抽样和分层抽样。

1）简单随机抽样：利用随机顺序表随机抽选出被试作为样本或在抽样范围内，将每个人或者每个抽样单位进行编号，随机进行选择。

2）等距抽样：将编好号码的个体按一定顺序排列，每间隔若干个体之后分别抽取样本。

3）分组抽样：当总体数目太大而无法编号，而群体又具有多样性时，可将群体分为一定的小组，分别在各小组内进行随机抽样。

4）分层抽样：按照总体的某些特征将其分成几个不同的部分，分别在每一部分中进行随机抽样。

（6）常模类型：一般为发展常模、百分位常模和标准分数常模。

1）发展常模：发展常模指某类个体正常发展过程中各个特定阶段的一般水平，分为年龄常模和年级常模。

2）百分位常模：一个测验分数的百分等级指在常模团体中低于某分数的人数所占的百分比。包括百分等级、百分点、四分位数、十分位数等。

3）标准分数常模：标准分数是以被测团体的常模（平均数）为参照，以测验分数的标准差来衡量原始分数在其常模团体中地位高低的评价方法。标准分形式很多，其共同点都是基于统计学的正态分布理论衍化而来，因此采用标准分作为常模形式的基本条件就是测验的分数在常模样本中要呈正态分布。

$$标准分 = M + S(Z)$$

M 为设计量表分的平均值；S 为设计量表分的标准差；Z 为 Z 分（最基本的标准分）。

4. 心理测验的标准化　标准化是心理测验的基本要求。心理测验的标准化是指测验的编制、实施、评分和测验分数的解释程序应保持一致性，将外界因素对测验结果的影响降到最低。心理测验的标准化包括内容标准化、施测标准化、评分标准化和分数解释标准化，详见本书"第四章第一节"部分内容。

5. 心理量表选择　心理量表的选择需要使用者应首先根据自己的研究

目的，选择标准化程度较高的量表。

（1）必须符合测量目的：所选量表要与测量的目的一致，这是选择量表最根本的原则。首先充分了解该量表的性能与结构、作用、优势、劣势以及适用范围，是否符合自己的评价目的，是否能够解决你想要解决的问题，再结合实际条件和需要去确定最能实现测量目的的量表。

（2）必须适合测量对象：测量的对象多种多样，根据精神状态可分成正常人群和精神障碍人群，根据人数可分成个体测量和团队测量。个体测量中，单次仅测试单个受测者，通常是一名主试和一名被试，面对面、一对一地进行，对无法运用文字的特殊被试（如文盲），只能靠施测者记录反应。团队测量可适用于个体测量，但个体测量不能对团队使用。

（3）关注文化的适应性：每个国家的文化史存在差异性，如不经本土化而直接使用国外的测量方法与工具，其会存留原版的文化在其中，结果的准确程度将会受到影响。

（4）保证测量科学性：测量的科学性主要是指测量的技术参数是否符合测量学的要求。运用测验是为了评价对象的行为与特质，或者对现象做质与量的估计。测量的信度、效度以及常模的有效性是选择量表的重要依据，并且应基于文献回顾，寻找已经大量研究验证的量表。一个被许多研究采用较成熟的心理量表通常也能为结果解释提供更多的证据。

（5）关注量表时效性：随着时代的发展，量表的内容也要不断更新。假如量表内容陈旧且不作修改的话，测量结果就会受到影响。因此，需要根据时代的不同选择合适的量表。时效性在测量的常模上也有表现，常模标准同样需要不断修订。

（6）对操作人员的要求：有些量表需要专业人员来操作并且解释测验结果，如果施测者没有这种专业技能，对测量结果的解释将会产生误差，并且有可能会伤害被试者的心理。因此选择测验的时候，要考虑施测人员的操作与解释测量结果的能力，确保测量结果得到准确而严密的解释。

（7）考虑测量时长：选择心理量表作为研究手段或是对某些特殊对象进行测评时，需要考虑测量的总时间，一次测验持续的时间太长容易造成被测者疲劳，进而影响测验的信度和效度。

6. 心理量表使用注意事项 为保证测量结果的可靠准确，选择正确的测量方式非常重要。由主要研究者亲自进行个别或小团体测量，并且当场回收量表，能够很好地保证测量结果的有效性和可靠性。而采用邮寄或派送问卷，事后回收或请测试者寄回的方式其信度和效度相对来说难以保证；采用团体测量方法时注意限制人数，最好是30人以下的小团队，如果测量人数在50～60人，则应多配备 1~2 个人员，以便随时解答问题。如果人数超过 60 人，最好能分成两次进行测量；在开始正式测量前，应当认真地讲解指导语，让被测量者了解其目的，主动配合测量。对测量者提出的各种疑问进行解释。评定量表间隔时间需要根据临床要求及选用量表的种类而定；填表时不打扰测量者，以免影响其做出独立的、反映主观真实感觉的选择。遇到文化程度较低的测量者对某些项目难以理解时，可由工作人员逐项念，并以中性的不带任何偏向和暗示的方式把问题本身表达的意思告诉测量者；采用当场回收量表的方式，量表回收时应当快速浏览一下被测者的回答情况，重点注意是否有漏答、多选和不清楚的情况，及时要求其改正。如果发现有乱答的情况，应在试卷上做记号标明，事后将其作为无效问卷处理。

7. 结果的合理解释与报告 心理量表是间接性的，心理测量和躯体疾病的检查意义不一样，目前我们尚无法直接测量人的心理，因此，需要针对测量结果进行严谨客观的解释。

（1）结果的合理解释：分析者必须熟悉该量表的各种性能：量表的各种性能包括量表设计使用的目的、研究对象、常模或样本的特征及局限性、量表的信效度指标、量表的划界分或分类值的两类错误（α 错误和 β 错误）以及灵敏度和特异度，只有结合这些指标对测验结果进行综合分析和判断，对内容有正确的认识，方能作出准确、可靠、客观、合理的解释；对成因的解释应当慎重，防止片面极端：测量结果受其遗传特征、目前的学习与经验以及测量情境三个方面共同影响。所以，应该把结果看作对受测者目前状况的测量，在对测量结果进行解释时，应考虑受测者被测验时的背景或经历等综合因素，以对其量表结果做出有意义的解释；估计量表的常模和效度的局限性：解释结果时，既要有常模资料也要有效度资料。常模资料只能说明常模团体中个体的相对等级，不能进行预测或得出其他方面的解释。人们常常会忽视效度的局限性，仅依据标题和常模数据对测验结果进行最终的解释，这无疑是错误的。要从最相近的团体、最匹配的情境中获得资料并进行测验结果的解释；参考其他的相关因素：解释结果时，个人的经验以及背景因素也应该考虑进去。另外，测量情境也是十分重要的因素，受试者在测量时的情绪状态、身体状况和与测量过程无关的事件都会影响受试者。在诊断测验中这些因素更应该被考虑；结果应该是一个范围：测验的信度不等，测验也就并非完全可靠。因此，我们应该将结果看作一个范围而不是一个确定的值。当使用确切的分数值时，要说明这是对真实分数的最佳的估计，而不是一个确定的指标；对不同的结果不能直接进行比较：不同的结果只有放在统一的量表中才能进行比较。即使是两个名称相同的测验，如果具体内容不同，那么测量的特质也会不相同。此外，由于建立标准化样本的组成不同，量表单位不同，因而其测验结果也不具备可比性；原则上不将结果告诉受试者以外的任何人；在保密原则下，尊重隐私，要对受试者以外的人进行保密。在需要告诉受试者的家长或者其他负责人时候，一般只讲结果的解释而不是测量分数。施测者应对测验结果做必要的说明，以免引起其他不良后果；解释结果时态度要谨慎小心；对人格、能力等诊断性结果的解释要慎重，避免给受试者"贴标签"，以免引起不必要的误解。因为这些结果可能对一个人的一生有影响，对个人认同和行为方式都会有一定的标定作用，所以要特别谨慎小心。

（2）心理测量结果报告：报告是将测量所获得的信息转达给测量者，是对测量者的答复。完整的心理测量报告，既要有测量的一般信息，如测量的内容、计分方式、测量工具，又包括对测量结果的解释。书写报告结果是测量工作必不可少的一部分，通过最终的报告认识和了解被评估者。书写报告的测量报告一般包含以下几个方面的内容：①采用量表名称。②测量者姓名、性别、出生日期、年龄、籍贯、民族、职业、住址等。检查人姓名、测量地点及日期。③测量时对测量者的行为观察应注明以下几个方面的情况：仪表、语言（声调的快慢高低以及表达能力）、主动性、注意力、努力程度、合作程度、情绪态度等。④量表结果的解释。例如需要呈现简要结果；量表的信度、效度（如行为观察、既往史及其他不同来源资料的一致性）；差异性的比较分析（言语量表和操作性量表、各分测验之间的差异）。⑤总结包括结论、建议和申请之外的发现，建议应针对申请的要求做出总结，当内容中与前面有所重复时，要明确重复的内容不能过长，用词简洁、精确，贴合要点。

（3）报告测量结果的注意事项

1）使用通俗易懂的语言。量表测量作为一个专门的工具，有相应的专业术语，在报告测量结果时必须考虑到所报告的结果是否过于专业，并最终导致受试者不能完全理解。因此，报告测量结果时应使用测量者能够明白的语言，甚至在必要时询问测量者是否能理解意思。

2）让测量者知道被比较的是什么团体。如果结果是以常模为参照的，常模参照测验关注的是被试的分数在群体中的差异性，进而最大限度地鉴别出被试间的差异。在常模测量中，常模是一个评判的标准，个人测量分数的高低是相对的，只有与常模进行比较才能知道个体在团体中的位置，确定其分数的高低。

3）让测量者认识到结果报告只是一个"最好"的估计。结果有一定的局限性，受很多因素的影响，从测量本身来看，测量的信效度、实测过程不严谨等都可能带来误差。从测量者的角度来说，每个测量者的身心状态、投入程度等都会对测量结果产生影响，所以我们要让测量者感到可信的同时让其客观地认识结果报告。

4）让测量者知道如何运用测量结果。向当事人讲清楚测量结果的作用，详细地说明测量所得结果是起决定性的作用还是作为参考的价值，在没有唯一的最低分数的情况下，低分数是否有其他方面的补偿等。

5）考虑测量结果给测量者带来的心理影响。由于对测量结果的报告会影响测量者的自我评价和自我期待，进而影响其行为，所以在报告时要考虑到测量者的反应，既不要让得到低分者自暴自弃，也不要让得了高分者忘乎所以，告知测量结果时要用词得当、态度诚恳、语气委婉，在必要的时候要做一些思想工作，使其做相应调适。

6）让测量者积极参与测量结果的报告过程。报告结果就保证当事人完全了解分数的表面意义和隐含意义，所以要在报告测验结果的过程中，时刻关注测量者的表情及行为，鼓励他提出相应的问题。

7）测验结果应当保密。当事人的测验结果应该采用个人的报告方式，而不应该让其他无关的人员知道，充分保护当事人的隐私，对当事人负责，以免对当事人造成不良的影响，更不应公告或宣扬测量结果。

8）提供适当的引导和咨询服务。测量结果受到测量者自身状态的影响，因此，报告测量结果时，宜先让当事人充分表达测量时的心理感受，从而判断其测量结果是否是在最佳状态下所获得的，只有确定了测量者在测量过程中的各种身心状况，才能采取适当的措施加以引导。

（二）常用筛查内容和量表

1. 压力　压力是某些事物对人体生理或心理造成一系列的紧张反应状态。压力源作为影响机体的一种应激源，对个体的生理、心理会产生多方面的影响。妊娠期压力是指妊娠期间孕妇的各种需求与生理、心理反应不相适应的一种身心失衡的状态，妊娠期的压力源既可以源自孕妇本身也可以源于社会、家庭等多方面。其测量包括对压力源（如妊娠相关焦虑量表、妊娠压力量表等）、压力感知状况和压力反应（如焦虑、抑郁情绪及其相关临床生理学指标等）三方面的测量。妊娠压力源的测量，尚未发现能够系统、准确、全面地测量孕妇压力来源的量表。目前较常用的量表为妊娠压力量表、孕妇生活事件量表等，均适用于妊娠期。现总结常用妊娠压力测量工具如下：

（1）妊娠压力量表修订版（Revised Pregnancy Stress Rating Scale，RPSRS）：由我国陈彰惠于 2015 年对原有量表进行的修订。共 36 个条目，包含 5 个维度：担心母子健康、抚养婴儿、母亲角色认同、寻求社会支持和身体结构及功能改变而引发的压力感。量表采取 Likert-5 级评分法（0 表示绝对没有，1 表示轻度压力，2 表示中度压力，3 表示重度压力，4 表示非常严重压力）。量表得分 = 各项得分之和，得分越高表示压力水平越高。该量表 Cronbach's α 系数为 0.92，各个维度之间的 Cronbach's α 系数为 0.73～0.91。RPSRS 制订时选择的研究人群是预期采用阴道分娩的孕妇，对于其他的孕妇是否适用尚有待研究。

（2）妊娠期生活事件问卷（Pregnancy Life Events Questionnaire，PLEQ）：由贾晓敏等于 2014 年编制，主要用于孕妇妊娠期负性生活事件发生及其对孕妇影响程度大小的测量。共 20 个条目，包含 4 个维度：家庭经济状况、工作问题、人际关系和夫妻生活和谐度。问卷按相关事件有无发生分为"有""没有"两个选项，若事件发生，则孕妇要选择事件发生的时间和对其的精神影响程度；精神影响程度分为 5 个等级："无影响""轻度""中度""重度"和"极重"。在此问卷的评分中，如果选择"没有"或者选择"有"但是"无影响"，记为 1 分；如果选择"有"且对精神影响程度为"轻度""中度""重度"或"极重"，则分别计为 2～5 分。量表得分 = 各项得分之和，得分越高表示该应激源对孕妇的影响程度越大。量表 Cronbach's α 系数为 0.63，各个维度之间的 Cronbach's α 系数为 0.44～0.53。该量表目前只应用于妊娠早期人群，对孕中晚期人群，其信效度有待进一步检验。

（3）孕妇生活事件量表（Life Events Scale for Pregnant Women，LESPW）：由高延等于 2010 年编制，该量表参考了 1967 年 Holmes 和 Rahe 的社会再适应评分量表（SSRS）及国内不同版本的生活事件量表，并结合孕妇生理心理特点编写而成，主要应用于测量孕妇妊娠期间或妊娠前半年内受生活事件影响的程度。共 53 个条目，可分为主观事件（subjective events，SE）和客观事件（objective events，OE），再按客观事件对孕妇心情影响的程度分为 3 级，按应激强度从小到大依次称为 OE1、OE2、OE3，得到 4 个分量表，与总分共同评价孕期应激反应程度。客观事件按照对孕妇心情的影响程度分为 3 级，按生活事件的应激强度由小到大分为 1 级客观事件（OE1），2 级客观事件（OE2），3 级客观事件（OE3），一共 4 个分量表。每个条目 1～120 分，量表得分 = 各项得分之和，与总分一起全面评价孕期生活事件对孕妇的影响，得分越高表示孕妇经历的生活事件应激越多。该总量表的 Cronbach's α 系数为 0.96，4 个分量表的 Cronbach's α 系数为 0.78、0.88、0.89、0.90。该量表用于妊娠各个时期的孕妇，并能预测应激对后代神经发育的影响程度，但其忽略了妊娠本身对孕妇造成的压力。

2. 抑郁　不同的抑郁量表设计侧重点不同，有的测重认知，有的侧重评定情感，有的侧重生理症状如睡眠、食欲等，但大多数量表都以抑郁症状作为评定的首要内容，与诊断标准是一致的，主观的痛苦体验是评定的核心。现总结常用围产期抑郁量表：

（1）爱丁堡产后抑郁量表（Edinburgh Postnatal Depression Scale，EPDS）：详见本书"第三章第三节"部分内容。

（2）9项患者健康问卷（Patient Health Questionnaire-9，PHQ-9 items）：详见本书"第三章第三节"部分内容。

（3）抑郁自评量表（Self-Rating Depression Scale，SDS）：详见本书"第三章第三节"部分内容。

（4）汉密尔顿抑郁量表（Hamilton Depression Scale，HAMD）：详见本书"第三章第五节"部分内容。

3. 焦虑 目前用于围产期孕产妇焦虑评估常用的量表有7项广泛性焦虑障碍量表、焦虑自评量表、汉密尔顿焦虑量表。

（1）7项广泛性焦虑障碍量表（Generalized Anxiety Disorder-7，GAD-7）：详见本书"第三章第四节"部分内容。

（2）焦虑自评量表（Self-Rating Anxiety Scale，SAS）：详见本书"第三章第四节"部分内容。

（3）汉密尔顿焦虑量表（Hamilton Anxiety Scale，HAMA）：由Hamilton于1959年编制的一个临床他评量表，主要用于评定神经症、围产期孕产妇及其他患者的焦虑症状的严重程度，评定时间跨度为过去一周的情况。量表共14个条目，包含躯体性和精神性焦虑两大类，其中躯体性焦虑包含感觉系统症状、肌肉系统症状、呼吸系统症状、生殖泌尿系统症状、心血管系统症状、自主神经系统症状和胃肠道症状；精神性焦虑包含紧张、害怕、焦虑心境、认知功能、失眠、抑郁心境和会谈时的行为表现。量表采用Likert-5级评分法（0表示无症状，1表示症状轻，需要经他人提醒或特别关注才感到该症状的存在；2表示症状中等，分散注意力也能感到该症状的存在，但不影响日常生活；3表示症状重，症状明显，影响日常生活；4表示症状极重，症状十分明显，严重影响日常生活），每个条目按照症状出现的频度评定。HAMA分值介于0~56分之间，满分56分，分值越高，表明围产期孕产妇的焦虑水平越高。按我国以往的量表评定习惯，HAMA量表总分6分或低于6分通常认为没有焦虑，7~14分认为可能有焦虑，15~21分认为肯定有焦虑，22~29分认为是肯定有较为明显的焦虑，而超过或等于30分则认为可能有严重的焦虑。值得注意的是，HAMA中除第14项需要结合观察外，所有项目都根据患者自己的口述进行评分，其中第1项需要两者兼顾。第7项尚需要向患者家属或病房工作人员收集资料，同时强调受试者的主观体验。

4. 分娩恐惧 分娩恐惧是指孕妇在面对分娩时、经历分娩的过程中对分娩应激及分娩过程中的不良应对及未知的恐惧，是孕产期焦虑所致的身心失调的一种病态心理，通常表现为对分娩过程的恐惧与担忧。一定程度的分娩恐惧对孕产妇具有保护作用，而较高水平的分娩恐惧不仅会影响孕产妇围产期的心理健康，还会增加不良妊娠结局的风险，同时也会影响女性的生育意愿。孕产妇心理筛查和评估有助于早期识别孕产妇的心理问题，及时给予干预或转诊。不同的量表，适用的分娩时机不同。现总结常用分娩恐惧评估工具如下：

（1）分娩恐惧量表（Delivery Fear Scale，DFS）：详见本书"第三章第二节"部分内容。

（2）Wijma 分娩预期与经验问卷（Wijma Delivery Expectancy/Experience Questionnaire，W-DEQ）：详见本书"第三章第二节"部分内容。

（3）分娩态度问卷（Childbirth Attitude Questionnaire，CAQ）：详见本书"第三章第二节"部分内容。

（陈　瑜）

三、围产期精神状态检查

（一）围产期精神状态检查的基本内容

精神状态检查是通过外表与行为、言谈与思维、情绪状态、感知力、认知功能和自知力的资料收集来评估当前认知与情感功能。围产期精神状态检查则是根据围产期常见心理问题的临床表现来展开，具体可分为以下七个方面：

1. 外表与行为检查 主要包括针对外表、面部表情、活动、社交即其他日常生活能力的评估。

（1）外表：包括体格、体质状况、发型、装束、衣饰等。严重的自我忽视，如外表污秽、邋遢，提示有精神分裂症、酒精或药物依赖与滥用及痴呆的可能；躁狂患者往往有过分招摇的外表；明显的消瘦除了考虑伴发严重的躯体疾病外，也应考虑神经性厌食的可能；围产期患者则需要观察其宫高、腹围与孕周是否相符等情况。

（2）面部表情：从面部的表情变化可以推测一个人目前所处的情绪状态，如紧锁的眉头、无助的眼神往往提示抑郁的症状。

（3）活动：应注意活动的量和性质。抑郁患者少动而迟缓；焦虑患者表现出运动性的不安，或伴有震颤；躁狂患者总是表现为活动过多，不安分。

（4）社交性行为：了解患者与周围环境的社交性行为的情况，如患者是否关心周围的事物，选择主动接触还是被动接触，与医护的合作程度如何。

（5）日常生活能力：患者的起居、饮食、睡眠和大小便状况，患者能否照顾自己的生活,如其服饰仪表是否整洁,有无过分装饰或不修边幅,皮肤有无伤痕。对围产期患者还要注意观察其自我监护胎儿的能力或哺育婴儿的能力等情况。

2. 言谈与思维检查 主要评估言谈的速度和量、形式逻辑和内容等。

（1）言谈的速度和量:有无思维奔逸、思维迟缓、思维贫乏、思维中断等的情况。

（2）言谈的形式与逻辑:思维逻辑结构如何,有无思维松弛、破裂、象征性思维、逻辑倒错或语词新作。患者的言谈是否属于病理性赘述,有无持续性言语等。

（3）言谈内容:是否存在妄想。妄想的种类、内容性质、出现时间、发展趋势、涉及范围、是否成系统、内容是荒谬还是接近现实,与其他精神症状的关系等。是否存在强迫观念及与其相关的强迫行为。

3. 情绪状态检查 情感活动可通过客观观察与主观询问两个方面来评估。客观表现可以根据患者的面部表情、姿态、动作、讲话语气、自主神经症状(如呼吸、脉搏、出汗等)来观察判断。主观体验可以通过交谈设法了解患者的内心世界。注意其情感稳定性如何,对周围人或事物的态度变化和感染力。可根据情感反应的强度、持续性和性质,确定占优势的情感是什么,包括情感高涨、情感低落、焦虑、恐惧、情感淡漠等;情感的诱发是否正常如易激惹;情感是否易于起伏变动,有无情感脆弱;有无与环境不适应的情感,如情感倒错。若察觉孕产妇存在抑郁情绪,一定要了解其是否有危害自身生命安全的想法,以便进行紧急风险干预。

4. 感知检查 有无出现错觉,错觉的内容、出现时间和频率、种类以及与其他精神症状的关系;有无幻觉,幻觉的内容、种类,是真性还是假性,出现的条件、时间与频率,与其他精神症状的关系及其相互影响;有无感知综合障碍症状(或体验)及其社会功能的影响情况。

5. 认知功能检查 主要包括定向力、注意力、意识状态检查等。

（1）定向力:包括自我定向,如姓名、性别、年龄,核对时间(尤其是时段)、地点、人物以及周围环境的定向能力,有无双重或多重定向。

（2）注意力:评定是否存在注意力增强、涣散以及转移,有无注意力集中方面的困难。

（3）意识状态:根据定向力、注意力(尤其是集中注意的能力)以及其他精神状况,确定是否存在意识障碍及其障碍的程度。

（4）记忆:评估瞬时记忆、短时记忆和长时记忆的完整程度,有无遗忘、错构、虚构等症状。

（5）智力：依据孕产妇的文化水平适当提问。包括一般常识、专业知识、计算力、理解力、分析综合能力以及抽象概括能力等。必要时可进行智力测查。

6. 自知力 经过全面的精神状况检查，检查者应大致了解受检者对自己精神状况的认识。可以就个别症状询问受检者，了解其对此的认识程度，随后检查者应要求受检者对自己整体的精神状况作出大致的判断，可由此推断受检者的自知力，从而推断其在日后诊疗中的合作程度。

7. 风险评估 围产期精神状态的风险评估包括疾病风险和治疗风险两个方面的评估，其中疾病风险的评估主要包括暴力行为等风险的评估；治疗风险的评估需要特殊关注药物治疗带来的风险，如致畸性、产后出血、新生儿致死性肺动脉高压等。

（1）疾病的风险：首先为暴力风险。孕产期罹患心理问题的女性发生暴力行为并不少见，除此之外，在患者处于焦虑激越、易激惹，尤其是出现精神运动性兴奋状态、谵妄状态、被害妄想、命令性幻听等症状，或共患物质依赖与滥用、人格障碍时更容易出现暴力行为；另外，围产期心理问题还可能会影响到孕产妇的妊娠及分娩过程、纯母乳喂养、抚育孩子的能力，胎儿、婴幼儿及青少年的身心发育以及母婴联结等。

（2）治疗的风险：主要体现在药物治疗及物理治疗可能的风险。

1）药物治疗的风险：已有数据表明孕产妇进行的某些药物治疗可能会增加产后出血、致畸性、新生儿持续性肺动脉高压、新生儿精神运动发育迟缓等多种风险。

2）物理治疗的风险：临床上围产期女性心理问题常采用的物理治疗方法是改良电休克治疗和重复经颅磁刺激技术。有研究报道改良电休克治疗可能导致母亲癫痫持续状态、血尿、早产、阴道出血、腹痛、胎盘早剥、胎儿一过性心律失常及暴露在麻醉剂与肌肉松弛剂下等风险；重复经颅磁刺激可能会引起孕妇癫痫发作进而导致母亲仰卧位低血压、胎儿死亡、低出生体重儿等风险，但此类研究仍要进一步证实。

（二）围产期精神状态检查的常用工具

评定量表是围产期精神状态检查的常用工具，可分为诊断量表和症状量表。前者常用于特定障碍或特定分类诊断系统配套的诊断和鉴别诊断；后者则用于评定某类障碍的症状及其严重程度。

1. 诊断量表 为提高疾病诊断水平和可靠性，国内外精神病专家在制定诊断标准的同时编制了标准化精神检查工具和计算机诊断系统以用于临床诊断和研究。此种工具是由有临床经验的精神病专家根据诊断要点和／或诊断标准所设计。它包括一系列条目，每一个条目代表一个症状或临床变量、规定的检查程序、提问方式和评分标准,并附有本工具的词条解释。这是一种定式或半定式的面谈检查工具,医生或研究者严格按照规定进行询问和检查,遵循词条定义对所获结果进行评分编码,确定症状是否存在并判断其严重度。不同医生使用此种标准化检查工具检查患者,可以获得同样的诊断结果,大大提高了诊断的一致性。

目前常用的诊断性精神检查工具有复合性国际诊断访谈(Composite International Diagnostic Interview,CIDI)和 DSM-Ⅴ临床定式访谈(Structured Clinical Interview for DSM-Ⅴ,SCID)。前者可分别得出 ICD-10 和 DSM-Ⅴ的诊断,可由非精神科医生操作;后者只能得出 DSM-Ⅴ的诊断,且必须由经过训练的精神科医生使用。近些年来,在一些流行病学研究中,也有一个更为简化的诊断工具即简明国际神经精神访谈(Mini-International Neuropsychiatric Interview,MINI)。研究显示 MINI 具有较好的信效度以及较高的研究者之间一致性,与 SCID 和 CIDI 有很好的相关性,并能在短时间内完成测评。经过简单的培训后,该量表可被临床医生熟练使用,目前已被广泛用于多种临床药物研究和临床实践中。

2. 症状量表 按评定者性质可分为自评量表(量表的填表人为受评者)和他评量表(量表的填表人为评定者)。

(1)自评量表:自评量表的评估往往比较简单、快捷、高效。常用的自评量表如下:

1)贝克抑郁问卷第 2 版(Beck Depression Inventory-Ⅱ,BDI-Ⅱ):贝克抑郁量表最初由 Beck 于 1961 年编制,于 1996 年根据 DSM-Ⅳ对于抑郁症状的诊断标准修改为 BDI-Ⅱ,并且成为评估抑郁症严重程度得到最广泛接受的标准之一。量表采取 Likert-4 级评分法,分别计 0~3 分,量表得分 = 各项得分之和,分数越高表示抑郁水平越高。总分 4 分以下为无抑郁或极轻微,5~13 分为轻度抑郁,14~20 分为中度抑郁,21 分及以上为重度抑郁。该量表中文版具有良好的信效度,其中 Cronbach's α 系数为 0.90。但研究表明该量表更适合用于既往抑郁严重程度的筛查,并不能作为抑郁诊断或筛查工具。

2)产后抑郁筛查量表(Postpartum Depression Screening Scale,PDSS):2000 年由 Beck 及 Gable 等人编订而成的专用于产后抑郁的筛查量表,已被证实可用于围产期女性过去 2 周的抑郁症状。共 35 个条目,包括 7 个因子(自我混乱感、自残倾向、情绪不稳定、内疚 / 羞耻感、睡眠紊乱、焦虑 / 不安全感、饮食失调)。采用 Likert-5 级评分法(1 表示非常不同意,2 表示不同意,3 表示不同意也不反对,4 表示同意,5 表示非常同意),量表得分 = 各项得分之和。一般以总分 60 分以上作为筛查产后抑郁症患者的临界值,80 分以上作为筛查严重产后抑郁患者的临界值。产后抑郁量表中文版由我国学者刘芳、李榕等进行研译及评价，均具有良好的信效度，可用于我国女性产后抑郁症的早期筛查。

3）领悟社会支持量表（Perceived Social Support Scale，PSSS）：由 Zimet 于1988 年编制，用于测评个体领悟到的各种社会支持源，如家庭、朋友和其他人的支持程度。共 12 个条目，包括 3 个维度，每个维度针对不同的支持源。采用 1～7 分的 Likert-7 级评分法，Cronbach's α 系数为 0.88，量表得分＝各项得分之和，得分越高表明个体感受到的社会支持水平越高。我国学者姜乾金（2001 年）修订完成了中文版的领悟社会支持量表，同样包括三个维度：家庭、朋友以及其他支持。量表共 12 个条目，采用 Likert-7 级评分法，得分越高个体主观感知的社会支持水平越高，该量表的信效度良好，已成为我国学者最常使用的领悟社会支持测量工具。

4）社会支持评定量表（Social Support rating Scale，SSRS）：目前国外社会支持评定量表版本和维度划分不一，我国学者肖水源等在参考国外有关资料的基础上编制了适合我国国情的社会支持评定量表。共 10 个条目，包含 3 个维度：客观支持、主观支持和社会支持利用度，以评定个体的客观支持、对支持的主观体验及对支持的利用水平。采用 Likert-4 级评分法，量表得分＝各项得分之和，得分越高表示社会支持越好，其中总分 0～22 分为低水平，23～44 分为中等水平，45～66 分为高等水平。该量表各条目及总体 Cronbach's α 系数为 0.83～0.90。从近年的发展趋势看，该量表已作为国内测量社会支持的主要工具，得到了广泛使用。存在的问题主要有两个方面：①量表的跨文化效度尚没有得到测试，影响了在国外的使用；②目前尚缺乏在国际上进行推广的有效手段。

5）90 项症状自评量表（Symptoms-Checklist 90，SCL-90）：由 L.R.Derogatis于 1975 年编制，该量表被广泛用于评定不同群体的心理卫生水平如老年痴呆患者家属的心理健康状况、考试应激对学生心理状态的影响等。共 90 个项目，包括 9 个因子：躯体化、强迫症状、人际关系、敏感、抑郁、焦虑、敌对、偏执及精神病性。采用 Likert-5 级评分法（1 表示无症状，2 表示症状很轻，3 表示症状中等，4 表示症状偏重，5 分表示症状严重），分析统计指标包括总分与因子分。量表总分＝各项得分之和，得分越高说明症状越严重；因子分共包括 10 个因子，即所有 90 个项目分为 10 大类。每一因子反映受检者某一方面的情况，因而通过因子分可以了解受检者的症状分布特点，并可作廓图分析。总分超过 160 分，或阳性项目数（单项分≥2 的项目数）超过 43 项，或任一因子分超过 2 分，可考虑筛查阳性，做进一步研究。量表于 1984 年由上海市精神卫生中心的王征宇学者进行编译并引入了我国，量表最初引入时主要是将其应用于精神症状方面的相关研究，但因为我国并没有本土编制并且进行了标准化的量表能适用于心理健康筛查，而 SCL-90 又具有灵敏和简便的特点，于是部分学者开始尝试将 SCL-90 量表应用于正常人群中，并进行推广，既能够用于心理健康情况的诊断和筛查，也能够用来进行精神病学的相关研究，目前已成为国内心理健康研究领域应用最多的一个量表。

6）匹兹堡睡眠质量指数（Pittsburgh Sleep Quality Index，PSQI）：由美国匹兹堡医学中心的 Buysse 等学者于 1989 年编制的主观睡眠质量测评量表。于 1996 年由刘贤臣等学者翻译为中文，并在中国人群中应用，用于评定被试最近 1 个月的睡眠质量。量表共 24 个条目，包括 19 个自评和 5 个他评条目，其中第 19 个自评条目和 5 个他评条目不参与计分。18 个自评条目可组成 7 个成分（睡眠质量、入睡时间、睡眠时间、睡眠效率、睡眠障碍、催眠药物和日间功能障碍）。每个成分按 0～3 等级计分，量表总分 = 累积各成分得分之和，得分越高表示睡眠质量越差。其中根据睡眠等级的判定标准，可将匹兹堡睡眠质量指数量表总分分成三个等级进行评价：总分小于 4 分表示睡眠质量良好，5～7 分表示睡眠质量一般，总分 8 分以上则表示睡眠质量差（即存在睡眠障碍）。

（2）他评量表：他评量表常需要由经过培训的医务人员使用。常用的他评量表如下：

1）Bech-Rafaelsen 躁狂量表（Bech-Rafaelsen Mania Rating Scale，BRMS）：详见本书"第三章第五节"部分内容。

2）简明精神病量表（Brief Psychiatric Rating Scale，BPRS）：由学者 Overall 和 Gorham 等于 1962 年编制，为精神科广泛应用的专业评定精神病性症状的他评量表之一。由评定人员对病人做量表检查后分别根据病人的口头表述和观察情况依据症状定义和临床经验进行评分。量表初版 16 项，后面增加为 18 项，目前最常用的为 18 项版本，包含 5 个维度（焦虑忧郁、缺乏活力、思维障碍、激活性、敌对猜疑）。评定的时间范围一般定为评定前 1 周。量表采取 Likert-7 级评分法（1 表示无症状，2 表示可疑或很轻，3 表示轻度，4 表示中度，5 表示偏重，6 表示重度，7 表示极重），如果未测，则记 0 分，统计时应剔除。其总分与临床严重性的等级相关性为 0.84，疗效判断相关性为 0.6。值得注意的是，统计其总分、单项分和因子分着重考察敌对猜疑和不合作单项及由此单项组成的因子分，评定员须由经过训练的精神科专业人员担任。

3）阳性与阴性症状量表（Positive And Negative Syndrome Scale，PANSS）：由 Kay 等学者于 1987 年编制，用于评定精神分裂症症状严重程度。1996 年由学者张明园、何燕玲等翻译后引入我国，经检验具有较好的信度和效度。评定的时间范围通常指定为评定前 1 周内的全部信息。量表共 33 项，包括阳性量表 7 项、阴性量表 7 项、一般精神病理量表 16 项及 3 个补充项目。量表条目按精神病理水平采取 Likert-7 级评分法（1 代表无，2 代表很轻，3 代表轻度，4 代表中度，5 代表偏重，6 代表重度，7 代表极重度）。其中评估阳性症状的 7 项得分总和为阳性症状分；评估阴性症状的 7 项得分总和为阴性症状分；评估一般精神病理 16 项得分总和为一般精神病理分；30 项得分总和为总分，3 个补充项目一般不计入总分。

4）简易精神状态检查量表（Mini-Mental State Examination，MMSE）：由美国学者 Folstein 等于 1975 年编制，目前应用的中文版由学者张明园修订。共 30 个条目，包含 5 个维度：定向能力、记忆力、注意力和计算力、记忆力以及语言能力。量表总分＝统计记"1"的项目的总和。最终评定评分标准：国际标准 24 分为分界值，18～24 分为轻度认知功能受损；16～17 分为中度认知功能受损；小于 15 分为重度认知功能受损。国内标准：因受教育程度不同分界值也有区别，文盲组（未受学校教育）为 17 分，小学组（教育年限 6 年）为 20 分，中学或以上组（教育年限 6 年以上）为 24 分，低于分界值为认知功能受损。MMSE 作为国内外应用最广泛的认知功能筛查工具，对于中重度认知功能障碍的识别有很高的敏感性与特异性，但对于轻度认知障碍的识别有比较高的假阴性。

（秦春香　刘　李）

思考题及答案

1. 实施行为观察方法时需要注意哪些问题？

为了保证行为观察结果的客观性、科学性和准确性，进行行为观察时需要注意：

（1）观察者在观察过程中应尽可能客观、系统、全面而准确，并充分意识到自己的角色，分清是客观描述还是自己的感受、反应。

（2）观察者应认识到自己对被观察者的整体印象，避免自己的主观判断对观察结果产生影响。尽量采用描述性方式记录观察结果，避免采用解释方式。

（3）观察者需要明确观察目标，避免对与目标行为关系不大的特殊行为和突发事件产生兴趣。

（4）在观察过程中要对观察行为的产生原因进行合理探索。

（5）在分析观察结果时应尽量从被观察者的角度去理解他们的行为，减少观察者自身年龄、文化背景或价值观相差悬殊造成的影响。

2. 简述临床访谈的特点。

临床访谈是一种开放式的、灵活性较大的、弹性较大的心理评估方法，访谈者可对某一问题进行深入观察和询问。但同时存在一定的局限性：

（1）临床访谈法最大的问题是容易产生"偏好效应"，访谈者事先或在访谈开始时所形成的对来访者的"印象"，很容易影响整个访谈的结果，从而得到偏差的结论。

（2）临床访谈法特别是非结构式访谈的信度和效度很难确定，技术掌握的熟练程度和经验的丰富程度常会对其产生明显的影响。

（3）来访者在临床访谈中有可能提供不准确的信息，从而导致访谈者误解他们的本意。

（4）在访谈双方之间语言不熟悉或民族习惯和文化背景差异很大等情况下，则容易导致理解错误，同时也很难使访谈有效进行。

（5）临床访谈所需时间较多，而且对环境要求也较高。因此，在进行大范围调查时，临床访谈法的使用会受到限制。

3. 简述影响围产期心理健康的高危因素。

影响围产期心理健康的高危因素主要包括：

（1）生理因素：①孕产史：既往孕产史、分娩方式、产后恢复情况及新生儿健康状况。②高危产科因素：有无妊娠并发症、妊娠合并症、与难产相关因素等。③神经生物学因素：雌激素、孕激素、促乳素、皮质类固醇等激素水平异常或骤然变化。

（2）心理社会因素：如年龄、教育程度、工作状态、经济状况等人口学因素，社会支持水平，以及有无精神心理疾病史与家族史、孕妇对妊娠的态度以及人格特质等。

4. 信度的影响因素有哪些？

（1）被试者：测试过程中被试者的身心状态、测试动机、注意力等会影响测试的信度；在团体测试中，当团体的同质程度越高（个体间差异越小）时，获得的信度越低，当异质程度越高（个体间差异越大）时，获得的信度越高。

（2）测试者：测试过程中是否规范地进行施测、对被试者有无暗示、指导语是否恰当等都会对测验信度产生影响。

（3）测试情境：测试过程中温度高低、空间拥挤程度、噪声高低等也会对测验信度产生影响。

（4）测量工具：测量长度越长，信度越高；测验过难或过易会减少个体差异，降低信度；测验内容内部一致性较低、题意不明确，均会降低测验信度。

（5）两次测试的间隔时间：间隔过短，易受到练习效应的影响，间隔过长，所测对象的特质有可能发生变化。因此,在实际测验过程中,应该根据测验的目的、性质、应用对象等对间隔时间进行调整。

5. 常模团体的构成条件有哪些?

常模团体的构成条件有:①群体的构成必须界定明确;②常模团体必须是所要测量的群体的一个代表性取样;③样本的大小要适当;④关注常模的时效性。

6. 心理量表结果报告有哪些注意问题?

心理量表进行结果报告时,应该注意以下问题:①使用通俗易懂的语言;②让测量者知道被比较的是什么团体;③让测量者认识到结果报告只是一个"最好"的估计;④让测量者知道如何运用测量结果;⑤考虑测量结果给测量者带来的心理影响;⑥让测量者积极参与测量结果的报告;⑦测验结果应当向无关人员保密;⑧提供适当的引导和咨询服务。

7. 如何针对孕产妇不同心理状况进行量表的选择?

所选量表要与测量的目的一致,这是选择量表最根本的原则。首先充分了解该量表的性能与结构、作用、优势、劣势以及适用范围,是否符合自己的评价目的,是否能够评估孕产妇不同心理问题,再结合实际条件和需要去确定最能实现测量目的的量表。

8. 结合临床工作实际,谈谈针对围产期抑郁女性的精神状态检查的重点内容有哪些?

围产期抑郁女性精神状态检查要重点关注外表与行为、情绪状态、认知功能以及风险评估。

(1)外表与行为:重点关注其日常生活能力,如有无失眠或者睡眠过度、食欲缺乏或增加、体重显著下降或增加,有无因疲乏、心悸、出汗、眼花、耳鸣、头晕、头痛等影响日常行为的活动。

(2)情绪状态:最突出的症状是持久的情绪低落,表现为表情阴郁,无精打采、易流泪和哭泣。病人常用"郁郁寡欢""凄凉""沉闷""空虚""孤独"等来描述自己的心情。病人常感到心情压抑、郁闷。常因大小事大发脾气。

(3)认知功能:对事情缺乏兴趣,自卑、自责、内疚。思维和反应迟钝,思考问题困难。对生活失去信心,无望和无助感,性欲减退。意志活动减退,注意力不集中。想参与社交,但又缺乏勇气和信心。

(4)风险评估:有无伤婴或自杀倾向;若进行了相关治疗,则重点关注治疗的风险。

9. 简述如何选择围产期精神状态检查的工具?

(1)根据检查的目的选择工具类别,若需要评定某类障碍的症状和严重程度或进行症状筛查，则选择症状量表；若想用于诊断和鉴别诊断，则选择诊断量表。

（2）基于精神状态检查的基本内容观察到的结果，若该被检者具备常见围产期心理健康问题中的任何一个核心或典型症状，选择相应的症状或诊断量表。

第五章 围产期心理健康促进及干预

第一节 • 概 述

围产期是育龄期女性发生重大转变的关键时期，在这一时期，妇女的身体外形、情感都会发生明显变化，并且容易产生恐惧、焦虑、抑郁等负性情绪。据一项 2020 年的荟萃分析显示，我国围产期抑郁症的加权患病率为 16.3%，产前抑郁患病率为 19.7%，产后抑郁患病率为 14.8%，且逐年增加。因此，要重视围产期妇女的生理心理变化，采取各种方式降低负性情绪的发生及降低危害，保证围产期顺利和母儿安全。

围产期心理健康促进需要从社会、家庭和个人层面，综合各种措施以减轻妇女的心理压力，从而预防心理问题。面对围产期心理健康问题，若不治疗可能会对孕产妇及婴儿产生长期严重的不良影响，而接受治疗则极大可能改变不良结局。促进围产期心理健康的干预方法主要包括非药物干预和常见的药物干预，其中非药物干预指的是心理教育和相关的心理疗法，目前运用较多的是认知行为疗法、接纳承诺疗法、人际心理治疗等需要治疗师参与的专业心理疗法，除此以外还有以社会关系网为媒介的社会支持、物理疗法、运动干预和音乐疗法。而常见的药物干预主要指抗精神病药物、抗抑郁药物、情绪稳定剂、苯二氮䓬类药物。但围产期妇女出于对胎儿安危和对可用药物或治疗措施不良反应的担心，治疗方法在选择上会受到限制。因此，护理和医疗团队必须积极支持孕产妇做出相关的知情决策，同时认真衡量其对母亲和胎儿的风险和益处。

一、围产期心理健康的护理

（一）提供有效信息

在评估、诊断、病程和治疗的每个阶段，都应向有围产期心理健康问题的妇女说明精神障碍及其治疗对她们的健康和胎儿或新生儿健康的影响，包括药物的正确使用和可能的副作用。此外，医务人员应与围产期妇女建立起一种相互信任的关系，并在适当情况下与其探讨她们的想法、担忧和期望，但在交流的过程中应避免出现精神疾病相关污名化的言语或行为。

（二）关注家庭成员

医疗保健专业人员应评估并酌情解决患有精神障碍的围产期妇女的家庭成员（尤其是伴侣）的需求，并提供相应帮助。

（三）促进决策知情

在整个围产期，涉及围产期妇女心理健康的治疗决策时，护理和医疗团队有责任通过与个人和家庭合作并提供循证信息，促进有效的知情决策。在进行医疗决策时，应尊重围产期妇女的自主权，通过提供适当的信息帮助她们满足健康需求。与围产期妇女及其家庭合作时要尊重他们的观点，尽可能支持他们的选择。

二、围产期心理健康的治疗

（一）治疗流程

1. 常规筛查　大多数关于围产期心理健康的指南建议在围产期进行焦虑、抑郁、双相障碍的常规筛查。在这过程中，临床医生、护士或其他医疗保健人员都可以负责筛查工作，应注意询问所有孕产妇精神病（尤其是双相障碍和精神分裂症）和抑郁的个人病史和家族史。

2. 评估确诊　筛查阳性者需进行随访评估，通常认为 EPDS 得分 13 分及以上时需要对围产期妇女进行转诊，并在两周内复查。

3. 疾病治疗　在常规筛查之后，对于筛查结果为阳性且诊断为心理疾病的女性，轻度和中度症状的孕产妇可以使用心理治疗（如认知行为疗法、人际心理治疗等）作为一线治疗方法，重度症状则需到精神专科就诊，采用药物或物理治疗。

（二）治疗原则

1. 综合治疗原则　当前治疗围产期心理健康问题的三种主要方法是药物治疗、心理治疗和物理治疗，使用哪种治疗方法，取决于症状的严重程度和患者对治疗的反应。通常来说，综合治疗的效果优于单一治疗。

2. 全病程治疗原则　以产后抑郁为例，产后抑郁为高复发性疾病，目前倡导全病程治疗。分为急性期（推荐 6～8 周）、巩固期（4～6 个月）和维持期（首次发作 6～8 个月，2 次发作 2～3 年，发作 3 次及以上则需要长期维持治疗）。

3. 分级诊疗原则　轻度和中度的抑郁发作推荐结构化心理治疗（包括认知行为疗法和人际心理治疗）作为一线治疗方法，但孕产妇必须被监测和反复评估，如果症状无改善，就必须要考虑药物治疗；重度抑郁发作并伴有精神病症状、生活不能自理或出现危害自身和婴儿生命安全的想法及行为时，务必转诊到精神专科医院，建议使用第二代抗精神病药。

4. 坚持以孕产妇安全为前提原则 对于存在心理健康问题的孕产妇而言，首先应该考虑其生命安全。如果症状持续存在、反复发作或严重程度加剧，或对单独的心理治疗反应不佳，需要借助于药物来治疗疾病。

5. 保证婴儿安全原则 迄今为止，美国食品药品监督管理局和我国国家市场监督管理总局均未正式批准任何一种精神药物可以用于哺乳期。精神类药物可能会通过胎盘或者渗入乳汁，接触药物后的母乳对婴儿发育的远期影响尚不清楚。因此原则上尽量避免在哺乳期用药，若必须在哺乳期用药，应采取最小有效剂量，而且加量的速度要慢，以使婴儿接触的药量最小。同时鼓励母乳喂养，以提高新生儿的免疫能力。

（三）治疗方法

1. 心理教育 心理教育是一种有效结合健康教育和信息支持的心理问题预防策略。心理教育的目标是通过医务人员与孕产妇以对话的形式，提高孕产妇对自我健康状况的认识和可用治疗方案的理解，并减少因缺乏专业医学知识而产生的压力。医务人员通常会进行两周一次的电话随访，以评估孕产妇是否面临心理问题、应对水平和相关的需求。有效的心理教育干预措施包括有促进健康知识的教育课程、宣传手册、提高对治疗方案和可用医疗资源的认识。

2. 心理治疗 也称精神治疗，被定义为"以一定的理论体系为指导，以良好的医患关系为桥梁，应用心理学的方法，影响或改变患者的感受、认识、情绪及行为，调整个体与环境之间的平衡，从而达到治疗的目的。"在治疗某些有心理健康问题的围产期妇女（如产后抑郁）时，心理治疗可以作为首选治疗方式，而且推荐心理治疗在任何可能的时候都要成为治疗产后抑郁患者的一部分。

（1）心理治疗的原则：主要包括真诚原则、保密原则、计划原则、针对性原则、中立原则和回避原则。

1）真诚原则：这是心理治疗的一个重要条件，医护人员对患者要有真心的关注。在此基础上，患者才能不断接受他们提供的各种信息，逐步产生治疗动机，并能无保留地吐露个人心理问题的细节，为医护人员的准确诊断，设计、修正治疗方案提供可靠的依据。同时，医护人员向患者提出的各种治疗要求也能得到遵守和认真执行。因此，应要求医护人员从始至终对患者保持尊重、同情、关心、支持的态度，密切与患者联系，积极主动地与其建立相互信赖的人际关系。

2）保密原则：心理治疗往往涉及患者的各种隐私。为保证材料的真实性，保证患者得到正确及时的指导，同时也为了维护心理治疗本身的声誉及权威性，必须在心理治疗中坚持保密原则。医护人员不得将患者的具体材料公布于众，或让患者不希望知道的人知道病情。即使在学术交流中不得不详细介绍患者的材料时，也应隐去其真实姓名。

3）计划原则：实施某种心理治疗之前，应根据收集到的有关患者的具体资料，先设计治疗程序，包括手段、时间、作业、疗程、目标等，并预测治疗中可能出现的变化及准备采取的对策。在治疗过程中应详细记录各种变化，形成完整的病案资料。

4）针对性原则：虽然许多心理治疗方法适用范围不像某些药物和手术治疗那么严格，但也有一定的适应证。因此在决定是否采用心理治疗及采用何种方法时应根据患者存在的具体问题以及医生本人的熟练程度、设备条件等，有针对性地选择一种或几种方法。

5）中立原则：心理治疗的目的是要帮助患者自我成长，心理治疗师不是"救世主"，因此在心理治疗过程中，不能替患者做非原则问题上的任何选择，而应保持某种程度的"中立"。

6）回避原则：心理治疗中往往要涉及个人的隐私，交谈是十分深入的。因此，亲人与熟人不宜直接做此项工作，应在心理治疗中回避。

（2）心理治疗的方法：在心理治疗中，常用的方法是认知行为疗法（cognitive behavioral therapy，CBT）、人际心理治疗（interpersonal psychotherapy，IPT）和接纳承诺疗法（acceptance and commitment therapy，ACT）。

1）认知行为疗法：是一种以"问题为中心"和"行动为导向"的理念，通过改变思维和行为的方法来改变不良认知，以达到改变扭曲的认知、负面的情绪和由此产生的行为的短程干预方法。患者所表现出来的问题，被看作是已经学习到的不适应模式，并且这种模式是可以被去除的，通过技能训练可以使患者获得新的、适应性的思维与行动模式。作为一种心理疗法，它可以有效地作为轻度至中度围产期抑郁症患者的一线治疗；对于那些有严重症状的人，需要与药物治疗相结合。认知行为疗法由行为疗法和认知疗法整合而成，行为疗法主要将暴露作为治疗的核心组成要素，认知疗法更广泛地针对重建功能失调性的信息处理模式。假设心理问题在很大程度上是由于患者本人认知过程发生功能障碍的结果，在治疗上通过强调患者认知的改变来改变负性的情绪和行为，通过认知重建，利用暴露、社会技能训练和结构化问题解决等行为技术来帮助患者解决问题。临床试验证明，认知行为疗法作为一个医疗辅助的措施治疗情绪障碍是有效的，并广泛应用于多种精神障碍的治疗。

2）人际心理治疗：是自 1984 年开始就已经形成的短程化的治疗方法，该方法把治疗的重点放在患者人际生活方面，它强调人际关系和社会因素在认识和治疗各种心理障碍（尤其是抑郁症）中的作用，主要关注当前的问题，如社会功能、冲突、角色转换、悲伤和人际关系缺陷，工作重点是改变患者人际交流模式，在治疗性人际关系框架内改变患者的期待，利用社会支持来帮助患者应对人际危机。人际心理治疗现已用于多种不同的临床心理治疗，无论是个人还是团体形式，无论是面对面还是通过电话，都是一种有效的心理治疗方法，可以缓解抑郁症症状。

3）接纳承诺疗法：是认知行为疗法中具有代表性的经验性行为主义心理治疗方法，强调语言是人类心理痛苦的根源。ACT 的哲学背景是功能性语境主义，是一种基于语境主义和实用主义的现代科学哲学流派。它的核心内容包括：关注整个语境、觉察在理解某事件的本质和功能时语境的作用、强调实用主义真理标准和应用这一事实标准的具体的科学目标。功能性语境主义认为心理事件的功能即个体与所处情境之间的相互作用，是治疗师所关注的焦点。所有的行为都应该被看作是一个整体，只在它的语境中有意义。此外，功能性语境主义的实用主义取向使得 ACT 治疗师会鼓励患者热情投入到与自己价值观相一致的生活，实现自己的生活目标，而不是去追求空泛的理论。

3. 非药物性躯体治疗 非药物性躯体治疗，作为一类治疗方法，主要包括一些大脑局部电刺激，但在创伤性和介入方面有具体差异，具体见表 5-1-1。

表 5-1-1 非药物躯体治疗方式

治疗方式	是否抽搐		所适用精神障碍
电休克治疗	是	皮层	抑郁症，狂躁症，紧张症
重复经颅磁刺激		皮层	抑郁症
迷走神经刺激		颈神经、脑神经	抑郁症
磁痉挛治疗	是	皮层	抑郁症
深部脑刺激疗法		目标核团	抑郁症
经颅直流电刺激		皮层	物质依赖与滥用、抑郁症
经皮神经电刺激		外周神经	疼痛
平面回波成像-功能性磁共振成像		未知；可能是皮层下	抑郁症
经颅交流电刺激		皮层	抑郁症

电休克治疗可作为一种专门的治疗方法用于治疗怀孕期间出现的主要精神障碍。在使用镇静药和肌肉松弛药使患者意识消失后进行的电休克，称改良电休克治疗，电休克治疗与改良电休克治疗概念的内涵相一致。改良电休克治疗的安全性已被大量临床实践所验证，改良电休克治疗对患有精神疾病的孕妇是一项安全有效的治疗手段，但治疗时需要将对孕妇及胎儿的潜在不良影响最小化。适用于需要急迫缓解精神症状的情况：严重抑郁有危害自身生命安全的倾向、急性精神症状导致孕妇不能照顾自己或可能伤害到他人、药物治疗对孕妇难以奏效。治疗中需要密切关注胎儿情况，须经产科医生评估，在精神科医生、产科医生和产科麻醉师的协作下，对母亲及其胎儿进行密切监测。

除了改良电休克治疗外，重复经颅磁刺激也可用来治疗围产期妇女的重度抑郁症。经颅磁刺激主要基于法拉第电磁感应定律，其原理为电刺激脉冲产生与放置于头皮的磁刺激线圈垂直方向的磁脉冲，磁脉冲穿透颅骨，使大脑皮质产生感应电流。当感应电流超过局部神经组织的兴奋阈值时，大脑神经细胞发生去极化进而产生一系列生理学变化。重复经颅磁刺激则是在头皮某个部位以固定频率重复施加磁刺激脉冲，引起神经细胞长时程增强或长时程抑制效应，改变大脑局部兴奋性。重复经颅磁刺激在孕妇中使用时，磁场强度随距离增加迅速衰减，对处在妊娠期的患者和操作人员，需要距离工作中的线圈≥60cm。

4. 药物治疗　目前临床上关于妊娠期药物治疗的药物选择及使用规范仍不统一，因此使用药物治疗的决策中，应考虑治疗与不治疗对孕产妇和胎儿的潜在风险和益处。

（1）药物治疗的原则：围产期抗精神病药物的选择往往根据其安全性和耐受性确定。可用可不用的药尽量不用，不可滥用药物。临床医生应该与患者讨论可供选择的治疗方案及其可能存在的短期和长期的副作用。围产期心理问题和相关疾病的药物治疗必须仔细权衡对胎儿和母乳喂养婴儿的潜在伤害。在哺乳期的妇女，若不能确定药物对婴儿是否有影响，应当暂停哺乳。鉴于上述情况，只有在与怀孕或哺乳的女性（及其重要的其他人）仔细商议后，才可以开具药物。

（2）抗精神病药分类：抗精神病药常分为第一代抗精神病药（典型抗精神病药）和第二代抗精神病药（非典型抗精神病药）。第一代抗精神病药主要药理作用为阻断中枢多巴胺 D_2 受体，对阳性症状（如幻想、妄想）有效，但副作用往往较大，且对阴性症状效果微弱。按临床作用特点分为低效价（如氯丙嗪）和高效价（如氟哌啶醇、奋乃静等）两类。其中氯丙嗪为第一代抗精神病药,镇静作用强,副作用明显,对心血管和肝脏毒性较大,用药剂量较大。第二代抗精神病药也称为非典型抗精神病药,其作用机制除了对 5- 羟色胺系统有抑制作用,还与 D_2 受体的快速解离和对 D_2 受体的部分激动作用。相较于第一代抗精神病药,第二代抗精神病药的安全性、耐受性具有一定优越性,特别是锥体外系反应的发生率低,对阳性症状、阴性症状(如无反应性、情感淡漠、自主性缺失)和认知障碍均有一定疗效,代表药物有氯氮平、奥氮平、利培酮、喹硫平、齐拉西酮、阿立哌唑等。其中,氯氮平是最有效的抗精神病药,但有副作用粒细胞缺乏症的风险,通常用于治疗难治性精神分裂症,特别是在使用两种或两种以上抗精神病药物均无效的情况下。与传统药物相比,新型药物较少会发生神经系统的副作用,但可能会使一些患者发生体重增加和不良代谢反应的医疗风险。

(3)药物治疗的益处:有证据表明相较于停止抗抑郁药物治疗,在围产期维持药物使用可以减少抑郁症的复发。对于患有双相障碍并已通过药物治疗病情稳定下来的孕妇,怀孕期间继续服用锂盐有助于减少复发;对于在怀孕期间停止使用锂盐的女性,在出生后立即重新开始使用锂盐可以减少疾病复发。

(4)药物治疗时间:精神药物治疗可在围产期用于预防已经存在的疾病的复发,如双相障碍或新发的心理健康障碍。虽然在这段时间内使用精神药物存在相关风险,但不应认为最好避免使用药物。这一时期未经治疗的心理健康障碍会显著影响女性、胎儿 / 婴儿、重要他人和家庭的身心健康。例如抑郁症与产科并发症、死产、婴儿和低出生体重婴儿的产后专科护理的增加有关。在患有双相障碍的女性中,如果不进行治疗,该疾病可能会显著恶化,产科结果也会更差,包括早产、低出生体重儿和小于胎龄的婴儿增加。

由于许多怀孕是非计划的,一些女性在无意中接触了精神药物。在这种情况下,应建议女性向精神科医生和产科医生寻求建议,以评估胎儿畸形的可能性。如果有严重精神疾病病史的女性在怀孕期间未服用药物,则需要认真考虑在分娩后立即重新开始用药。

在产前阶段使用药物治疗的决策中,应考虑治疗与不治疗对孕妇和胎儿的潜在风险和益处。在制订产后使用药物治疗的决策时,需要将这一点与母乳喂养期间尽可能少地接触婴儿进行权衡。

(5)药物治疗注意事项:①知情同意:讨论母婴治疗的风险和益处(在讨论出生缺陷风险时,应向妇女详细解释药物治疗对胎儿或婴儿的基线、绝对和相对风险,以及治疗与不治疗对后代的潜在影响);②低剂量到高剂量:医务人员在使用药物治疗时,应从对母亲、胎儿或婴儿风险较低的低剂量药物开始,慢慢增加到最低有效剂量;并为早产儿、低出生体重或患病婴儿准备额外预防措施;③监测和随访:围产期对女性心理健康的持续评估至关重要,包括社会、家庭、心理、身体等各方面评估;④产前药物治疗:出生缺陷是有关精神药物使用决策的主要关注点,使用精神药物的主要风险是新生儿适应不良。

(孙　玫)

第二节 • 围产期心理健康促进

一、心理健康促进的定义及基本原则

(一)定义

心理健康是人在成长和发展过程中,认知合理、情绪稳定、行为适当、人际和谐、适应变化的一种完好状态,是健康的重要组成部分。世界卫生组织强调在此状态下个体可意识到自己的能力,能够应对正常的生活压力、有成效地从事工作,并对其社会作出贡献。心理健康双因素模型指出,心理健康的维护和促进不仅需要关注和治疗精神病理学因素,还需要关注和强调个体心理健康能力的培养。

心理健康促进是以提升幸福感和发展心理健康为导向的主动干预,是运用医学和心理学的理论及方法采取积极行为,预防或减少各种心理问题,改善心理健康和维持健康生活方式的过程。心理健康促进以全人群为研究对象,围绕全生命周期不同阶段的心理健康,通过社会、机构、个人三个层面的活动,提高人群自尊感、控制感、幸福感、归属感,以及对应激事件的应对和适应能力。

(二)基本原则

1. 遗传、教育与认知并重原则　人的生长发育,特别是大脑的细胞构筑和工作强度,是由遗传基因决定的,而脑的功能特点和以脑功能为基础的认知策略与能力,却是在一定生存环境(教育)中或与环境(教育)相互作用的过程中形成的。反过来,人的认知特征又制约着情绪和行为。因此,心理健康的维持与促进需要本着三种因素并重的原则进行。

2. 人与环境协调原则　心理健康发展的过程实质是人与自然环境或社会环境动态协调平衡的过程。因此,在实施心理健康促进的主动干预时,应当指导对象学会应对和协调社会关系,积极能动地转变压力源的作用力,提升对象对社会环境的处理能力。

3. 身心统一原则　心理健康和生理健康紧密相关,身体健康是心理健康

的基础和载体,心理健康又是身体健康的条件和保证。因此,通过积极参加体育锻炼和培养健康生活方式,可以达到增强体质水平、促进心理健康的效果。

4. 个体和群体结合原则 生活于群体之中的个体无时无刻不受到群体社会特性的影响,个体心理健康的维护与促进亦依赖于群体的心理健康水平;反过来,个体在群体中的传播也影响群体的心理氛围。因此,不仅需要关注个体的心理健康水平,还需要营造良好的群体性心理氛围。

5. 知情行相对平衡原则 "知情行"理论认为,个体行为的改变包含认知、情感和行为的三个阶段。心理健康的发展不仅依赖于相应的理论指导,还取决于付诸实践的行动。必要的理论知识矫正实践行动的方向,实践行动又可验证理论知识,这是知与行达到平衡的关键。同时,在知与行的过程中必然伴有情绪和情感,它是知与行的动力,但若调节不好,又是阻力。因此知、情、行调适平衡,这是维护心理健康的重要原则之一。

二、围产期心理健康促进的方式

心理健康促进是一种广泛、基础和系统的预防方式,不仅包含了传统预防中所强调的减少对心理健康有害的因素,同时也包含了积极探寻和加强有益于心理健康的因素。心理健康促进延伸了初级预防和全面预防的边界,将消极预防和积极促进联系在一起,成为心理预防的基础性工作。在工作方式上,心理健康促进倡导系统性、连续性和整体导向的心理预防,主张构建有益于个人心理健康和幸福感的环境,并对环境中的人群进行持续、长期的预防。

围产期妇女由于心理、生理、社会、家庭等多方面因素的影响,会产生不同类型的心理健康问题。比如,在整个妊娠过程中经历的孕期不适症状、自我形象改变、社会角色转变、睡眠形态紊乱、易导致出现焦虑抑郁情绪变化。产前心理状态的负性改变,可能影响胎盘功能,甚至导致胎儿生长发育受限。同时,围产期持续性的情绪低落或抑郁、缺乏足够的社会支持,易发展为隐形的抑郁障碍或抑郁症状。因此,产科医护人员需要积极关注围产期女性各阶段的情感变化,将围产期心理健康促进工作关口前移,为围产期女性提供精准、持续的心理保健指导,改善孕产妇围产期心理健康水平。

(一)普及围产期健康教育

疾病相关知识的告知与普及可以减轻围产期女性对未知情况的不确定感。产科医护人员可通过开展助产士门诊、举办孕妇学校,计划性实施围产期健康教育,普及妊娠知识,为孕产妇及其家人提供有关心理保健的咨询指导,使其对妊娠出现的生理、心理变化有较早的心理准备,有助于降低围产期抑郁的发生,改善孕产妇身心健康状态。

1. 助产士门诊 助产士门诊作为国内助产士为孕产妇提供的一种新型的健康服务模式，是为有自然分娩意愿和条件的孕产妇提供高质量、人性化的妊娠期、分娩期及产后保健和咨询的工作单元。研究表明，助产士门诊的开设能够帮助孕产妇形成良好的分娩意向，改善分娩方式及结局，提升医疗护理质量；并促进孕产妇角色转化，降低围产期并发症发生率，维护围产期心理健康。

助产士门诊对孕产妇实施照护应遵循以下三项基本原则：

（1）遵守出诊基本规范：具有丰富临床经验的助产士出诊，经过上岗培训，考核合格；行为规范应遵守医务人员道德标准和医院门诊管理规定。

（2）遵守连续性照护原则：实施连续性团队护理，为孕产妇提供生理、心理和社会支持；关注双方的需要。

（3）重视母婴服务质量持续改进：持续完善助产士门诊工作制度，并持续改进；对母婴结局进行评价。

2. 孕妇学校 世界卫生组织强调全球健康促进的目标之一就是增加女性健康教育的普及率。孕妇学校的开设保障了全球女性接受普适化围产期健康科普教育的机会。孕妇学校通常由资深产科医生、助产士或产科护士等产科医护人员形成孕妇学校的核心师资，要求其具备丰富的临床工作经验、扎实的知识基础及良好的沟通技巧，以及具有同理心、较强的倾听和沟通能力。孕妇学校的授课内容通常要求包括孕期营养和体重管理、心理问题识别与防控、自然分娩与剖宫产的正确选择、母乳喂养及乳房护理、高危孕产妇与高危儿的识别、新生儿照护等内容。传统的孕妇学校是助产机构通过提供固定的产前教育地点，采用幻灯片、视频等形式进行的教学授课，课程进程以讲解为主，缺少必要的互动反馈过程。因授课形式单向，授课者未能实施个体化评估，从而难以全面掌握孕妇的接受程度以及对可能存在的问题进行咨询答疑。近年来，随着孕妇学校授课模式的不断改进，课程中设置提问咨询，强调教学互动性，并逐步融合新媒体技术，平台内与围产期心理健康促进相关的微信科普推文、视频教学、直播课程及线上实时答疑的形式为孕产妇提供了可及的外部资源支持，使孕产妇及时掌握正确的孕产期保健知识信息，获取专业支持和社会支持资源。

（二）改善生活方式

良好的生活方式有助于促进心理健康，包括均衡的营养、适度的体育锻炼、充足的睡眠等。通常来说，孕期可以进行中低强度的有氧运动及阻力训练，且长期固定的孕期锻炼有助于减轻孕期腰背痛、睡眠障碍等问题，缓解孕产妇的焦虑情绪。孕期运动的形式多样，如孕期瑜伽、产前生育舞蹈等，均是适宜围产期妇女开展的运动。研究显示，从妊娠中期开展瑜伽锻炼最为合适，其能够通过调整呼吸，改变姿势、拉伸韧带来放松并缓解紧张的肌肉，增加肌肉韧性、灵活度和耐力，改善背部疼痛。生育舞蹈以分娩机制为依据，一方面锻炼腹肌、腰背肌和盆底肌等与分娩相关肌肉的张力和弹性，另一方面利用舞蹈动作振动骨盆以增加产道空间，促进自然分娩。但要注意，具有以下绝对禁忌证者不可进行孕期体力活动：严重的呼吸系统疾病、严重的后天或先天性心脏病伴有运动不耐受、不受控制或严重的心律失常、胎盘早剥、控制不良的 1 型糖尿病、宫内生长受限、早产、重度子痫前期、宫颈功能不全。

（三）加强家庭支持

家庭是社会支持中举足轻重的情感支持主体。家庭支持是指孕产妇从丈夫、公婆、父母及其他家庭成员中得到的各种形式的关心、支持和帮助。充分的家庭支持能有效降低妊娠带来的不适感，增加孕产妇的积极情感，有效缓解焦虑情绪。因此，产科医护人员需要引导家属，特别是孕产妇丈夫，共同参与围产期的健康教育，告知其孕产妇目前心理状况及围产期抑郁症出现时的症状及行为模式，为此需要特别关心、关注孕产妇本身，让彼此的情感的链接更紧密，若孕产妇出现异常行为，应给予足够的关心、包容，并进行沟通交流，降低孕产妇焦虑和恐惧情绪，若出现较为严重的悲伤、焦虑、抑郁等负性情感波动，应及时协助孕产妇寻求专业人员的帮助。

（四）提供心理保健技术

1. 音乐疗法　音乐强烈影响着人类的情绪和情感，音乐会导致个体情绪状态发生明显变化。音乐对大脑皮质有多方面刺激作用，通过感受音乐节奏、形式以及内容，触动聆听者的内心世界，引导其抒发或表达内心感受或想法，从而达到改善情绪状态的目的。研究表明，在个体层面上强烈的音乐情感可以激发一种令人愉悦的奖赏体验，即音乐寒战。当愉悦感增强时，在寒战之前的预期阶段，这时在背侧纹状体（尾状核）中有特定的多巴胺释放，在愉悦的高峰期，腹侧纹状体（伏隔核）中也会有多巴胺释放。另外，有研究也提示欢乐的音乐可激活眶额皮质和前岛叶，从而产生愉快的心理感受，且音乐的节奏韵律可以提高大脑皮质的兴奋度，提高应激能力，有助于改善孕期妇女对妊娠压力源或压力事件的应对能力，降低因情绪调整不良所导致的负性情绪。根据旋律和节奏性，音乐包括许多风格和流派，其效果侧重点也存在差异。但一般而言音乐疗法通常会选择旋律舒缓优美的轻音乐，如催眠音乐（《孤独的牧羊人》《鸟儿的歌唱》《海边的陌生人》等）；消除疲劳音乐（《一个梦》《风雨中的惆怅》《抚摸》等）；减压音乐（《小夜曲》《圣母玛利亚》《天鹅》等）。此外，国内出现的专业心理音乐主要有《高山悟语》《大海遐想》《小溪吟颂》，以及古典音乐《渔舟唱晚》《闲云孤鹤》等，其旋律悠扬婉转，符合患者文化背景，易于患者接受，容易引导患者进入心旷神怡的意境和轻松安定的状态。

2. 放松训练 放松训练是按一定的练习程序，学习有意识地控制或调节自身的心理生理活动，从而达到肌肉和精神放松的一类行为治疗方法，其核心是通过降低肌肉紧张度，调整呼吸状态、降低心率，平衡迷走神经与交感神经，增强机体对抗应激事件的能力。渐进性肌肉放松法是应用广泛的放松训练方式，它是一种逐渐的、有序的、使肌肉先紧张后放松的训练方法。渐进性肌肉放松法要求环境舒适安静，受训者可采取舒适坐位或卧位，在舒缓音乐伴随下交替进行肌肉收缩和放松练习。要求肌肉收缩 5～10 秒，放松 5～10 秒，依次渐进放松手臂、头面部、颈、肩、胸、腹、背、臀、下肢、双足部肌群，直至全身放松。研究发现，渐进性肌肉放松法作为一种有效的非药物干预措施可有效降低孕期妇女的负性情绪。孕期连续 4 周的团体式放松训练有助于改善胎心监护结果，降低孕期妇女的焦虑和抑郁情绪。

3. 拉玛泽分娩呼吸法 又称精神无痛分娩法，是法国产科医生拉玛泽研究发明的一种非药物镇痛方式，以心理预防为依据，在孕期的整个过程中通过有效的呼吸训练和肌肉放松训练掌握待产和分娩的规律与力学知识，可以有效地让孕产妇在分娩时将注意力集中在对自己的呼吸控制上，从而转移疼痛。该法通过控制肌肉状态、掌握产前呼吸技巧，调整呼吸节奏，帮助孕产妇主动控制因宫缩引起的疼痛或其他不适，保持情绪镇定，放松肌肉，减轻疼痛，从而加快产程。研究发现，孕期分娩呼吸法可使孕妇产生愉悦感和积极体验，通过呼吸锻炼增加躯体氧合，达到放松身心的目的。将该方法应用于28 周后的孕期分娩教育，能有效维持脑部供氧，稳定血压及心理状态。

（五）重视产后访视

产后数周内，产妇需要面对因身体、心理及社会等方面改变所带来的巨大挑战，此时期产妇的心理处于脆弱和不稳定状态，并且面临着潜意识的内在冲突以及为人母所需的情绪调整等问题，随之而来的是家庭关系的改变，经济来源的压力，以及家庭、社会支持系统的需求。因此，进行产后访视和指导具有重要意义。产后访视多由社区卫生保健人员在产妇出院后第 7 天、第 14 天、第 30 天，采用面对面、一对一的沟通方式给予健康教育，并评估产妇躯体及心理状态、角色适应及照护胜任力，提供相应的保健指导。在进行健康教育宣教前，需要全面、多渠道评估产妇状况，如自我保健知识、育儿知识、心理状态、家庭背景、需求程度等方面的信息，按照产妇接受能力、文化程度、年龄等给予针对性健康教育，并追踪疑似产后抑郁症的案例。实施健康教育时，需要用通俗易懂的语言进行讲解，确保语言贴切、清楚，回答问题时不仅需要注意保护产妇，还需要有科学依据，充分发挥语言功效，勿使用产妇和家属无法接受或难以接受的专业术语。

（顾春怡）

第三节 • 围产期心理健康问题常见非药物干预

一、认知行为疗法

（一）概述

认知行为疗法（cognitive behavioral therapy，CBT）是治疗精神疾病和相关疾病最常用的治疗方法之一，它将行为疗法和谈话疗法结合起来，帮助人们将消极的想法转变为积极的想法。美国精神病学家艾伦·贝克（A.T. Beck）在20世纪60年代创立并系统阐述了认知疗法（cognitive therapy，CT）。其基础是认知模型。该模型认为歪曲的或失调的思维是所有心理障碍的基础。不是事件本身影响了我们的情绪和行为，而是我们对事件的看法影响了我们的情绪和行为。之后认知心理学的发展就像一场革命，认知行为疗法挑战了精神分析学派与行为主义学派，并逐渐在心理治疗领域占据了主导地位。

目前认知行为疗法已经不局限于某一人、某一种疗法，而已经形成了一个大的流派。在这一流派内，治疗形式多样，名目繁多，比如：认知行为疗法、理性情绪行为治疗、图式治疗等。在界定什么是认知行为疗法的问题上，值得注意的是加拿大学者、国际认知治疗协会前任主席、认知疗法学院的创始人之一多布森教授（Keith Dobson）提出的三个原则。多布森教授认为不论以什么名称命名，只要符合以下三个原则或假设，它们都是在认知行为疗法这个大的流派内：

1. "可觉察假设" 我们的想法其内容和过程是可知的。想法不是无意识的，也不是前意识的，或者是无法知晓的；相反，认知行为疗法认为人们经过适当的训练和注意，对自己的想法是可以觉察的。

2. "可调节假设" 我们的想法可以调节对情境做出的情绪反应。认知行为疗法认为我们对事件的看法决定了我们产生什么样的感觉，也就是说，我们的认知或想法强烈地影响我们在日常生活中的行为方式。认知行为理论认为在事件和对其事件的反应之间我们的认知可以进行调节。

3. "可改变假设" 在前两个假设的基础上，我们可以有意识地调节对身边发生的事情做出的反应。也就是说我们可以通过对情绪和行为反应的理解，以及调整认知策略使我们适应得更好。

所有的认知行为疗法都建立在一种结构性的心理教育模型之上,强调家庭作业的作用,赋予来访者更多的责任,让他们在治疗之中和治疗之外都承担一种主动的角色,并且都注意吸收各种认知和行为策略来达到改变的目的。

认知行为疗法认为想法、感觉(包括情绪和生理反应)和行为是一个相互联系、相互作用的系统,个体可以通过识别和改变无效的或不正确的想法、问题行为以及负面的情绪反应来克服困难,从而达到干预目标。改变可以从想法开始,通过改变想法来改变情绪和行为;改变也可以从行为开始,通过改变行为来改变感觉和想法;或改变从个体的目标开始,识别与目标冲突的想法、感觉和行为。

大量的临床研究已对于认知行为疗法进行了疗效检验,一项对认知行为疗法和心理动力治疗的对比研究发现,能够检索到的认知行为疗法的随机对照研究远远多于心理动力学治疗。认知行为疗法之所以如此广泛地被接受,主要是其临床疗效得到大量实证研究的支持。另外,循证依据也支持认知行为疗法是诸多常见精神疾病治疗的一线治疗方法或药物的辅助治疗,具有广泛的适用性和可接受性,能够提高患者的长期疗效、依从性和生活质量,对预防复发具有明显的作用。

(二)基本理论

在 20 世纪 60 年代,通过一系列的临床实证研究,贝克医生开始从不同于精神分析的角度来认识抑郁,并对抑郁障碍重新进行了概念化。他发现负性认知是抑郁症患者最主要的特点,有意识的认知过程会影响人的情绪和行为反应,而且好像是自动产生的,贝克医生将这些自动产生的想法命名为"自动思维"。而且这些自动思维背后的含义可以进一步归纳为三大类:对自己、对世界和对未来的负性评价,即现在大家所熟知的三类典型的核心信念,从此开启了抑郁症的新概念。在三类核心信念中,关于自我的信念是最核心的,因此,贝克医生进一步详细阐释了个体关于自我的核心信念,大体上也可以分为三类:我无能、我不可爱和我无价值。依据对抑郁障碍新的认识和概念化,他开始帮助患者识别、评价及应对他们的不现实的、适应不良的、负性的想法,这么做了以后发现患者能够现实地思考了,结果感觉好多了,行为也更加适应了,症状很快地得到了改善。当患者改变了他们深处的关于自己、世界和他人的信念后,治疗的效果是长久的。贝克医生将这个方法命名为"认知疗法",也可以称为"认知行为疗法",因为贝克医生从来就没有忽略过行为,只是更加强调认知的作用,将改变的核心机制放在认知方面。贝克医生得出结论,认为来访者在日常生活中感知的、解释的以及归因的方式(科学概念是认知)才是治疗的关键。

（三）核心技术

认知行为疗法所应用到的技术非常包容，其技术涵盖了认知的、行为的、生物的、环境的、支持的、人际的等，凡是能够帮助来访者改善症状、提高其功能水平的技术都被其吸纳。因此，在实际治疗过程中，技术层面的运用不仅仅是认知行为疗法本身的技术，还可以采用其他心理治疗流派的技术。王建平教授根据多年的 CBT 教学和培训经验，将认知和行为技术大致分为三大类："核心的认知和行为技术"：如自动思维的识别与改变技术，信念的识别、利弊分析与挑战技术、与不合理的信念辩论，改变语言、行为激活、行为试验、暴露以及问题解决策略等；"支撑和保障性技术"，如目标设定、结构式会谈所包含的各种小技术（心境检查、议程设置、家庭作业布置、引导反馈、小结）等；"指导和方向性技术"，如个案概念化。

为帮助实现目标导向及问题解决，贯穿于整个认知行为疗法过程的最基本的是苏格拉底提问或引导性发现的技术，这也是识别和挑战自动思维、假设以及信念的核心的技术。苏格拉底提问区别于一般的提问或者其最大特点是它的系统化、规范化和深度，通常聚焦于基本概念、原理、理论、议题或问题，常被用于探索复杂的思维、获得事情的真相、开放问题、揭开假设、分析概念、从未知中区分出已知、遵循思维的逻辑含义。苏格拉底提问被运用到教学中，并已经成为一个流行的教育理念，同时在心理治疗中被大量运用。

引导性发现是成熟的认知治疗师运用的基本的策略之一，但具体方式可能各有特点。有的认知治疗师运用探索和提问的方式来帮助来访者开启新的视角，有的认知治疗师则多运用辩论或讲授的方式。认知治疗师通过不同的形式来检查来访者的想法，让来访者意识到自己的思维模式中存在歪曲。认知治疗师会让来访者注意一下自己可能存在的错误的推理，然后在来访者的早期生活中寻找这些错误推理的来龙去脉。之后认知治疗师会帮来访者看到他在没有什么证据支持或者说在错误的信息之上，如何得出这样一个错误的结论的。在这一过程中，认知治疗师都要避免盘问来访者或引起来访者的防御。临床观察也提示，当来访者自己得出结论而非与治疗师辩论的时候，来访者更容易采纳新的视角看问题。从这个方面来说，认知治疗师更像是一个老师，而不是一个律师。可以说，在治疗中运用的改变认知和改变行为的技术大部分可以归入到这个基本的策略中，这个策略被命名为"引导性发现"。

人的情绪及行为反应与人们对事物的想法、看法有直接关系。在这些想法和看法背后，有着人们对一类事物的共同看法，这就是信念。其中在合理情绪疗法中称之为合理的信念，反之称为不合理的信念。不合理信念辩论技术包括认知治疗师对来访者的不合理信念进行积极的辩论以及教给来访者如何进行辩论,从而动摇他们的不合理信念。来访者对某一具体的"必须""应该"或"应当"进行仔细分析,直到他们放弃这一不合理信念或至少不再那么坚持。对于孕产妇而言,常见的不合理信念包括:"我的孩子有某某问题,那我们全家的未来就全完了。""如果我违反了育儿手册的某项要求,那我的小孩就长不好了,我更不是一个好妈妈了。""如果丈夫没有做什么事,那他就一定是不爱我了。"

(四)治疗过程和形式

认知行为疗法的理论认为:个体的情绪、生理和行为反应是由他们的想法来中介调节的,而想法受他们的信念、他们与环境相互作用的独特方式,以及他们自身的经历所影响。当人痛苦的时候,对事情的解释或评价往往是歪曲的或功能不良的。在认知行为疗法的过程中,来访者需要学习识别和评价自己的自动思维(自动发生的,想法或想象的画面),学习纠正歪曲的想法,使之更加接近现实。如果这样做了,他们的痛苦会减轻,行为会更加具有功能性,生理唤醒水平会明显降低。在治疗过程中,治疗师运用苏格拉底提问方法来帮助来访者学习评估自动思维和信念,以及如何对自动思维和信念作出更灵活、合理的反应。如教他们学习问自己:我的想法完全符合事实吗?这些想法有助于我解决问题吗?如果不是,就要有意识地转变想法,使其符合事实或更有帮助,从而带来更加积极的情绪体验和功能良好的行为。同时,治疗师也鼓励来访者在自己的现实生活中练习和实践这些方法,以解除病痛和预防复发,最终能够成为他们自己的治疗师。

在治疗过程中,需要注意的是良好的治疗联盟是认知行为疗法的核心特点。治疗师与来访者一起合作,就像一个团队一样。在整个治疗过程中,治疗师对提出的每一个干预的策略和方法都会与来访者讨论,获得来访者的同意。在每一次的会谈中,治疗师与来访者共同商定如何有效利用会谈时间,制订会谈议程并进行排序,以及布置什么样的家庭作业会使得来访者认为是有帮助的。他们与来访者通力合作,一起探索和验证来访者的想法和信念。

认知行为疗法的每一次会谈都有一定的结构,包括:症状检核、连接两次会谈、设置议程及其各项内容的优先顺序、讨论特定的问题以及学习匹配的技巧、布置会谈结束后的自助练习任务、小结和反馈。通过这样的结构性会谈可以使会谈达到最大效率,保证有效的学习过程和治疗性改变的发生。每一次的会谈治疗师都要设法帮助来访者解决问题,减轻痛苦。

完整的认知行为疗法过程从评估和诊断开始,在收集资料的过程中会强调目前的功能状况,同时简要回顾与来访者当前问题或疾病相关的历史,引导来访者设定治疗目标,使个案概念化,在此基础上制订一般的治疗计划。

治疗师也需要向来访者解释他们的治疗计划和干预方案，以帮助来访者理解如何才能达到治疗目标，怎样才能够感觉好起来。此外，利用来访者自己的实例介绍认知模型的工作原理，指导来访者用认知原理来理解发生在自己身上的问题和可能的干预策略，通过学习和练习与问题匹配的技术，有效地缓解情绪，提高个人的功能水平。在这个过程中治疗师要注意引导来访者进行反馈，根据情况进一步修改治疗计划，鼓励来访者积极参与到整个治疗中来。最后，需要提前处理好与结束治疗相关的议题并做好预防复发的准备。在治疗结束后，治疗师会建议来访者如何继续在日常生活中使用治疗中学习到的技术，如果条件允许，在结束治疗后增加几次随访将有助于追踪和巩固疗效。

一次典型的完整的会谈需要从心境检查开始，确定来访者的症状是否会随着治疗的进展在减轻，引出过去一周中可能需要进一步讨论对来访者产生重要影响的积极的或消极的体验。然后回顾作业，询问在随后的 1 周里有哪些重要的事件或问题需要讨论。最后治疗师需要总结这些信息，征求来访者的意见以共同确定他们最想解决的问题，并根据这些要讨论的问题来合理安排会谈的时间。

在一次会谈的中间部分，治疗师根据某项具体问题的性质和特点，进一步收集信息，在对问题概念化的基础上提出干预的策略和与问题匹配的具体技术，并教会来访者使用这些技术来解决他们自己的问题。如：运用苏格拉底提问和引导性发现技术来帮助来访者识别、评估和修改自动思维和信念；通过现实检验或行为试验的方法来验证他们的想法，从而发现可替代的想法和发展出新的信念；采用不同的方式来行动，提高日常功能水平，改善人际关系，调节情绪等。在这个过程中，要注意继续引导反馈，以确保干预策略和技术对来访者是有用的、有效的。接下来，治疗师与来访者共同提出可供来访者在现实生活中实施的行动计划，并讨论在实施过程中可能遇到的困难以及解决方案。在会谈的结束环节，治疗师要引导来访者总结会谈的要点并做记录，与来访者一起明确接下来一周来访者要完成的任务，最后要征求来访者对整个会谈的反馈。比如：对会谈的内容理解是否准确，会谈是否有帮助，是否有信心在接下来的治疗中继续做出改变。认知行为疗法需要治疗师和来访者共同努力，尤其是来访者需要在两次会谈中间努力练习，从而达到设定的治疗目标。

认知行为疗法以个别治疗为主要形式，但小组治疗的形式越来越多，婚姻和家庭治疗中运用认知行为方法邀请家庭成员加入都已经很普遍，而且会谈中学习的技巧都是可以在会谈室外进行自助练习的。近十几年来，基于计算机方式的认知行为疗法也得到了广泛的应用，发挥了独特的作用。

认知行为疗法的会谈次数取决于来访者想要解决的问题。对常见的各种焦虑障碍和抑郁症一般需要 5~20 次治疗性会谈，对人格障碍、同时伴有其他障碍的疾病，或严重的心理疾病，需要的时间要长一些，比如：半年到一年或更长些。通常情况下，每次会谈 50 分钟左右，每周一次；也可以根据情况调整，比如 30~90 分钟一次，会谈频率也可能会发生变化。认知行为疗法关注的是目前有问题的想法和行动，而不是过去的。可以在不同的场合实施，包括在医院、诊所、学校、其他社会机构等。

（马　鑫）

二、接纳承诺疗法

（一）概述

接纳承诺疗法（acceptance and commitment therapy，ACT）是美国临床心理学教授海斯（Steven C. Hayes）及其同事于 20 世纪 80 年代末至 90 年代初创立的一种新的以行动为导向的心理治疗方法。ACT 与正念认知疗法、辩证行为疗法、正念减压疗法推动了行为治疗第三代浪潮，并在其中占据代表性地位。

ACT 应该作为一个单词来读，而不是三个缩略字母。这样做的一个好处是时刻提醒人们，ACT 的核心是行为疗法，它是关于采取行动的。取名 ACT 的真实含义是：接纳那些你无法控制的，然后承诺采取那些能丰富自己生活的行动。简而言之，ACT 的目标是帮助我们开创丰富、充实且有意义的生活，学会停止逃避、否认以及与内心情绪斗争，转而接纳生活中那些不可避免的痛苦。

生活中的痛苦不可避免。我们都会因各种各样的理由经历挫折、沮丧、拒绝、失去和失败。痛苦将作为正常情感的一部分贯穿我们的一生。更为残酷的是，我们每个人都拥有可以在任何时刻想起痛苦的能力。无论我们走到哪里，无论我们做什么，都可能会体验到痛苦。在任何时候，我们可以再次体验一个痛苦的记忆或迷失在一个预想的可怕的未来里，或者我们可以陷入各种令人不快的比较当中（她照顾孩子照顾得比我的好），又或者身陷各种负性评价中（我太胖了，丈夫不再像以前那样爱我了）等。正是由于思维的复杂性，即使是最有特权的人类也不可避免地体验到这种如此重大的痛苦。遗憾的是，一些人常用无效的方式来处理自身的痛苦。通常当我们经历痛苦的想法、情感和感觉时，我们回应它们的方式从长远来看都是在自我挫败或自我破坏。

（二）心理病理模型

ACT 直观地用一个六边形模型来表示人类痛苦或心理问题的形成过程。六边形的每一个角对应造成人类痛苦或心理问题的基本过程之一，六边形的中心是心理僵化,这是对六大心理病理过程之间相互作用的一个概括。从ACT 的心理病理模型来看,六大基本过程是相互影响和联系的,打破了以往那种具体心理病理过程导致特定心理问题的传统模式,这六大基本过程会同时对特定的心理问题产生不同程度的影响。

1. 经验性回避 又称为经验性控制,指的是人们试图控制或改变自身内在经验(如想法、情绪、躯体感觉或记忆等)在脑海中出现的形式、频率,或对情境的敏感性。但是当我们试图控制情绪时,经验性回避并不能起到有效的作用。如当我们试图控制焦虑时,势必会想起焦虑,同时也会连带唤起焦虑的情绪体验。而且,即便单纯回避的方式能暂缓消极情绪,往往也会造成来访者对刺激的麻木或过敏,最终导致生活空间受限。

2. 认知融合 指的是人类行为受限于思维内容的倾向。该倾向使人们的行为受语言规则和认知评价的过度控制,从而无法用当下的经验和直接的经验指导行为。当陷入认知融合时,会把头脑中的想法当成是真实的现状,而没有意识到这些想法不过都是不断发展的认知过程的产物而已。

3. 概念化过去与恐惧未来 经验性回避和认知融合均会让我们脱离当下。首先,经验性回避会减弱对个人经验的感知能力。对负性的想法、情绪、感觉和记忆的感知通常会伴随着恐惧、愤怒、悲伤等消极的情绪体验,我们往往不愿意去面对这样的痛苦。其次,认知融合也会让我们无法体验当下。当我们置身于概念化的世界时,我们就失去了此时此刻自己的直接的真实经验,沉浸于过去的错误或可怕的未来,我们的行为会受制于过去已有的想法和习惯反应。

4. 对概念化自我的依恋和无所作为 自我概念是言语和认知加工过程的核心。在既定的语言模式下,每个人逐渐形成了关于自己过去和将来的自我描述,过去的历史是通过言语构建和描绘的,未来的发展是通过言语预测和评价的,在这样的自我描述过程中就形成了概念化自我。这个概念化自我就像是一个蜘蛛网一样,包含了所有与自我相关的分类、解释、评价和期望。来访者来求助的时候,正是被这种概念化自我所限制,使自我变得狭隘,导致了不灵活的行为模式。

5. 缺乏明确的价值观 ACT 中的价值指的是用语言建构的,来访者内心真正向往和选择的生活方向。也就是说,要想过上有价值和有意义的生活,就要在行为上遵从自己所重视的价值观。然而,价值观的形成是一个非常复杂的过程,它深植于每个人的内心深处,却很容易被言语词汇曲解成评价、情绪和过程目标等。价值观本身不能被评价,因为它是其他想法和行为的评价标准。从这个意义上来讲,个体被鼓励明确自己的价值观,并将其作为行动的指导。价值导向的行动是与个体的价值观一致的行为，以实现更富有意义和满足感的生活。然而不良的社会环境和过去历史导致来访者没法看清自己的价值方向，尤其是当来访者的行为受限于经验性回避时，就无法选择有意义的方式生活，缺乏价值感和自尊感。

6. 不动、冲动或持续回避　认知融合、经验性回避、概念化自我，以及丧失此时此刻的经验，均会阻碍我们按照所选择的价值方向生活，不动、冲动或逃避，会取代指向价值方向的灵活行动。来访者把时间和精力都浪费在过程目标的实现上。这些过程目标从短期效益来看，可能会降低来访者的负性反应，让来访者觉得正确，但从长远来看，最终会让来访者迷失了他们在生活中真正重视的价值观，导致长远生活质量的降低或生活空间的狭窄。

总结来说，ACT 认为人类主要的心理问题源于语言/认知与人们直接经历的偶然事件之间的交互作用方式，产生经验性回避和认知融合；这两者会导致来访者失去对此时此刻的真实体验，并依恋于概念化的自我；最终，会让来访者缺乏明确的价值观，无法按照所选择的价值方向过有意义的生活。

（三）核心治疗过程

基于 ACT 心理病理模型，ACT 将最终目标确立为提高心理灵活性或心理弹性，即作为一个有意识的人更充分地接触此时此刻的能力，从而能够在行为上做出改变或持久努力以达到既定的价值目标。心理灵活性可以通过 ACT 的六大核心过程获得，它们不仅仅是避免心理病理症状的方法，同样也是积极的心理技能。

ACT 的六大核心治疗过程包括接纳、认知解离、体验当下、以己为景、价值观和承诺行动。我们习惯称它为 ACT"灵活六边形"。

1. 接纳（开放的态度）　接纳是相对于经验性回避的另外一种选择。接纳指的不仅仅只是容忍，而是对过去经历的个人事件和此时此刻经验的一种积极而非评判性的容纳。接纳是指对内心体验的接纳，包括思维、情绪和感觉。接纳意味着以开放的态度为各种痛苦情感、感受、冲动和情绪腾出空间。我们不去与它们斗争，给它们喘息的空间，接纳它们的本来面目。与其同它们战斗、抵抗、逃避或者被它们淹没，倒不如打开心胸，顺其自然。当然，这并不是说要喜欢或者想要它们，而仅仅是为它们腾出容纳空间。

2. 认知解离（观察你的念头）　认知解离是指将思维与现实事件分离开来。它帮助个体觉察到思维只是心理事件，而非事实或真理。通过与思维的分离，个体可以减少对负面思维的执着，从而减轻情绪困扰。解离意味着学会"退一步"，与自己的各种念头、想象和记忆保持距离。完整的专业名词是"认知解离"，在这里我们简称为"解离"。与其陷入各种念头被它们牵着鼻子走，我们不如把它们当作屋外的滚滚车流,让它们来去自由。我们往后退一步来观察我们的念头,而不是与之纠缠。我们在一旁看着我们的念头,它们只不过是一些文字和图片而已。我们应该用双手轻柔地捧着它而不是紧紧地抓着不放。

3. 体验当下(此时此刻) 体验当下是指将注意力集中在当前的经验和当下的瞬间,而非过去或未来。这种觉察的状态帮助个体更好地与当前的体验连接,并减少对过去和未来的担忧。有意识地与此刻发生的一切建立连接和投入。处于当下是相当困难的一件事,我们常常陷入自己的思想从而失去了同周围世界的联系。我们常常花费大量的时间沉浸在对过去和未来的思考中,无法完全意识到当前的经历。对于当下,我们如同一台自动导航仪,仅仅是走走过场罢了。与当下接触意味着将我们的意识灵活地置于我们周围的外部世界和内心世界中。这也意味着有意识地对此时此刻的经历保持注意,而不是被自己的念头牵着走或者表现出"自动导航"的行为模式。

4. 以己为景(全然觉察) 以己为景是指培养一个超越思维和情绪的观察者自我。这种全然觉察的自我可以不受思维和情绪的影响,能够更全面地认识自己,并以更宽广的视角看待自身和生活。在日常生活的语言里,我们谈论"思维"时并没有认识到它包含两个部分:思考的自我和观察性自我。我们都很熟悉思考的自我,我们的这部分总是一直在思考,例如产生各种念头、信念、记忆、评判、幻想、计划等。但是大多数人却不熟悉还有一个观察性自我:无论我们想了什么,做了什么,感受到了什么,觉察到了什么,观察性自我都能够在任何时候意识到。观察性自我的另一种表述也被称作"全然觉察"。而在 ACT 领域,则称之为"以己为景"。举个例子来说,当你走过人生的不同阶段,你的身体可以改变,你的想法可以改变,你的感受可以改变,你的角色也会发生变化,但是"你"能够注意和观察这变化的一切,"你"在这一点上始终没有改变。这是一个不变的"你",一生不变的"你"。面对来访者,我们常用"观察性自我"来指代"以己为景"这个专业术语。

5. 价值观(知道什么是重要的) 价值观指的是用语言建构的,来访者所向往的和所选择的生活方向。在你的内心深处,你想要的生活是什么样的?在生活中你赞成什么?在这世上,凭借这短暂的一生你想做些什么?在更为广阔的背景下,什么对你真正重要?价值观具有渴望持续行动的特点。换句话说,价值观勾勒出人们在多大程度上本着持续的态度想要去行动。澄清价值观对创造有意义的生活至关重要。在 ACT 中,我们经常用"价值观"来选择生活方向。我们通常把价值观比喻为指南针,因为它给我们指明了方向,指引我们不断前行。

6. 承诺行动（为所当为） 承诺行动意味着在价值观的引导下采取有效的行动。在明确我们的价值后，我们还需要做出实践与价值相一致的持续行动。帮助来访者按照自己的价值观做出行为改变，对自己的行动负责，支持有效的基于价值观的生活。换而言之，如果仅仅盯着手里的指南针，那么我们的旅程便不会取得太多进展。我们只有在选择好的方向上昂首阔步，旅程才会真正开始。以价值观为导向的行为会引发各种各样的想法和感受，包括愉快的和不愉快的，心情舒畅的和痛苦不堪的。因此，承诺行动意味着"为所当为"，即按照我们的价值观去生活，即便这样会给我们带来痛苦和不适。任何一种传统的行为干预都可以被用在承诺行动这部分，例如目标设定、暴露、行为激活以及技能训练等。无论是协商谈判和时间管理技巧，还是自信和问题解决技巧，又或者是自我安慰和危机应对技巧，任何一种能改善和丰富生活的技巧都可以被用来服务于承诺行动。需要注意的是，使用这些技巧是为了使我们过上有价值的生活，而不是为了经验性回避。

ACT 的六大核心过程并不是相互独立的。这六个过程作为一个整体相互关联，共同代表着心理灵活性。心理灵活性是个体在当下有意识地觉察和接纳所有经历的事情，并且在价值观的引导下采取行动的能力。简而言之，它是一种活在当下的能力，接纳的能力，做自己认为重要的事情的能力。从专业上讲，ACT 的首要目标就是增加心理灵活性。我们保持觉察、接纳经验以及按价值观去行动的能力越强，我们的生活质量就越高。这是因为我们对生活中那些不可避免的转变和问题能够做出更有效的反应。此外，通过全身心地投入生活以及选择用价值观来引导自己，我们逐渐获得了个人的目的和意义感，同时我们也意识到一种生命的活力。我们在 ACT 治疗中经常用"生命力"这个词，重要的是我们应该认识到，生命力不是一种感觉，而是不论我们此刻的感觉如何，都能意识到自己尽情地活着，觉察到自己处在当下。我们甚至能够在自己临终前或者极度悲痛时意识到生命的活力，因为"痛并快乐着"。

（四）应对风格和两大基本过程

ACT 的六个核心过程相互依存，互为支持，而不是孤立的、割裂的。在治疗时可以从任何环节切入，选择的依据是治疗师对来访者心理病理模型的评价，看看哪个维度最严重，可以从哪个环节入手。如缺乏明确的价值方向，就可以从探讨生活价值入手，但是，每个核心过程都不是孤立的，而是互相联系互相支持的。

从整体结构来看，ACT 的六大核心过程可以划分为三种应对风格和两大基本过程。

三种应对风格指的是开放的、中心化的和投入的。接纳和认知解离对应的是开放的风格,主要是对内在体验面对、接纳而不是逃避控制。体验当下和以己为景的觉察对应的是中心化的风格,主要是正念过程,不做评价和判断的觉察当下体验。价值和承诺行动对应的是投入的风格,主要是将心理能量专注于与价值方向一致的行动。

ACT 包含两大基本过程:第一步是正念与接纳过程。ACT 试图通过无条件接纳、认知解离、关注当下、以己为景来观察,来减少主观评判,减弱语言统治,减少经验性回避,生活在当下。与此时此刻经验相联系,与我们的价值相联系,使行为更具有灵活性。

第二步是承诺与行为改变过程。ACT 通过关注当下、以己为景的觉察、明确价值、承诺行动来帮助来访者调动和汇聚能量,朝向目标迈进,过一种有价值和有意义的人生。这一治疗模式之所以被称为"接纳与承诺疗法",其原因就在于这两大过程在 ACT 中被融合成一个有机的整体。因此,ACT 在某些语境中是另一种缩写,指接纳(acceptance)、选择(choose)和采取行动(take action)三个关键行为策略。

(五)适用范围

目前 ACT 已经成为美国心理学会推荐的有循证证据支持的心理治疗方法。在美国、加拿大和欧洲,针对不同文化背景和不同心理问题的来访者,越来越多的心理咨询师或治疗师会使用 ACT 的治疗策略。ACT 被广泛运用于精神科及内科临床中,针对慢性疼痛、精神障碍、抑郁症、焦虑症、强迫症、创伤后应激障碍、糖尿病、肥胖、艾滋病、癌症等都有着很好的效果。而且,基于 ACT 理论技术开发的团体培训还可用于提升企业员工绩效、进行压力管理、愤怒管理、沟通管理、家庭关系管理、婚姻管理等。总之,ACT 与其说是一种疗法,不如说是一种心理实践,一种生活态度和行为方式,也被广泛地用于非临床领域。

对于围产期的女性来说,伴随怀孕、生产、养育孩子而来的是丰富而波动汹涌的情感,以及会面临各种新的挑战。围产期的女性既会面对巨大的愉悦与成就感,也有可能面对沉重的恐惧、孤独和痛苦。通过 ACT 疗法,咨询师可以帮助新手妈妈更加真诚地面对自己的内心,拥有更加真实、丰富的情感,去过更加有价值的生活。

(马　鑫)

三、人际心理治疗

人际心理治疗(interpersonal psychotherapy,IPT)是一种短程、限时和聚焦的心理治疗方法,它强调症状与当下人际背景的关联性,把治疗的焦点放在患者人际功能的 1~2 个问题领域，目标是促进患者对当前社会角色的掌控和人际情境的适应，达到缓解症状、改善社会功能的目的。

（一）概述

IPT 最早是在 20 世纪 70 年代由美国精神病学家 Klerman 及其同事创立的。他们在查阅了大量成年抑郁症的文献后整理出了 4 种与患者疾病相关的"问题人际领域"，并针对这 4 个领域开始了成人抑郁症心理治疗的试验性研究，结果首次证实该治疗有效。此后该疗法成为快速成长的心理治疗方法。目前 IPT 的效果已经在超过 250 项试验研究中得到证实，应用范围扩展到全世界，在进行相应的修订后已成功应用于老年人、青少年和围产期女性的抑郁障碍，以及进食障碍、焦虑障碍、人格障碍、精神分裂症康复期、精神活性物质依赖与滥用、艾滋病病毒感染阳性抑郁障碍的治疗，与认知行为疗法一起成为引人注目的有肯定疗效的心理治疗方法。至今 IPT 已被公认为是一项有效的心理治疗。

（二）基本理论

人际心理治疗的基本理论取自 Harry Stack Sullivan 的人际理论。Sullivan 是美国精神科医生，新精神分析社会文化学派的代表人物之一。其在 1947 年出版的著作《现代精神病学概论》中提出了人际关系理论，旨在解释人际互动和个体发展的过程，他最有影响力的著作是《精神病学的人际关系理论》，该书阐述了他的主要学术思想，认为精神病学应该是研究人际关系的学科。Sullivan 的人际理论强调：人际关系是一个人作为有人格的个体存在所必需的，追求人际安全感是个体行为动机的主要来源（另一个主要动机源是满足生理需求）。如果一个人既能满足生理需求，又能处于自尊状态，且在团体中保持声誉，就会感到幸福。当个体在人际关系中感受到威胁时，会做出反应并试图消除焦虑，重获安全感，而他的反应恰当与否则与他的心理健康水平有关，同时又会进一步影响他的心理健康。各种精神疾病就是在这个过程中产生的。Sullivan 还强调心理治疗就是要尝试帮助患者理解他们在人际关系中的"私人模式"（也可以说是病理模式，包括歪曲的认知、情感和行为反应），鼓励他们放弃并采纳"公共模式"（健康模式），以此来改善他们的症状。

虽然 IPT 以 Sullivan 的人际理论为基础，但治疗技术并未拘泥于他的精神分析路线，而是聚焦于患者当下的人际关系、人际情境进行干预，过去的人际模式只是用来帮助理解患者的现状。

（三）核心重要技术

IPT 的重要技术包括时间线、人际问卷、沟通分析、角色扮演、聚焦于情绪唤起的技术、探索性技术、鼓励情绪的表达、澄清、使用治疗关系、行为改变技术以及辅助性技术等。这里介绍几项常用技术：

1. 时间线 是一种用于治疗初期收集信息，建立人际事件、情境与症状的联系时使用的技术。常见的方法是让患者用一条横轴代表时间，纵轴上标明症状的变化情况，同时尝试标出对应的人际事件和情境。由此可以很容易地辨识出与症状波动相关的人际问题，帮助患者学习建立两者的联系，同时为确认焦点问题领域收集信息。原则是从当下的时间点开始向前推进式地回忆，而不是从症状初始的时刻开始。这样做对于症状多次反复的长病程患者比较适用，因为这一技术主要是为了建立症状和人际问题的联系，而不是把病史完整回顾，只要信息可以使医患双方理解这种联系就足够了。

2. 人际问卷 常在评估阶段使用，通常是用表格或画图的方法来系统地整理患者当前以及过去的主要人际关系，了解患者当前重要的社会互动，详细地识别患者的社会支持和重要的人际关系的可获得性和质量，了解哪些社会环境和人际生活问题可能与患者的症状出现或加重有关。因此，人际问卷同样为理解患者当前的困难及识别焦点人际问题领域提供基础。问卷应收集患者生活中每一个重要他人：与患者的互动，包括接触的频率、一起参加的活动等；双方对于关系的期待，包括评估其中哪些是曾经满足的或者是现在满足的；整理人际关系中令人满意的部分和不满意的部分；患者希望关系发生什么样的改变，是通过改变自己的行为还是对方的行为来实现。这个问卷得出的结果还可以用于中期治疗中的进一步行动计划的探索。

3. 沟通分析 常用于中期治疗时就人际冲突问题检查和找出沟通的失败经验，目的是协助患者学会更有效的沟通。方法是详细地呈现患者与重要他人的某次重要冲突的细节，要求逐字复述，分析双方言语中传递的外显的和内隐的信息，表达了什么感受，又引发了什么感受等，以此来发现沟通中的问题。一些常见的沟通问题包括：模糊的、间接的非语言沟通取代了开放的面对面的沟通；错误地假设双方已经实现了沟通；错误地假设对方已经理解了他们；使用暗示、模糊的语言沟通；用沉默取代对话。

4. 角色扮演 促进患者在治疗过程中在人际问题领域做出改变是人际心理治疗的重要目标，而角色扮演常常被用来促进这一转化的发生。治疗师通过扮演患者实际生活中的某一个人来帮助患者演练治疗中提出的行动计划。这个技术有助于提升患者对他人进行自我表达的能力，尤其是那些缺乏社会技能的患者，如人际缺陷的患者。角色扮演主要完成两个重要的任务：探索患者与他人沟通的感受和方式；排练对待他人的新方式。

（四）治疗过程和形式

1. 治疗设置 IPT是一种具有时限性的短程治疗，治疗次数通常限制在

16~20 次，每周 1 次，每次 45~50 分钟。治疗关系强调建立积极的治疗联盟，相较一些其他的心理治疗方式，IPT 的治疗师会更为积极主动地倡导改变，IPT 的治疗立场是温暖的、支持性的和能够共情的。IPT 是个高度结构化的治疗方法，整个治疗进程分为三个阶段——初始阶段、中间阶段和结束阶段。每个阶段都有清晰的任务，治疗师需要提前说明任务并指导患者积极有效地合作。

2. 初始阶段　也称为评估阶段，通常需要 4 次会谈，主要任务是收集信息，进行诊断性评估，建立症状与人际事件、情境的联系，最终确定将要开展工作的焦点人际问题领域。在这个阶段，治疗师是相当主动和具有引领式的作用，与患者的互动中包含了大量的心理教育成分，包括解释人际治疗的作用机制和有效性，介绍治疗的框架，帮助患者了解接下来要做什么以及可能发生什么，以灌注希望、减少预期焦虑；通过诊断性评估认可患者患病的事实，关注症状的严重性（这往往是其他心理治疗试图忽略的部分），解释疾病性质，保证患者得到相关的医疗帮助和指导（例如建议精神科或其他临床科室的会诊），同时为治疗中期和后期评估治疗的有效性打下基础。此外，治疗师还需要通过使用时间线、人际问卷等技术来帮助患者建立症状与人际事件、情境的联系，经过一个类似教练的过程，患者将能够做到自觉地意识到当下发生的人际事件和情境与症状变化的关系，这样患者就可以运用在后面治疗中发展出来的新技巧来应对这些事件和情境，以期在改善人际处境的同时改善自己的症状。最后收集信息、诊断评估和建立联系，这些都服务于最关键的初期任务，就是确定中期治疗的工作内容——焦点人际问题领域。简言之，治疗师会帮助患者将症状与四种人际问题领域的其中一种联系起来：哀伤反应、人际缺陷、人际冲突以及角色转换。患者的症状有可能同时与几个问题领域相关，但治疗的时限性特征决定了一个疗程的 IPT 只能选择其中一个问题领域，或者最多两个问题领域进行工作。所以，治疗师的重要任务之一就是帮助患者确认一个焦点问题领域开始中间阶段的治疗。

3. 中间阶段　通常有 8~10 次会谈（最多不超过 14 次），主要任务是针对焦点人际问题领域展开工作。人际心理治疗区分出的焦点问题领域有四种，对应不同的焦点问题领域分别有着相应的治疗目标和策略。

（1）哀伤反应：当患者的症状与过去或现在的某个重要他人的死亡明确相关时，就会将焦点问题领域确定为哀伤反应。治疗目标是促进患者完成哀伤的过程，帮助重建兴趣和人际关系，以取代失去的旧关系。治疗中治疗师要与患者一起回顾与逝者的关系，处理关系中蕴含的未完结的各种情感、愿望等，以促进患者走出哀伤的情绪，投入新的关系中去。

（2）人际缺陷：当患者的症状与其长期的社会隔离或难以建立和维持人际关系直接相关时（因患病导致的人际隔离也属此类），就可以将焦点问题领域确定为人际缺陷。治疗目标是减少患者的人际隔离，促进新的人际关系的形成和维持。通过改善患者的社交技巧，或者通过加强现存人际关系的质量并鼓励形成新的人际关系来帮助患者减轻人际隔离。然而在短程的治疗中处理人际缺陷的问题是很困难的，所以，只要患者还有其他问题领域需要工作，人际心理治疗就尽量不把人际缺陷作为工作焦点。

（3）人际冲突：当患者与至少一位重要他人（例如配偶、其他家庭成员、同事或亲密的朋友）之间的关系期待有矛盾（如一方想有独立的空间，另一方则要求亲密无间），这一点在其症状的发生和持续过程中显得很重要时，就应将焦点领域确定为人际冲突。治疗目标是修正不良的沟通方式，促进关系的协调发展。主要是通过评估冲突所处的阶段和双方对关系的期待来决定行动计划，然后专注于患者的人际策略，从中找出沟通的问题，探索解决方案。

（4）角色转换：当患者的症状与生活中难以适应的改变（例如离职或离家、升学、离婚以及其他经济、健康或家庭的改变）相关时，就可以把焦点问题领域确定为角色转换。治疗目标是协助患者处理旧角色的丧失（包括旧关系和相关的情感），更积极地看待新角色，发展新角色所需的技能，获得对新角色的掌控感。治疗中治疗师帮助患者客观地评估旧角色和新角色的正、负面因素，对于促进患者接受现实、投入新角色的适应里是关键的一步。

4. 结束阶段 通常是最后的 3～4 次会谈，主要任务是明确治疗即将结束，处理结束带来的情绪，总结治疗的收获，帮助患者认同其自身独立处理问题的能力，对未来可能遇到的问题进行预案讨论，鼓励识别症状复发的早期征兆并正确对待。在这个阶段，了解患者对治疗结束的情绪反应，正常化可能出现的焦虑、沮丧和其他症状的暂时加重是必要的。

（刘光亚）

四、社会支持

（一）概述

社会是反映个人与社会环境的联系，主要特征为社会环境，社会网络以及亲密与信任的关系；支持则是反映个人能够接触和感知的表达性、工具性等方面需求的帮助。社会支持在社会学中被定义为一定社会网络运用一定的物质和精神手段对社会弱势群体进行无偿帮助的行为的总和。也可以理解为来自于他人的一般性或特定的支持性行为，这种行为可以提高个体的社会适应性，使个体免受不利环境的伤害。社会支持有四个功能：情感支持、物质支持和信息支持、陪伴支持。社会支持可以来源于家人、朋友、宠物、邻居、同事、组织等。社会支持的概念始于 20 世纪 70 年代,其主要作用是保护那些承受压力的人的身体、心理和情感健康。一般来说,根据社会支持的内容及方式,可以将其分为工具性支持和情感性支持。他人提供的物质条件上的非情感的支持即为工具性支持;他人提供的鼓励、关心和爱意等情感安慰上的支持即为情感性支持。分娩和产后是女性的角色和需求的过渡期,妇女在此期间压力较大,良好的社会支持可以促进个体的积极互动,有助于减少抑郁、压力和焦虑,从而降低不良妊娠和分娩结局的风险。

(二)基本理论

社会支持作用机制的假设有三种:主效应模型、缓冲作用模型和动态模型。

1. 主效应模型　主效应模型认为,社会支持具有普遍的增益作用,其效应独立于压力,不管压力程度如何,社会支持对个体的身心健康有着直接促进作用。社会支持水平越高,则个体身心健康水平也越高。这种模型得到了许多研究的支持。

2. 缓冲作用模型　缓冲作用模型认为,社会支持是通过压力消除对个体的身心健康起作用,它可以缓冲压力事件对个体身心状况的消极影响,保持与提高个体的身心健康水平。社会支持的缓冲作用既可能是一般性的,也可能是特异性的。一般性的社会支持指任何一种社会支持对任何一种压力事件都能起到缓冲作用;特异性社会支持指某一特定的社会支持仅对某一特定的压力事件起缓冲作用。

社会支持可以在两方面起作用。第一,它可以作用于压力事件与主观评价的中间环节。如果个体得到社会支持,将会降低压力情景的伤害性,并通过提高主观感知自我应对能力,来减少对压力事件严重性的评价。第二,社会支持在压力主观体验与疾病之间起着缓冲作用。社会支持可提供解决问题的策略,降低问题的重要性,从而减轻压力的不良影响。

3. 动态模型　动态模型认为,原有的社会支持主效应与缓冲模型都不符合实际情况,应将社会支持和压力同时作为自变量通过直接或间接作用对身心健康水平起作用,压力与社会支持的关系是相互影响和相互作用的,这种关系还会随着时间的改变而发生变化。

(三)社会支持的原则

1. 倾听　采用社会支持治疗时,治疗者应热情接待患者,对她们的痛苦给予高度的重视,详细了解病史,认真倾听患者的叙述,使患者感到治疗者在慎重地关注着她的痛苦,以消除疑虑、产生信赖,让患者感觉自己并不是孤单的。

2. 解释　在治疗者与患者之间建立起良好的信任关系,对患者心理行为问题的实质,以及患者所具备的潜能和解决问题的实际能力有了充分的了解之后,根据患者自身特点,向其提出切合实际的、真诚的解释和劝告,以协助患者端正对困难和挫折的看法。在给患者进行解释时,应避免过多地使用医学术语,要用通俗易懂的语言,结合患者存在的问题和性质,给予针对性的解释。

3. 保证 当患者存在明显的紧张、焦虑、恐惧、抑郁等负性情绪或处于危机状态时,为消除患者的疑虑和错误观念,给予患者心理上的支持。适当的保证是非常有益的,但这种保证必须建立在详细了解病史和有充分把握的基础上。提出的保证要有充分的依据,使患者充分信任,这种信任感是取得疗效的前提。

4. 指导 指导是指治疗者对患者提出行动建议,采取适当的方法解决问题。指导的内容可以多种多样,如日常生活、工作、学习、家庭、社会交往等。

5. 鼓励 鼓励是一种常识性的治疗手段,建立在与患者有充分信任关系的基础上,通过言语评价或者非语言的形式(如手势或积极的态度)表达出来,增强患者的勇气和信心。

(四)核心技术(以同伴支持为例)

社会支持不同于其他的精神心理治疗,不需要经过数年培训、取得相应学历与职业资格证书的心理医生,普通医生,可以是社会工作者甚至是热心的普通人,都能够采取这类方法,在特定的情形下去帮助有需要的人。因此社会支持,尤其是同伴支持在近年来取得了越来越多的关注与广泛的应用。同伴支持最早可以追溯到3个多世纪前的道德治疗时代。同伴被定义为平等的人,在人口学或社会上有相似之处的人,而支持是指"具有共同经历的人可以在互惠关系中相互提供的那种深切的同理心、鼓励和帮助"。同伴支持定义为"有精神疾病或学习障碍的生活经历的人可以相互提供的帮助和支持"。如今同伴支持的项目在心理治疗、疾病管理和康复、技能学习等各个方面的应用中都发挥作用。

1. 同伴支持种类 同伴支持分为六类:自助团体、互联网支持团体、同伴提供服务、同伴经营、同伴合伙和同伴雇佣。

(1)自助团体:这些团体专注于情感支持、分享经验、教育和实践活动。团体通常由同龄人组成,他们为满足共同的需要、克服共同的障碍或克服破坏生活的问题而相互帮助,并带来社会或个人的变化。

(2)互联网支持团体:随着互联网的扩张,互联网在线支持组织应运而生,他们不是传统的面对面交流方式,而是通过电子邮件或论坛进行沟通。

(3)同伴提供服务:同伴提供的服务是指那些自称患有精神疾病的群体所提供的服务,他们因精神疾病诊断正在接受或已经接受精神健康服务,并且提供服务的主要目的是帮助其他患有精神疾病的人。

（4）同伴经营：同伴经营服务是由精神疾病患者计划、运营、管理和评估的服务。没有精神障碍的个人可能会参与服务项目，但他们的参与是在同行操作者的控制范围内。这些服务项目有一些正式的员工和大量志愿者。通常，这些服务会被设置到一个正式的组织中。

（5）同伴合伙：那些不是独立法人实体的服务项目，以及与其他没有精神疾病诊断的人共享项目运营控制权的服务项目属于同伴合伙。

（6）同伴雇佣：同伴雇佣类似于被雇佣充当同伴。只有接受过心理辅导且专门训练的个体才有资格担任该角色。主要是指自己既患有严重心理失调又是作为专业心理辅导人员的一类人，还有学者称之为专业人员助手或者志愿者。常见的同伴角色如同事、同伴支持者、专门医师、心理咨询师等。

同伴支持可以采取多种形式，可以通过面对面、电话或在线方式提供同伴支持。它可以是每周、每月、持续或有限的时间以帮助解决包括焦虑、沮丧等心理问题。

2. 孕产妇同伴支持过程和形式　由具有相同生活环境、经历、文化、具有共同关心话题的孕产妇，可以使她们在相互尊重的基础上，一起进行情感交流、信息分享和支持反馈等。

（1）目标人群：目前国外对孕产妇的同伴支持干预大多针对特殊人群，如20岁以下、遭受家庭暴力、感染艾滋病毒的妇女或患有心理健康问题的孕产妇以及流产的妇女等。

（2）实施过程：首先评估现有资源：资金是否充足，培训方案、人员、场地是否齐全等；其次管理人员利用外联工作挑选和招募志愿人员与志愿者培训，至少培训30个课时，例如如何提供建议、识别目标人群的需要、与目标人群建立联系；另外，确定转诊程序，为有需要的孕产妇提供医疗转诊服务；最后为孕产妇与志愿者提供一对一或者一对多服务。在评估孕产妇的需求后，将相似或相关的经历，文化背景，语言和生活地点纳入到考虑范畴，为孕产妇匹配同伴支持者，随后经常安排其与母亲、志愿者会面，或者志愿者开展团体活动，增强孕产妇信心，建立社会支持网络，探索对怀孕和为人父母的感受。

（孙　玫）

五、其他常用干预方法

（一）物理疗法

物理疗法，简称理疗，是指应用各种物理因素作用于人体，以治疗疾病的方法。具有无创、无不良反应、疗效显著、反复性小且易为患者接受的特点。

总的来说，理疗具有改善局部血液循环、促进组织修复的作用和副作用少、效果较好、治疗过程舒适等优点，是康复治疗的一项重要措施。对神经系统来说可起到抑制和兴奋作用，前者能镇静、止痛和缓解痉挛，抑制大脑皮质中的病理兴奋灶；后者有助于治疗神经麻痹、知觉障碍、肌无力、肌肉萎缩等。目前针对围产期不良心理最常用的物理疗法为改良电休克治疗及重复经颅磁刺激。

1. 电休克治疗与改良电休克治疗 电休克治疗是以一定量的电流通过大脑，引起意识丧失和痉挛发作，从而达到治疗目的的一种方法。大量临床研究和观察证实，电休克治疗的治疗效果显著，它能使病情得到迅速缓解。大部分指南建议，既往电休克疗效良好及患者个人偏好也可作为电休克的一线治疗指征。针对心理和 / 或药物治疗无反应的患者，电休克可作为二线治疗。但因电休克治疗与急性不良反应（头痛、记忆障碍）和每次治疗的麻醉恢复时间延长有关，目前临床常用改良电休克治疗。

改良电休克治疗，又称为无抽搐电休克治疗。是在通电治疗前，结合应用去极化肌松弛药如氯化琥珀酰胆碱，通过对神经骨骼肌接头的选择性阻断，使骨骼肌松弛，全身肌肉放松，然后利用一定量的电流刺激大脑，在脑内皮质诱发一次癫痫发作，治疗中患者不出现抽搐同样能发挥治疗作用。世界上许多国家均已采用改良电休克治疗，部分国家已把改良电休克治疗列为法定治疗项目，取代传统电休克治疗。故在此只对改良电休克治疗进行介绍。

（1）适应证：对于某些疾病类型的患者，改良电休克治疗往往被推选为先于药物治疗，起效迅速、安全有效，且易被患者和家属接受。

1）首选适应证为：有明显危害自身生命安全意念和行为、严重体重减轻、营养不良、脱水和严重抑郁或躁狂发作、严重混合状态和紧张症与难治性情感障碍等。

2）可选适应证为：强迫症状、人格障碍、幻觉妄想状态以及哺乳期母亲不希望孩子暴露于抗抑郁剂者。

（2）禁忌证：改良电休克治疗无绝对禁忌证，但有些情况是相对禁忌证，会增加治疗的危险性，需要高度注意：颅内占位性病变（小型生长缓慢的不伴有水肿或其他占位效应的肿瘤除外）；颅内压增高的疾病；最近的颅内出血；严重的心功能不全，近期出现的心肌梗死；视网膜脱落；嗜铬细胞瘤；不稳定的血管瘤或畸形；导致麻醉危险的疾病（如严重呼吸疾病和肝肾疾病）；对静脉麻醉药、肌肉松弛药过敏等。

（3）治疗方法

1）治疗前评估：①操作前需要评估患者的既往药物使用：避免使用 β 受体阻滞剂，利血平应视为禁忌证，合并用锂盐者应适当减少剂量，三环类抗抑郁药或单胺氧化酶抑制剂在治疗前应当减量或停药以降低治疗风险，接触过有机磷农药或制剂者应常规检查血胆碱酯酶活性和生化检查等；②患者全身状况及生命体征：仔细评估患者全身状况及生命体征如有严重营养不良、体温升高、血压控制不佳或血压过低等情况的应待情况好转后再行治疗；③年龄范围：MECT对年龄无绝对限制，但需综合评估治疗的必要性、安全性、可能的不良反应等情况，此外，应强化监护措施并做好相应的应急准备；④特殊人群：治疗时需将对孕妇及胎儿的潜在不良影响最小化，适用于严重抑郁有自杀倾向、急性精神症状导致孕妇不能照顾自己或可能伤害到他人、孕妇对药物治疗难以奏效，治疗中需要密切关注胎儿情况，需经产科医生评估，需要在有能力处理产科及新生儿并发症的医疗机构进行MECT；⑤告知患者治疗目的、治疗过程、疗效及风险等并获得知情同意。

2）治疗前准备：一般来说包括以下五个方面：①治疗前应详细进行体格检查和必要的理化检查，包括心电图等；②治疗前至少禁食6小时，治疗前应排空大、小便；③每次治疗前半小时测体温、脉搏、呼吸、血压；④在专门治疗室进行治疗并应备齐各种急救药品与器械；⑤工作人员至少3名，1名麻醉师负责麻醉及活瓣气囊加压人工呼吸，1名精神科医师操作电休克治疗机并负责观察药物用量及通电后情况，1名护士进行器械准备并负责静脉穿刺。

3）操作方法：①患者仰卧于治疗床上，检查口腔，摘除义齿，解开衣带领扣。②静脉注射阿托品0.5～1mg。③静脉注射麻醉剂（目前常用丙泊酚），静脉注射时应缓慢，以诱导麻醉，静脉注射至睫毛反射迟钝，对呼唤无反应，嗜睡状态时即可。④氯化琥珀胆碱1mL（50mg），用生理盐水稀释到3mL，静脉注射（10秒注射完），注射药后1分钟即可见自眼睑、面部、口角至胸腹四肢的肌束抽动。约3分钟全身肌张力下降，腱反射（膝、踝）消失，自主呼吸停止，此时为通电的最佳时机。氯化琥珀胆碱一般用量为（0.5～1.25）mg/kg左右。⑤麻醉后期将涂有导电糊的电极紧贴在患者头部两颞侧，或单侧大脑非优势半球的顶颞区。电流为90～130mA，通电时间为2～4秒。患者出现面肌、口角、眼轮匝肌、手指和足趾轻微抽动，有的没有抽动，只是皮肤出现鸡皮疙瘩。同时进行脑电图监测，以证实为有效发作。⑥通电结束后，在眼睑及面部和四肢肢端抽搐将停止时，用活瓣气囊供氧并行加压人工呼吸，5～10分钟，自主呼吸恢复后，拔除静脉针头。改良电休克治疗关键应掌握好肌肉松弛剂的剂量，麻醉药量和通电量。

4）术后处理：治疗结束后应继续监护30分钟左右，以防止患者在意识恢复过程中，因意识模糊、躁动不安而致的意外。个别体质虚弱者因可能出现继发性呼吸抑制，故应倍加警惕。

（4）疗程：疗程视病情而定，一般 6～12 次为一个疗程。治疗频率为隔日一次或每周 3～4 次，急性患者可每日 1 次，治疗 3～6 次症状有所缓解后，改为隔日 1 次。

（5）并发症及其处理：①常见的并发症有头痛、恶心、呕吐、焦虑等，这些症状一般无须处理，待其自行恢复。如果特别严重，则须停止改良电休克治疗，并对症处理即可。②可逆性的记忆减退是改良电休克治疗较为常见的并发症之一，主要是近记忆力和环境定向力的减退，绝大多数可以在治疗结束后数周内自行缓解。必要时可给予一些益智药物、B 族维生素对症处理。当出现意识障碍和认知功能受损时，应停用电抽搐治疗。③呼吸暂停延长，一般有抽搐电休克治疗在抽搐停止后 10～30 秒呼吸自行恢复，无抽搐电休克治疗 5 分钟内呼吸自行恢复。如未及时恢复，则应立即进行人工呼吸、输氧，并查找出导致呼吸暂停延长的原因，如中枢性抑制、呼吸道堵塞、舌后坠或使用镇静剂过多，并紧急对症处置。④麻醉意外，此时应立即给予心肺复苏，积极抢救。

（6）注意事项：①治疗前要详细地查体，包括神经系统检查、实验室检查和辅助检查，如：血常规、血生化、心电图、脑电图、胸部和脊柱摄片；②告知患者及家属改良电休克治疗的相关治疗，并经家属同意签字；③患者治疗前 8 小时禁食、禁水，临近治疗前排空大小便，取下义齿、发卡和各种饰品，解开领扣及腰带；④每次治疗前，为患者测量体温、脉搏、血压、呼吸，首次治疗前需要测量体重；⑤治疗结束后，患者需要在改良电休克治疗治疗室的苏醒室观察半小时，回病房后 1 小时内禁食禁水；⑥改良电休克治疗后当天可能会感觉到困意及劳累，建议回病房后尽量休息睡觉。

2. 重复经颅磁刺激　重复经颅磁刺激是 20 世纪 90 年代发展起来的神经电生理技术，是一种通过调节特定脑区神经元电生理活动的非侵入性物理治疗技术，其主要根据电磁互换的原理，通过强电流在线圈上产生磁场，然后磁场几乎无衰减地穿透颅骨进入大脑皮质，随之在相应的皮层引起局部微小电流，改变大脑皮质的局部电活动，调节大脑皮质兴奋性，起到治疗作用。治疗效果取决于刺激参数，并且刺激停止后作用效果仍会持续一段时间，其疗效和安全性已被认可。

（1）适应证：①慢性失眠、焦虑症、抑郁症：重复经颅磁刺激治疗可调节大脑皮质兴奋性，调节睡眠，改善失眠症状，使抑郁、焦虑情绪得到缓解，减少对药物的依赖性；②精神分裂症：对精神分裂症患者进行重复经颅磁刺激治疗，可以改善血清炎症因子水平及脑内神经递质，提高患者认知功能；③其他：重复经颅磁刺激对焦虑症、创伤后应激障碍、强迫症、孤独症、注意缺陷多动障碍等疾病具有一定的治疗作用，但仍需要进一步的临床研究以明确其疗效。

（2）禁忌证：虽然重复经颅磁刺激是一种很安全的物理治疗手段，但由于有诱发癫痫的报道，所以在进行该项治疗时，应排除如下情况：①癫痫患者或者癫痫家族患者应该禁止使用高频率、高强度的刺激，经颅磁治疗具有容易诱发癫痫发作的风险；②严重躯体疾病患者；③严重酒精依赖与滥用者，因为可能降低发生抽搐的阈值；④有颅脑手术史者，脑内有金属植入物者；⑤植入心脏起搏器者。

（3）治疗方法：具体原理为：把一个绝缘线圈放在特定部位的头皮上，当线圈有强电流通过时，会产生强磁场，透过头皮和颅骨，无衰减地进入皮层的数毫米处，并根据磁场的频率来改变大脑皮质的兴奋性。初始电流强度的快速波动会导致磁场的波动，继而导致局部大脑皮质产生继发性电流（大约是初始电流强度的 1/10 万），此电流可以集中在某个区域，从而使重复经颅磁刺激治疗具有较好的定位效果。继发性电流可以改变神经细胞的电活动。1Hz 或以下的重复经颅磁刺激称为低频重复经颅磁刺激，1Hz 以上的重复经颅磁刺激称为高频重复经颅磁刺激。低频重复经颅磁刺激对皮质有抑制作用，而高频重复经颅磁刺激对皮质则有激活作用，增加神经元的兴奋性。重复经颅磁刺激有多个刺激部位，如初级运动皮层、背外侧前额叶皮质、运动辅助区等。

（4）疗程：急性期每周治疗 5 次，疗程至少为 6 周（20～30 次）。随着治疗时间的延长，疗效会更加明显。一般而言，治疗 2～3 周，可察觉到绝大多数患者情绪明显改善，在这之前情绪改善一般不明显，仅表现在注意力方面的改善。对重复经颅磁刺激急性治疗应答良好的患者，可将重复经颅磁刺激作为维持治疗手段。研究表明若其他已确认的有效维持治疗方法均未达到确切疗效，或患者有频繁复发史（每年 2 次或以上），可考虑采取重复经颅磁刺激维持治疗。典型维持治疗频次为每周 1 次或 2 次、每月 1 次逐渐递减至停止治疗，具体频次依据患者应答程度制订。

（5）并发症及其处理：重复经颅磁刺激安全性高，不良反应少，患者一般都能耐受。

1）头痛：重复经颅磁刺激所致头痛性质类似于紧张性头痛，由于头皮肌肉反复受刺激收缩所致，发生率为 10%～30%。持续时间多较短暂，多可自行缓解。

2）一过性失眠：少数患者在治疗开始后几天报告兴奋、入睡困难，一般不需要特殊干预，严重者可予以一定的短效镇静催眠药物，如唑吡坦。

3）刺激部位疼痛 / 不适：记录疼痛严重程度和持续时间，并向患者说明治疗初期可能会出现短暂性的刺激区疼痛，但随着治疗进行，该症状会逐渐消失。

4）癫痫发作：少见。

（6）注意事项：①治疗前要详细地进行评估：包括癫痫病史、家族史、发作史，有无头部外伤，有无植入医疗器械及脑内金属物以及前一晚睡眠情况等；②告知患者及家属重复经颅磁刺激的相关治疗，并经家属同意签字；③患者头颈部治疗时不能接打电话，电子相关产品如耳机、手表、公交卡、银行卡、身份证等射频卡磁卡类物品需要远离工作的线圈；④治疗过程中注意线圈拍始终刺激头部，远离怀孕腰腹部，刺激线圈与腹部保持70cm左右距离；⑤重复经颅磁刺激实施临床条件要求：重复经颅磁刺激手术室需要能容纳重复经颅磁刺激系统、患者以及两位术者，需要能为术者提供较好的手术视野。室内温度适宜，术中室内人员需要戴有最低30dB降噪能力的耳塞或其他听力保护物品，患者需要保持清醒，不可中途移动脑部。

（7）重复经颅磁刺激的临床特点：①更易实现颅脑深部刺激：骨骼、肌肉等对磁的耗损很小，因此可以刺激到颅脑深部；②人体不适感很小：重复经颅磁刺激不是直接刺激神经，而是利用感应电流进行刺激。感应电流的大小和电阻成反比，对于电阻较大的头皮、骨骼，产生的电流微乎其微，基本无不适感；③与人体无接触：磁刺激仪器与人体无任何直接接触，属于无创治疗，可以降低人体受到伤害的风险。

（二）运动干预

如今妊娠期和产后期的抑郁筛查较为常见，但大多数经历围产期抑郁的女性并未接受精神卫生保健服务。有效的抗抑郁药物可用于治疗围产期抑郁症，但许多女性认为在妊娠期或哺乳期间不能接受药物治疗。关于心理治疗，有证据支持认知行为疗法和人际关系疗法对围产期抑郁症的疗效。研究显示现今围产期抑郁症的治疗主要依赖于药物治疗、心理干预以及物理治疗，但大部分轻、中度抑郁症患者常因病耻感拒绝任何治疗方式，也常因药物副作用、花费高等中途放弃治疗。同时相较于其他精神疾病患者，抑郁症患者服药依从性较差，患者拒绝治疗后可能导致抑郁情绪加重，疾病反复发作，甚至出现自杀、自伤等行为。因此传统治疗方法在一定程度上会降低围产期抑郁症的风险，但治疗效果仍不理想。鉴于围产期抑郁症的高患病率、低治疗率和严重的不良后果，迫切需要确定其他治疗方案。

运动疗法由于具有依从性高、操作性强、副作用少的优势，已经作为一种经济可靠的干预手段获得广大临床工作者及治疗指南的推荐。运动干预作为一种补充和替代疗法，在一般人群的患者中，特别是在围产期妇女中较为流行。美国一项调查研究显示1/5的孕妇报告会出于妊娠相关原因使用补充和替代医学方法。鉴于这些做法可能成本较低，且不需要由精神卫生专家提供，可能为有需求的孕产妇提供有效且便利的帮助。现有试验的结果普遍表明，围产期妇女对运动干预的接受性高，并且这些干预可以有效减少抑郁症。

我国《妊娠期运动专家共识（草案）》指出：妊娠期运动风险低，且对母儿有益。所有无妊娠期运动禁忌证的孕妇均建议在妊娠期进行规律的运动。妊娠期运动禁忌证包括严重心血管系统或呼吸系统疾病；重度子痫前期／子痫；未控制的高血压；甲状腺疾病；1型糖尿病；宫颈功能不全；持续阴道出血；先兆早产；前置胎盘；胎膜早破；重度贫血；胎儿生长受限；多胎妊娠（三胎及以上）等。有妊娠期运动禁忌证的孕妇除日常活动外，不建议进行规律运动。当孕妇存在轻中度心脏或呼吸系统疾病、复发性流产史、早产史、严重肥胖、营养不良或极低体重（体重指数＜12kg/m²）、双胎妊娠，以及癫痫且症状控制不佳时，应在接受详细的专业评估，综合考虑运动利弊后，由专业人员决定能否进行妊娠期运动，并给予运动形式、频率、强度等建议。

1. 运动形式　运动形式较为多样，如下：

（1）有氧锻炼：基于孕产妇身体功能的变化和运动风险可控视角，瑜伽、团体有氧操、步行、游泳、太极、八段锦等有氧运动是孕产妇最常用的锻炼内容类型。有研究表明，个体或集体有氧运动均能有效降低产后抑郁症，且被认为是孕产妇最为适宜的运动内容类型。但需注意的是，应避免有身体接触、快速移动等增加摔倒风险的运动。

（2）抗阻力训练：抗阻力训练既能减少孕产妇生产时的各种风险，又能促进产妇肌肉和骨骼强度的恢复。研究表明，抗阻力运动更适用于孕中后期的妊娠期糖尿病患者，其主要包括上肢抗阻力运动和下肢抗阻力运动。上肢抗阻力运动包括耸肩、伸展、绕肩等；下肢抗阻力运动包括踩踏运动、膝盖伸展运动、下蹲、腿弯曲等。但关于抗阻力训练对抑郁的干预效果尚存在一定争议。另外，出于对孕产妇运动风险的考量，必须严格加强对抗阻力训练的运动量和运动过程的监控。

（3）组合训练：总体上，有氧运动可能产生预防和治疗产妇心理的更好干预效果。现有研究指出，妊娠期进行有氧运动与抗阻力运动的结合运动较单独进行有氧运动更能改善妊娠结局，带来更大的综合健康效应。

2. 运动强度　多数学术组织均建议妊娠期运动应达到中等强度运动水平，对于中等强度运动的量化，主要通过心率和自觉劳累分级两项指标。2021年我国《妊娠期运动专家共识（草案）》提出心率指标应达到心率储备的60%～80%，或自觉劳累分级达到Borg感知运动强度量表的13～14分。妊娠前无运动习惯的孕妇，妊娠期运动应从低强度开始，循序渐进。同时，使用"谈话测试"也是一种衡量运动强度的方法，即孕妇的主观感觉运动"有点困难"，但仍可以在运动的时候与人交谈。由于孕妇对运动的心率反应呈正常或迟钝现象，孕期采用 Borg 感知运动强度量表和谈话监测运动强度比心率参数更有效。

3. 运动频率   不同学术组织对于妊娠期的运动频率和持续时间有不同的建议。我国《妊娠期运动专家共识（草案）》指出无运动禁忌证的孕妇，妊娠期应每周进行 5 天、每次持续 30 分钟的中等强度运动，且随着妊娠期运动频次、持续时间及运动强度的相对增加，妊娠期获益增加。

4. 运动总量   很多国家妊娠期运动指南对每周总运动量已达成一定的专家共识，即无运动禁忌证的孕妇每周进行 150 分钟中等强度运动。已有研究证实，每周进行 3 天或以上，共计持续 150 分钟的中等强度运动，可显著降低妊娠期糖尿病、子痫前期及妊娠期高血压疾病的发生风险。我国《妊娠期运动专家共识（草案）》指出：无运动禁忌证的孕妇，妊娠期应每周进行 5 天、每次持续 30 分钟的中等强度运动。

5. 运动安全注意事项   需要注意的是，运动前，孕妇应该准备充足的水分供给，穿宽松的衣服，并避免在高温和高湿度环境中运动。运动期间，如果孕妇在平躺运动时感到头晕、恶心或不适，应调整运动体位，避免采用容易引起静脉回流减少和低血压的仰卧位运动。在任何运动过程中应包含热身和舒缓放松环节。同时应注重循序渐进和实时动态监测，监测指标包括血压、心率、脉搏、血氧饱和度、子宫张力及胎心等，出现异常或任何不适（如阴道出血、规律并有痛觉的宫缩、胎膜早破、呼吸困难、头晕、头痛、胸痛、肌肉无力影响平衡等）都应停止活动并及时就医。

此外，基础水平不同的孕妇需采取不同的运动强度。有持续运动经验的孕妇可保持正常的运动习惯；平时久坐的孕妇应循序渐进增加运动量；妊娠期糖尿病孕妇若使用胰岛素治疗，需警惕运动引起的低血糖，尤其是孕早期；孕前肥胖孕妇则应尽早开始运动，并应从低强度、短持续时间开始，循序渐进。

（三）音乐疗法

音乐疗法又称音乐治疗，是一个系统的干预过程，在这个过程中治疗师以心理治疗的理论和方法为基础，运用音乐特有的生理、心理效应，通过各种专门设计的音乐行为，以及对音乐体验的各种形式，包括欣赏、演奏和创作等，影响大脑和情绪系统，达到深入心灵、激起回忆、疏解情绪、增进涵养、平衡心理及治疗疾病的目的。近期，音乐疗法在临床上得到了广泛的应用，尤其是在妇产科领域，如在产房应用音乐疗法，可以减轻产妇分娩的痛苦，加快产程进展；在产科病房应用音乐，可以改善产妇的消极情绪，帮助产妇重建自信，加速其回归社会。音乐疗法作为一种辅助性干预方法，在临床治疗中起到了药物治疗所不能起的作用，它不仅可以缓解孕产妇不良症状，促进身心康复，而且对母婴无不良反应，操作简单，容易接受，复发情况少。

1. 音乐疗法的起源 历史和考古资料显示中国传统音乐治疗在身心疾病治疗的实践早于西方国家。在中国不同历史时期，都有对不同价值取向传统音乐治疗思想的表述。然而尽管中国传统音乐治疗思想历史久远，但长期以来，国内对于音乐治疗的探索仍然处于碎片化研究状态，因此暂未形成音乐治疗体系化的理论研究成果。音乐治疗学作为一门集音乐学、心理学、医学等多种学科于一体的现代新兴交叉学科，源于 20 世纪 40 年代美国音乐治疗学专业。1979 年美国音乐治疗博士刘邦瑞教授第一次把欧美音乐治疗学介绍到国内，拉开了我国音乐治疗学科建设的帷幕。我国的音乐治疗取得了出人意料的发展。例如，音乐电疗、疗养院精神院音乐疗法、对心身疾病的音乐治疗临床探索等。我国第一家独立的音乐治疗所也于 1997 年底，在中央音乐学院创办。

2. 音乐疗法的作用机制 现阶段其作用机制较为复杂，目前学界多支持审美移情说、共振原理说和神经活动说。

（1）审美移情说：音乐作为一门独立的艺术，是具有审美价值的。在人们审美活动中，艺术形象因情而生，使审美主体感同身受，勾起欣赏者的情感体验。音乐这种审美客体的旋律音色变化和节奏节拍运动过程，焕发出人类精神世界特有的魅力，音乐与医学的本质联系，正在于这种特有的魅力，对人类心身具有积极的影响和作用。它在调动人们思维的记忆、联想、想象等各种因素时，可以唤起同感，引起人们共鸣。审美主体的情绪在音乐的诱发中，获得释放与宣泄，使积极的情绪强化、消极的情绪排除。甚至可以使原有的消极状态转化为积极情态，缓解躯体的应激状态，解除心理扭曲和紧张，创造自我治愈的机会。

（2）共振原理说：人体是一种耗散结构，必须不断地与外部环境进行物质交换，才能维持生命的运动。音乐就是一种作用于人的生理场与物理场的物质能量。它通过曲调、节奏、旋律、力度、速度等因素传递信息。这些因素具备一定规律和变化频率，音响振动作用于人体各部位时，会引起人体五脏六腑、肌肉、脑电波等的和谐共振，促进各器官的节律趋于协调，从而改善了各器官的紊乱状态，以解除疾病，促进康复。

（3）神经活动说：现代科学研究表明，音乐可以通过人的听觉作用于人的大脑边缘系统及脑干网状结构，调节大脑皮质，使人体的内脏活动、情绪及行为有良好的协调作用。当音乐声波作用于大脑时，会提高神经和神经体液的兴奋性，促进分泌有利健康的生化物质。如优美健康的音乐能促进孕妇分泌一些有益于健康的激素酶、乙酰胆碱等物质，起到调节血液流量和神经细胞兴奋的作用。

3. 音乐疗法的分类 根据来访者主动性程度可分为：①单纯聆听形式：包括超觉静坐法、音乐处方法、音乐冥想法、名曲情绪转换法、投射音乐聆听法等；②主动参与式：包括简单乐器操作训练，还有选择性地按音乐知识学习、乐曲赏析、演唱歌曲、音乐游戏、击鼓疗法等形成的综合性音乐活动。针对以上两种方法，音乐治疗师的九种干预方法：共情、调整、联系、表达、沟通、反应、探索、动机、肯定；根据所使用音乐的特点可分为体感共振音乐疗法与高频音乐疗法。

（1）体感共振音乐疗法：体感共振技术是将音乐中16～150Hz低频部分电信号分拣出来用增幅器放大，再通过换能器转换成物理振动，作用于人体传导感知，能够如实再现20～50Hz的频率范围音乐的技术。20～50Hz的低频部分使人的重低音感大大增强，伴随着振动感和冲击感给人以极其强烈的临场感以及心理和生理愉悦的快感和陶醉感。该疗法由体感音乐、治疗方案和体感音响设备三方面组成：①体感音乐是一类特殊制作的、富含低频、以正弦波为主的治疗性乐曲；②治疗方案是在临床研究的基础上确定的，内容包括治疗对象身心状态评估、体感音乐的选择和确定音量、振动强度和治疗时间及疗程等；③体感音响设备主要包括：音源和分频 - 放大 - 换能装置，其主要形式为床、椅和沙发等。其效用是使人在聆听音乐的同时身体也能感受到音乐声波振动。体感音响设备不同，音乐声波频率范围和振动强度有所差别。

（2）高频音乐疗法：高频音乐疗法是根据法国著名音乐学家阿尔弗雷德·托马提斯的理论制作而成，适用于两岁以上所有的人群，是一款系统的、科学的音乐调理、治疗产品。通过空气震荡刺激耳部听觉系统以及直接通过人体骨骼传导，两种方式刺激大脑，改善使用者的精神状态和生活质量。

（3）临床上分类：①单纯音乐疗法：单纯通过听音乐达到治疗目的；②音乐电极疗法：患者接受音乐治疗的同时，还接受音乐电流治疗，将声频转化为电频，电流与音乐是同步的；③音乐电针疗法：音乐疗法与针刺疗法相结合同时进行。

（4）常用的音乐类型：主要包括五行音乐、古琴音乐、钢琴音乐与后摇滚音乐。

1）五行音乐：五行音乐疗法又称五音治疗法，是以阴阳五行的系统观念为理论基础。中医五音疗法是指五音（即宫、商、角、徵、羽）与人体心、肝、脾、肺、肾五脏相对应，直接或间接影响脏腑功能和情绪的治疗方法，是中国传统音乐治疗的基础。五音音色相异，与五脏相对应，对身体产生不同的作用。宫音曲调风格悠扬沉静、敦厚端庄，如土般宽厚沉实。入脾能调节消化系统功能，促进食欲，同时，能安定情绪，对神经系统和精神状态也有一定的调节作用；商音乐曲高亢悲壮，能促进全身气机内敛，调节肺气之宣肃。具有养肺阴、益肾、泄肝的功效，能调节呼吸功能，增强肌体抗御疾病的能力；角音曲调亲切爽朗，生气蓬勃，清澈流畅，具有木的特性，有疏肝解郁的功效，对神经系统有较好的调节作用；徵音乐曲旋律热烈活泼、轻松欢快，具有火的特点，入于心，促进心血管的功能，对循环系统、神经系统也有一定调节作用；羽音乐曲风格清冽，凄切哀婉，如行云流水，具有水的特点，入于肾，能滋补肾精，益智健脑，对泌尿系统和生殖系统功能有良好的调节作用。五音产生的身心调节作用可概括为："宫音和平雄厚，庄重宽宏，商音慷壮哀郁，惨恢健捷；角音圆长通澈，廉直温恭，徵音婉愉流利，雅而柔顺；羽音高洁澄净，淡荡清邈"。总之，中医五音疗法是以中医五行学说为基础，通过调节五脏功能，改善不良的心理状态和异常的行为。

2）古琴音乐：古琴音乐作为中国传统音乐中具有民族精神和审美情趣的高雅器乐，一直被中国文人雅士视为完美人格的象征、修身养性甚至心理抚慰的重要工具，强调的是抚琴之时的心平气和、调理生息，早在两千多年前已有关于古琴音乐有益健康的记载，其博大精深的文化内涵影响深远。古琴音乐治疗曲目的选择是根据患者的情绪，针对想放松心情的患者，选择徵调式的乐曲；而针对需要冷静内心的患者，则选择商调式的乐曲。中国台湾的现代心理脑影像研究机构的专家认为，古琴音乐所产生的音波属于 α 波段的震波，这一波段可使人平静，达到精力充沛的效果。由此，古琴音乐所产生波段可引起 α 波脑波共振干扰的共鸣反应，激发人体的内在潜能，使一些部位的功能由静止变为运动，从而发挥了古琴音乐移情功能的物理性治疗作用，这也是对于古琴治疗作用的肯定与量化。

3）钢琴音乐：钢琴作为乐器之王在音乐当中是应用非常广的一种乐器，在音乐治疗中已有治疗师把钢琴演奏作为治疗的手段之一。钢琴演奏是一项综合性较强的音乐艺术行为，需要脚、眼、手、脑、耳的高度配合，这使演奏者注意力、耐心、协调力、意志力以及反应能力等多方面有提高；同时在演奏过程中演奏者通过听觉、触觉、感觉对大脑、心理产生的多种复杂活动进行协调与配合。在这一过程中对音乐、节奏的内化呈现出心理空间想象、情感理解、迁移注意力等认知心理感知，并通过各种钢琴演奏形式对乐曲中的音乐情感进行表达以达到精神宣泄的目的。同时，钢琴演奏可以对乐观心态产生积极的调整影响。其演奏过程是一个修养身心，陶冶情操的过程。通过演奏能很好地抒发心中的悲观负面情绪，这种自我的调整方法要比传统的心理学治疗过程中与医生面对面的交流更有效果。

4）后摇滚音乐：后摇滚音乐在国内发展于 21 世纪初，兴起于 2010 年前后。在后摇滚音乐的发展过程中，逐渐形成了一种音乐编创的"标准特征"，并以其情绪化的风格、器乐倾向的表演形式以及细腻的音乐情感俘获大批听者。在后摇滚音乐中电吉他占据着主导地位，在电吉他演奏中的音墙技巧是后摇滚音乐中的一大精髓，所有铺垫的氛围和情绪在音墙下暴发，将内心感情引爆，在推进音乐层次的进展中，给人以情绪上的释放。而其音乐里的情绪情感是丰富的、激烈的，通过音乐里包含的或悲或喜的情绪情感，诱导听者达到宣泄、共情、升华、成长等目的。通过音乐治疗师或音乐暗示可以引发听者产生关于现在和过去经历有关的联想、情绪和思想活动，直面自己的情绪情感困扰和潜意识活动，促使情绪情感的释放和自我内心的和解，最终导致行为的改变。

5）民族声乐：声乐是以人声演唱为主的表达情感的艺术形式，与器乐等共同组成了音乐。中华民族声乐是延续上千年中华民族音乐的重要载体，根据时代可分为传统民族声乐和现代民族声乐。传统民族声乐由民歌、戏曲、曲艺三种形式组成，风格基于传统五声音阶调式体系，是传承传统的文化土壤。现代民族声乐是在传统民族声乐的基础上借鉴融汇了美声深呼吸法的世界文化交流产物，是对传统民族声乐的艺术超越与科学发展。民族声乐的治疗是侧重临床应用的学科，其研究对象是各种身心障碍群体的治疗研究。民族声乐作品，其丰富多样的情感表达、深厚的情感释放、独具民族自我的盛情韵味，极易使听众产生强烈的情感共鸣。《诗经》《楚辞》、汉乐府民歌、隋唐民歌、宋词元曲等养心养神的古曲，均是节奏舒缓、旋律优美，它们大多在中音区游走，是适合患者减缓焦虑、放松身体的民族声乐作品。

4. 音乐疗法的方法 现阶段主要分为主动音乐疗法、被动音乐疗法与综合疗法。

（1）主动音乐疗法：主动音乐疗法注重患者的参与，大多采取治疗师与患者合作的方式，成立治疗演奏团，治疗师和患者分别使用不同乐器，治疗者与患者一对一组合，或使患者与治疗组的1人或数人组合，或让患者一边敲击钢琴一边演唱自己喜欢的歌曲，使患者在演奏、演唱中情绪高涨、心理充实而达到放松、治疗的效果。

（2）被动音乐疗法：被动音乐疗法注重治疗师的引导作用，强调欣赏音乐的环境设置。采取这种形式的方法也很多样。①把心理治疗与音乐治疗相结合，治疗时，先对患者催眠，使患者潜意识中的活动呈现出来，通过播放事先选好的音乐，边听边进行中性的引导，让患者产生想象，然后自由联想，不断报告他的感受，患者跟着音乐走，医生跟着患者走，使患者在不知不觉中，充分进行自我认识，重新认识丰富的世界；②把音乐作为转移注意力的手段，每人配发一台带有耳机装置的盒式录音机和他们平素最喜欢听的音乐磁带，在手术期间倾听；③把传统的中医经络穴位学说与音乐治疗相结合，使用音乐电疗仪，把音乐信号转换成与音乐同步的低、中频电流，嘱患者戴上耳机仰卧，然后将电极衬垫浸湿放在电极板上，安置于人体的不同穴位，输出 1～2mA 的电流，通过不同声波的输入、输出，使物理能量对机体产生振动，而产生肌肉收缩、紧迫等感觉，从而改善局部血液循环，起到镇静、镇痛等作用。

（3）综合疗法：具体施治并不局限于哪种方法的使用，主动、被动往往结合使用。

5. 音乐疗法的原则　主要包括循序渐进原则、学习与启发原则和体验原则。

（1）循序渐进原则：音乐治疗要根据来访者的心理特点，循序渐进播放音乐。从音乐的选择的角度来看，要循序渐进。如引导悲伤情绪的音乐有轻度、中度和重度之分。选择音乐是一般从轻度音乐开始，逐渐过渡到中度、重度音乐。从播放音量来看，音量也要逐渐增大，让来访者逐渐适应。

（2）学习与启发原则：在进行音乐治疗时，对不懂音乐的来访者进行教育和引导，向来访者介绍有关音乐创作的背景和音乐家所要表达的意境。可以在治疗前，先尝试让来访者听一段音乐，帮助其体验音乐的意境。如果来访者听不懂音乐的意境，心理治疗师应做出一些解释，帮助来访者理解音乐含义。

（3）体验原则：让来访者根据音乐所营造的氛围，用心体验自己的情绪或感受。

6. 音乐疗法的实践三要素　音乐疗法不仅需要考虑音乐治疗师的培养，同时需要考虑被治疗者的综合状态及音乐素材的科学选用。

（1）音乐治疗师的全面培养：音乐治疗需要由专业的音乐治疗师来负责实施，根据患者病情所需进行全程指导。优秀的专业音乐治疗师必须具备音乐专业相关的知识与技能，同时必须具备治疗的知识与实践治疗的经验，必须对所医治患者病情全面的了解，能针对患者实际，使用音乐治疗的不同方法，促使患者恢复健康。

（2）被治疗者的综合状态：被治疗者病情的不同，对音乐的敏感度不同，对音乐的理解力与接受力不同，个人的人生经历、文化修养不同，在音乐治疗中所取得的效果亦不同。在音乐治疗中，需要充分了解被治疗对象的综合状态，不仅仅是单一根据病情来开展音乐治疗，这是音乐治疗与其他方式治疗的一个重要的区别。

（3）音乐素材的科学选用：音乐素材的科学选用决定了音乐治疗的效果。涉及专业音乐治疗师的音乐水准与治疗水平，音乐素材的科学选用要根据同一病情运用相对统一的音乐素材，也需要针对同一病情患者不同状态选用特别的音乐素材，达到多种音乐素材的综合应用，做到科学化、体系化的音乐治疗。

（孙　玫）

第四节 · 围产期心理健康问题药物干预与精神科会诊及患者转诊

一、围产期心理健康问题药物干预

（一）围产期用药原则

围产期精神障碍尽量不使用药物治疗，因为精神药物可通过胎盘对胎儿造成不良影响，如围产期综合征，严重者可致胎儿畸形，对远期的神经行为也影响深远。例如，孤独症可能与母亲在孕期的不当用药相关，而目前尚缺乏治愈孤独症的有效手段，且现今针对此课题的研究仍缺乏。然而，在某些特殊情况下，药物治疗是必需的。用药时须与家属及患者做好风险 - 效益分析。对于比较严重的精神障碍产妇而言，药物与心理干预联合值得考虑。当前亟待解决的两个课题方向是产妇产前心理干预的广泛应用以及精神药物对于产妇精神障碍的使用。

（二）围产期药物治疗的现状与挑战

围产期是孕产妇发生抑郁症、双相障碍和焦虑症等精神障碍的高危期，临床医生治疗这些患者面临的挑战是，必须将胎儿的风险降至最低，同时控制孕产妇发病带来的影响。患者及其医生也面临着这样一个现实：使用或不使用精神药物的决定可能都与并发症有关。因此，关于孕产期合理的风险需要充分告知，但最终的决定取决于患者 / 监护人的知情同意。另外，由于伦理学原因，不可能对孕妇进行药物临床试验研究，因此，孕妇在药物治疗方面被列为"最后的治疗孤儿"。

（三）围产期精神障碍的药物治疗

在讨论怀孕女性药物治疗之前，首先需要强调的是，即使是在"正常"情况下，妊娠的"正常"结局也是无法事前做出保证的。由于受孕和胚胎、胎儿发育是非常复杂的过程，会受到很多因素的影响，即使在生殖医学取得巨大成就的今天，人类仍不能做到完全控制从受孕到胎儿娩出过程的所有危险因素，"异常情况"总有一定的发生率，如早孕期发生自然流产的概率在 10%～20%，严重畸形的发生概率在 2%～3%。

药物对妊娠女性的风险，除一般的不良反应外，人们通常更关注另外几个方面的风险：早孕（从怀孕到 13 周）流产；致畸性；新生儿药物中毒和戒断反应。致畸因素一般定义为影响到正常的胎儿成长、解剖结构和生理功能以及出生后发展的子宫内因素，具体包括环境因素暴露、母亲的健康问题、感染和遗传因素，在所有导致畸形发生的因素中，药物只占很小的比例，大约 5%。

关于妊娠期使用精神药物的安全性，现有数据主要来自动物实验。对出生登记数据和发生畸形人群的用药情况的回顾性分析、个案报告可能提供了一些风险存在的证据，但也存在样本偏倚、混杂因素难以控制等多方面的方法学问题，作为循证证据的力度普遍不高，因此并不能对药物使用与畸形发生做出肯定的因果推断；同时由于进行前瞻性研究显然不符合伦理原则，预测未来也很难就某一药物的妊娠安全性得出明确结论，所以医生对这一点要保持清醒认识，实践中需要始终秉持在获益 - 风险比的个体化分析基础上制订个体化治疗方案的思路。

在讨论精神药物带来的妊娠风险之前，还要特别说明一点的是，越来越多的研究证据显示，妊娠期发作的精神疾病本身更是先天畸形和围产期死亡的独立危险因素，精神障碍还可能增加早产的风险。在与患者就精神药物治疗进行风险 - 获益讨论时，对疾病本身不做有效治疗可能存在的风险，需要向患者及其亲属特别是配偶做充分的解释，以帮助他们做出相对合理的决定。

1. 抗精神病药物的使用　大多数相关研究显示，与普通人群相比，产前暴露于第一代和第二代抗精神病药物可能并不增加严重的婴儿生理畸形的发病风险。如 2015 年发表的一项研究报告了早期妊娠和中期妊娠（13～28 周）使用第二代抗精神病药物的母亲，其胎儿出生后的畸形发生率，与一般人群相比风险高出的概率不超过 10%，这样的增幅所造成的后果，在实践中几乎可以被忽略不计。

由于抗精神病药物的胎盘通透性存在差异，因此，胎儿暴露于药物的量可能也有明显差别。一项对 50 例怀孕患者的前瞻性观察研究报告，药物胎盘通透性由高到低依次是奥氮平、氟哌啶醇、利培酮和富马酸喹硫平。

来自 Medicaid 数据库提取的人群中，在调整混杂变量后，妊娠期前 3 个月使用抗精神病药物并没有显著增加胎儿畸形的发生率。一个例外是，利培酮与总体畸形的轻微增加心脏畸形的非显著风险相关。研究者将其视为妊娠期前 3 个月使用利培酮的潜在安全信号。这种关系也可能适用于利培酮的主要活性代谢物帕利哌酮。

晚期妊娠（孕 28 周后）长时间使用抗精神病药物，可能导致新生儿出现中毒和撤药反应，包括异常运动、肌张力异常增高或降低、动作烦乱不安、高反射性、激越、多动、颤抖、镇静、易激惹、哭闹、心动过速、低血压、呼吸困难、进食困难、胃肠道功能异常（如功能性肠梗阻）。这些症状的发生率尚未可知，但使用第一代抗精神病药物和利培酮发生锥体外系症状（如异常运动、烦乱不安和颤抖）的风险可能高于其他第二代药物。典型情况下，症状会在出生后数小时到数天内慢慢消失，但也可能持续数周到数月。新生儿的这些症状通常不需要特殊治疗，但症状较重的新生儿可能需要更长的住院观察时间。

怀孕期间使用抗精神病药物，母亲体重增加的风险可能更高，表现为身体质量指数（body mass index，BMI）可能高于未接受药物治疗的母亲。有研究显示接受抗精神病药物治疗的母亲 BMI≥26kg/m² （超重或肥胖）的可能性高于没有接受抗精神病药物治疗的母亲。使用一些非典型抗精神病药物会增加妊娠糖尿病的风险，这可能与这些药物的不良代谢效应有关。具体来说，在妊娠期间继续服用奥氮平、喹硫平、氯氮平会增加遗传性糖尿病的发生率。因此妊娠期抗精神病药物使用建议如下：

（1）对有精神障碍病史的患者，特别是既往具有复发病史的患者，在怀孕后和怀孕期间最好是维持抗精神病药物治疗，以避免因病情复发而使用较高剂量和 / 或多种药物，达到降低胎儿药物暴露的风险的目的。

（2）正在接受有效抗精神病药物治疗的患者，怀孕后一般不需要为"更安全"更换药物，因为并没有充分证据表明哪一种药物更安全。

（3）怀孕后通常建议避免使用长效制剂和抗胆碱能药物。

（4）有部分专业人员推荐在预产期之前 5～10 天中止抗精神病药物治疗。通过在预产期之前 5～10 天中止抗精神病药物治疗，以尽可能降低对新生儿的影响，但这一做法可能使母亲和胎儿处于危险中，需要慎重考虑。新生儿可能发生撤药症状（如哭闹、易激惹、哭闹动作增加），有些机构采用了混合（母乳、奶瓶）喂养以使戒断症状风险降到最低。对第二代抗精神病药物，中止治疗不是必需的。

2. 抗抑郁药的使用　在孕产妇中，发生的可能需要药物治疗的精神卫生问题中抑郁障碍是最为常见的。大约 10% 怀孕女性会发生一种抑郁障碍，另外，还有 16% 会出现自限性的抑郁反应；很多产后抑郁可能在胎儿出生前便发病。既往存在抑郁发作病史的女性，怀孕后发生抑郁障碍的风险会更高。因此，孕产妇需要使用抗抑郁药在临床实践中很常见，如美国的一项报道显示女性怀孕期间某些时间点被开具处方抗抑郁药的比例占到 10%。目前尚未检索到我国关于孕产妇使用抗抑郁药情况的可靠数据，根据精神科医师接诊孕妇咨询的经验进行估计，孕妇需要进行抗抑郁药治疗的比例较高，但其中半数以上孕产妇和家人主要因为对药物不良影响过分担心而最终拒绝接受，这从一个侧面提醒医师，对孕产妇抑郁的处理可能会面对超出医疗活动本身的更为复杂的挑战。

在孕产妇使用的不同类型抗抑郁药中，以 5- 羟色胺选择性重摄取抑制剂最为常见，大部分文献报道都为 70% 以上，且多项大样本的研究均显示 5- 羟色胺选择性重摄取抑制剂与围产期死亡可能不存在关联；孕早期 5- 羟色胺选择性重摄取抑制剂暴露的致畸性风险极低或者没有。然而现今不同研究报告对混杂因素缺乏有效规范的控制，导致结果存在不一致，因此尚不明确 5- 羟色胺选择性重摄取抑制剂是否会增加子痫前期，早产、出生低体重及流产的风险。在几种 5- 羟色胺选择性重摄取抑制剂中，舍曲林的胎盘通透性可能是最低的，帕罗西汀的安全性可能相对较低，有文献报道可能其与心脏畸形有关联，特别是孕产妇服用较高剂量（> 25mg/d）和早孕期暴露时，但这个发现的结果尚未在另一些研究中得到重复。5- 羟色胺和去甲肾上腺素再摄取抑制剂，如度洛西汀和文拉法辛可能引起子痫前期，但与先天性心脏缺损可能不存在关联。三环类药物的致畸风险一般认为很低，多项研究都没有发现三环类与先天畸形有关联，但三环类可能导致一些妊娠并发症，如早产和出生低体重，也有研究报道处方三环类药物的女性较患有抑郁但未接受治疗的女性发生子痫前期的风险增加。围产期暴露于三环类的新生儿可能出现短暂的撤药症状，以及低血糖、呼吸疾病、中枢神经系统疾病和黄疸。对有子宫内三环类暴露史的儿童的长期研究显示，儿童 3 岁时运动和行为发展正常，且相较于非暴露儿童而言，暴露儿童的总体智商、语言发育、气质、情绪、唤起性、动作水平、注意分散和行为问题都是相当的。关于安非他酮、米氮平、曲唑酮等致畸性的相关文献相对较少，样本量也普遍较小，现有研究均显示这些药物的致畸性较弱。关于妊娠期抗抑郁药使用建议如下：

（1）对正在接受抗抑郁药治疗和复发风险较高的患者，在怀孕后和怀孕期间最好是维持抗抑郁药治疗。推荐的优选药物通常不特定于妊娠阶段。一般来说，多数妊娠期患者倾向于选用 5- 羟色胺选择性重摄取抑制剂，但孕早期暴露于 5- 羟色胺选择性重摄取抑制剂可能会增加胎儿先天性畸形（尤其是帕罗西汀导致的心脏问题）的风险，因此需慎用。目前研究显示氟西汀和舍曲林可以作为推荐药物。

（2）怀孕期间出现中度或重度抑郁发作的患者，应该进行抗抑郁药治疗。

（3）怀孕期间抗抑郁药治疗的相关文献和经验都在不断增加，医师应及时学习了解相关进展，按照最新的证据来指导临床实践。

（4）妊娠期使用抗抑郁药治疗的母亲，特别是使用半衰期短的药物如帕罗西汀和文拉法辛，新生儿有可能出现撤药症状，如激越和易激惹，甚至是呼吸困难和惊厥。继续母乳喂养，然后逐渐由"断奶"改为母乳加奶粉混合喂养，可能有助于降低撤药反应的严重程度。

3. 情感稳定剂的使用 作为情绪稳定药的抗癫痫药，如丙戊酸盐、卡马西平、拉莫三嗪、奥卡西平等，特别是丙戊酸盐和卡马西平，存在致畸性已经有了非常明确的结论，使用这些药物的母亲，其子女发生严重先天畸形的风险为普通人群的2～3倍，其中以先天性心脏缺损和面裂最常见。锂盐是否会增加围产期死亡率尚不明确，因为不同研究报告的结果之间存在矛盾。妊娠期使用锂盐，可能增加早产风险，也存在致畸风险，主要受累器官是胎儿心脏。孕中期和孕晚期使用锂盐，可能导致出现新生儿并发症，血液中锂浓度越高的母亲，新生儿并发症的风险越高。但已有数据显示，出生前锂盐暴露对发育可能并没有明显的不良影响。另外，锂盐的胎盘通透性可能接近100%。在几类常用精神药物中，致畸性由高到低是丙戊酸盐、卡马西平、锂盐、拉莫三嗪、抗精神病药和抗抑郁药。现有证据来看，拉莫三嗪是在妊娠期服用较为安全的药物选择，然而也有报道显示其会引起唇裂或腭裂。由于现存结果仍存在不一致，因此，在2018年一项研究中比较了不同抗癫痫药物导致重度先天畸形的风险，其结果显示奥卡西平和拉莫三嗪的妊娠安全性更高。最后特别说明的是，考虑药物妊娠期安全性的时候需要和药物剂量结合考虑，建议妊娠期尽可能使用小剂量。妊娠期情绪稳定药使用建议如下：

（1）药物的选择应取决于安全性和有效性之间的平衡。无论患者何时服用精神药物，都应进行密切和密集的监测。

（2）在各种心境稳定剂中，在妊娠中、晚期使用锂盐相对安全。在妊娠期前3个月使用丙戊酸钠与发育迟缓、智商低下和孤独症谱系障碍的高风险等有关。

（3）同样地，在妊娠期前3个月使用卡马西平与严重先天性畸形的高风险相关，禁止在妊娠期前3个月使用卡马西平。

（4）现有数据显示拉莫三嗪（LTG）可能比其他抗癫痫药物更有利。

（5）研究显示在哺乳期使用丙戊酸钠和拉莫三嗪较安全。

（6）双相障碍患者在妊娠期使用典型和/或非典型抗精神病药物是一个很好的选择。

4. 苯二氮䓬类和助眠药物的使用 苯二氮䓬类药物在临床上可作为抗惊厥药（如地西泮、氯硝西泮）、抗焦虑药（如阿普唑仑、劳拉西泮、奥沙西泮）、麻醉诱导剂（咪达唑仑）和镇静催眠药（如艾司唑仑、三唑仑、咪达唑仑）。在助眠药物中，除部分苯二氮䓬类药物外，目前临床使用越来越广泛的是非苯二氮䓬类药物，包括唑吡坦、佐匹克隆和右佐匹克隆、扎来普隆等。

妊娠期苯二氮䓬类和助眠药物，如唑吡坦、佐匹克隆、扎来普隆暴露是否会增加先天畸形的风险，还没有确切的结论。部分研究提示苯二氮䓬类可能与出生缺损不存在关联，如一项对 7 项队列研究（共纳入妊娠期苯二氮䓬类暴露的 1 090 例婴儿和对照组 71 776 例婴儿）的荟萃分析发现，苯二氮䓬类暴露的胎儿与严重畸形不存在关联。另有一些研究提示，苯二氮䓬类和苯二氮䓬类受体激动剂助眠药物可能与包括口腔裂的畸形相关，如一项针对 6 项不同的病例 - 对照研究（共纳入胎儿期苯二氮䓬类暴露的病例 285 例和对照组 14 686 例病例）的荟萃分析发现，暴露组可增加口腔裂的风险（OR：1.8，95%CI：1.1～2.8）。根据部分病例 - 对照研究发现，胎儿苯二氮䓬类暴露可能使得新生儿口腔裂的发生率，较一般人群中的 6/10 000 增加到 11/10 000。然而回顾性病例 - 对照研究往往存在回忆偏倚，另外，对于混杂因素如吸烟情况和使用其他药物的使用情况并未作出处理，因此结果的真实性仍待考究。

孕晚期使用苯二氮䓬类或苯二氮䓬类受体激动剂助眠药物，可能增加早产和出生低体重的风险。分娩前长期使用苯二氮䓬类可导致新生儿中毒和撤药反应，在早产儿中更可能发生。中毒和撤药症状可持续长达 3 个月。由于文献报道存在不一致，妊娠期苯二氮䓬类暴露对神经行为发展是否有不良影响，尚无确切结论。一项前瞻性研究，发现子宫内苯二氮䓬类暴露的儿童与没有暴露史的儿童，在 3 岁时的运动和认知功能是相当的。针对妊娠期苯二氮䓬类和苯二氮䓬类受体激动剂催眠药使用建议如下：

（1）在抗焦虑和催眠的快速起效方面，这两类药物有着突出的优势，其致畸风险较低，因此，对部分急性焦虑和失眠的孕产妇，在权衡利弊基础上，可以较低剂量、短期使用，但在孕晚期特别是临近分娩前，应尽可能避免使用。

（2）对部分较严重的慢性焦虑特别是合并有抑郁症状的患者，选择适当的抗抑郁药治疗，其总体获益 - 风险比可能更大。

（3）劳拉西泮是母乳喂养时首选的苯二氮䓬类药物，因为它的半衰期相对较短，且缺乏活性代谢物。

（4）低剂量的曲唑酮（睡前 50～150mg）经常被用作助眠药物，它不会增加先天畸形的风险，并且具有可接受的安全数据。

（5）唑吡坦与先天性畸形的风险增加无关，并且在母乳中的排泄量很小，可以用于母乳喂养。

（四）精神障碍患者围产期的药物治疗

对于既往精神障碍患者，在围产期疾病复发及加重的风险会增加。妊娠期女性的生理变化会对精神科药物治疗产生一定的影响。妊娠早期频繁的妊娠呕吐、临产孕妇受雌激素和孕激素影响的胃排空延迟，均会影响药物的吸收，降低药效；妊娠期特别是妊娠后期血容量明显增加，导致血药浓度下降；妊娠期血浆白蛋白水平下降，加之妊娠期多个蛋白结合部位被甾体激素和肽类激素占据，导致妊娠期药物与白蛋白结合量减少，游离药物增多，药效减弱；妊娠期脂肪量明显增加，特别是妊娠后期脂肪将平均增加 10kg，导致脂溶性药物分布容积显著增大；妊娠期肾小球滤过率增加，导致药物清除率增加；另外妊娠期肝药酶的活性变化比较大，妊娠后期 CYP2D6 的活性提高将近 50%，而 CYP1A2 的活性降低 70% 以上，这就导致通过这两种肝药酶代谢的药物血药浓度会发生显著的变化。因此，妊娠期精神科药物的选择一定要具体情况具体分析。根据不同的药物特征、患者个体情况、妊娠期体脂量增加情况等进行具体分析。现在大多数学者认为妊娠期总体的血药水平是下降的，因此提示妊娠期的抗精神病药的使用量应该比平时要高，然而这可能与多数患者所希望的药物用量期待相背离。然而抛开实际的生理变化，从进化论的角度来看，为了保证个体传宗接代的顺利进行，妊娠很可能会对精神疾病起到保护作用，这也可能导致了在临床实践中很多患者在妊娠期间能够使用较低剂量的药物渡过妊娠期的难关。但是妊娠过后，无论是精神分裂症、双相障碍、抑郁，都处于高度危险期，因此当妊娠结束之后，一定要及时增加药物剂量，防止精神症状的反复。

二、精神科会诊及患者转诊

（一）精神科会诊

妊娠及分娩是女性生命过程中的一个特殊阶段，这个过程也是严重的精神心理应激事件。由于生理和心理的巨大变化，并且生理变化和心理变化相互作用相互影响，使得女性在围产期容易发生心理问题、情绪问题，导致围产期的不顺利、母婴并发症增多的结果，甚至发生孕产妇的精神心理疾病，影响子代的身心健康。对于有妇产科医生难以解释的症状的患者、既往有精神障碍史的围产期患者或共病患者，均需要精神科进行会诊。除了会诊之外，对于综合医院的门诊患者，更多通过转诊来解决精神科相关问题。参加会诊的专业人员除了精神科专科医生外，还可以包括临床心理师或咨询师在内的多学科团队。

1. 会诊流程与主要内容

（1）准备工作：首先应发出会诊请求，并认真书写会诊申请单。在会诊申请单中对患者的病史、目前病情、可疑的及确切的精神行为症状的描述、棘手的问题以及会诊的目的均应有仔细的描述。有时会诊申请单中相关的重要内容描述不清或重要信息缺乏，或需要家属提供更多的病史资料，则可提前嘱

第五章 围产期心理健康促进及干预

咐患者家属待会诊医师到来后及时补充相关信息。此外，要了解患者及家属对于精神科会诊的态度。对病情复杂的疑难病例或少见病例，可提前查阅资料，了解相关疾病常见和罕见的并发症及其精神与躯体的相互关系。

（2）与精神科会诊医师面谈并阅读会诊意见：陪同精神科会诊医师检查患者前，应先与会诊医师会面并仔细汇报病例相关内容，说明患者病情是否有新的变化、治疗药物是否有新的调整、查体或实验室检查是否有新的发现、其他相关科室的会诊意见等，有些问题可与精神科会诊医师当面澄清。

（3）精神科医师的会诊流程

1）向家属及知情人了解情况：精神科会诊医师通常会在检查患者之前与家属见面（如有困难有时也可电话联系），特别是对于那些难以清楚表达自我感受及自知力不全的患者，会诊医师会向家属详细了解本次发病以来的症状、精神状况、情绪和行为的变化及其可能的原因。对于有精神障碍病史的患者，还会详细了解既往精神障碍的诊断和治疗情况，包括急性期或重病期的表现、治疗药物及其反应、曾经缓解的程度等，还要了解家族史、个性特点、家庭支持及其他可能影响病情变化及预后的因素。对于住院的重症患者，还会了解护理人员和护工对患者的观察情况。

2）精神检查或晤谈：精神检查与评估一般原则可参考其他相关章节。对于急诊患者，晤谈与评估应尽量简短、突出重点，注意当前的应激因素，核实或验证重要的病史信息，风险评估包括冲动伤人、危害自身生命安全风险等。急诊或住院患者中，对于出现一些突然的难以解释的精神行为异常，会诊医师应特别注意去了解患者近期精神活性物质的使用情况，了解是否存在因急诊住院等原因导致依赖性药物或酒精使用的突然中断。对于其他围产期普通住院的患者，会诊医生还会注意了解患者的就医行为模式、主要诉求、精神症状与躯体症状或躯体疾病及其可能的影响因素等。

在晤谈结束之前会诊医生会对患者进行简短安抚，避免因精神科会诊而带来新的担忧和不安。此外，精神科会诊医生也会根据患者或家属的理解和接受程度对目前的会诊意见做简单反馈，解答患者及其家属的疑问，尤其是对治疗方案和注意事项的解释（包括治疗措施的利与弊，何种情况下应及时联系主管医师等）。告知患者，在检查/晤谈之后，会诊医生将与主管科室医生共同讨论进一步诊疗计划，尽力消除或减轻他/她的病痛。良好的沟通有助于提高治疗依从性。

3）会诊意见书写要点：会诊意见应包括新补充的病史资料（如从家属方面获得的信息），重点描述对诊断和鉴别诊断较重要的精神状况检查内容，包括语言的和非语言的交流与观察内容。对于无法确诊的患者，会诊医生会给出暂时性或目前的诊断意见,比如现在主要的精神症状或状态(症状学诊断)、可能的精神障碍分类诊断(疾病学诊断)、精神症状或与躯体疾病之间的关系等。给出处理意见时,会根据患者的症状特点和病情的严重程度,除了药物治疗外,也包括其他措施或建议、进一步相关检查建议(根据鉴别诊断需求)、风险防范措施、根据疗效和预后评估提出随访建议以及必要的转诊等。

在给出最终会诊意见之前,会诊医师会与主管科室医生口头交代患者的精神状况评估及初步诊断和治疗意见,听取主管医生的反馈并解答疑惑。给予精神药物治疗时,会注意患者的躯体疾病对药物代谢可能产生的影响、精神药物与躯体疾病治疗药物可能的相互作用、精神药物常见的不良反应及一般处理措施、症状缓解后的药物减停或维持治疗等、对于某些心理因素明显干扰治疗和预后的棘手病例,会与心理治疗专业人员和主管医生共同商讨对策。

4)其他相关问题:一般情况下,主管科室医生提出精神科会诊申请前,应先向患者说明会诊意向或会诊目的并征得同意,还应告知患者家属相关信息。

对于一些难以获得患者本人知情同意的情况(如意识障碍、有明确的精神病史且无自知力、有兴奋冲动或明确的对自身或他人安全构成威胁等精神行为异常且无法配合诊疗者),应告知患者家属或监护人会诊需求及目的。在紧急情况下或一时难以取得知情同意的情况下(如联系不到家属或家属难以作决定),可根据我国的精神卫生法采取诊疗措施。

有些患者的病情涉及较多私人信息,应遵循保密的原则、注意保护患者的隐私、在综合医院的病房环境,特别要注意避免当众讨论或询问患者可能忌讳的、隐私的或增加病耻感的内容、应根据患者的具体情况安排会诊,有时需要一对一的晤谈。

(二)精神科转诊

以下情况应转入精神科进一步治疗:

1.患者有明确的精神病史且无自知力,已完成必要的治疗,如已顺利分娩等。

2.有兴奋冲动或明确的对自身或他人安全构成威胁等精神行为异常且无法配合诊疗者,目前无危及生命的围产期情况。

3.所在病房无确保患者安全的相应保护措施,如患者存在突然的冲动,但病房无保护性约束措施等。

4.其他会诊医生认为应转诊的情况。

（刘光亚）

<h1 style="text-align:center">思考题及答案</h1>

1. 常用的心理健康问题治疗方法包括哪些?

当前治疗围产期心理健康问题的三种主要方法是药物治疗、心理治疗和物理治疗,使用哪种治疗方法,取决于症状的严重程度和对病人对治疗的反应。通常来说,多种治疗方法进行综合的效果更好。

2. 心理健康问题的治疗原则是什么?

(1)真诚原则:这是心理治疗的一个重要条件,医护人员对患者要有真心的关注。在此基础上,患者才能不断接受他们提供的各种信息,逐步建立治疗动机,并能无保留地吐露个人心理问题的细节,为医护人员的准确诊断,设计、修正治疗方案提供可靠的依据。同时,医护人员向患者提出的各种治疗要求也能得到遵守和认真执行。因此,应要求医护人员从始至终要对患者保持尊重、同情、关心、支持的态度,密切与患者联系,积极主动地与其建立相互信赖的人际关系。

(2)保密原则:心理治疗往往涉及患者的各种隐私。为保证材料的真实性,保证患者得到正确及时的指导,同时也为了维护心理治疗本身的声誉及权威性,必须在心理治疗中坚持保密原则。医护人员不得将患者的具体材料公布于众,或让患者不希望知道的人知道病情。即使在学术交流中不得不详细介绍患者的材料时,也应隐去其真实姓名。

(3)计划原则:实施某种心理治疗之前,应根据详细收集到的有关患者的具体资料,先设计治疗程序,包括手段、时间、作业、疗程、目标等,并预测治疗中可能出现的变化及准备采取的对策。在治疗过程中应详细记录各种变化,形成完整的病案资料。

(4)针对性原则:虽然许多心理治疗方法适用范围不像某些药物和手术治疗那么严格,但也有一定的适应证。因此在决定是否采用心理治疗及采用何种方法时应根据患者存在的具体问题以及医生本人的熟练程度、设备条件等,有针对性地选择一种或几种方法。

(5)中立原则:心理治疗的目的是要帮助患者自我成长,因此在心理治疗过程中,不能替患者做非原则问题上的任何选择,而应保持某种程度的"中立"。

(6)回避原则:心理治疗中往往要涉及个人的隐私,交谈是十分深入的。因此,亲人与熟人不宜直接做此项工作,应在心理治疗中回避。

3. 简述在产前心理保健服务中如何对孕期妇女开展心理健康促进支持?

遗传、教育与认知并重原则;人与环境协调原则;身心统一原则;个体和群体结合原则;知情行相对平衡原则。

4. 简述围产期心理健康促进的主要方式。

普及围产期健康教育;改善生活方式;加强社会支持;提供心理保健技术;重视产后访视。

5. 认知行为疗法的三大特征是什么?

(1)"可觉察假设":我们的想法其内容和过程是可知的。想法不是无意识的,也不是前意识的,或者是无法知晓的;相反,认知行为疗法认为人们经过适当的训练和注意,对自己的想法是可以觉察的。

(2)"可调节假设":我们的想法可以调节对情境做出的情绪反应。认知行为疗法认为我们对事件的看法决定了我们产生什么样的感觉,也就是说,我们的认知或想法强烈地影响我们在日常生活中的行为方式。认知行为理论认为在事件和对其事件的反应之间认知可以进行调节。

(3)"可改变假设":在前两个假设的基础上,我们可以有意识地调节我们对身边发生的事情做出的反应。也就是说我们可以通过对情绪和行为反应的理解,以及调整认知策略使我们适应得更好。

6. 请简述认知行为疗法每单元的常见结构。

认知行为疗法的每一次会谈都有一定的结构,包括:症状检核、连接两次会谈、设置议程及其各项内容的优先顺序、讨论特定的问题以及学习匹配的技巧、布置会谈结束后的自助练习任务、小结和反馈。

7. 同伴支持的种类有哪些?

(1)自助团体:这些团体专注于情感支持、分享经验、教育和实践活动。团体通常由同龄人组成,他们为满足共同的需要、克服共同的障碍或破坏生活的问题而相互帮助,并带来社会或个人的变化。

(2)互联网支持团体:随着互联网的应用发展,互联网在线支持组织应运而生,它们不是传统的面对面交流方式,而是通常通过电子邮件或论坛进行沟通。

(3)同伴提供服务:是指那些自称患有精神疾病的个人提供的服务,他们因精神疾病正在接受或已经接受精神健康服务,并且提供服务的主要目的是帮助患有精神疾病的其他人。

(4)同行经营:同行经营的服务是由精神疾病患者计划、运营、管理和评估的服务。没有精神障碍的个人可能会参与服务项目,但他们的参与是在同行操作者的控制范围内。这些服务项目有一些正式的员工和大量志愿者。通常,这些服务会被设置到一个正式的组织中。

(5)同伴合伙:那些不是独立法人实体的服务项目,以及与其他没有精神疾病诊断的人共享项目运营控制权的服务项目属于同伴合伙。

（6）同伴雇佣：同伴雇佣类似于被雇佣充当同伴。只有接受过心理辅导专门训练的个体才有资格充当该角色。主要是指自己既患有严重心理失调又是作为专业心理辅导人员的一类人，还有学者称之为专业人员助手或者志愿者。被指定的同伴角色常见的如同事、同伴支持者、专门医师、心理咨询师等。

8. 社会支持的定义。

社会支持是来自他人的一般性或特定的支持性行为，这种行为可以提高个体的社会适应性，使个体免受不利环境的伤害。社会支持有四个功能：情感支持、物质支持和信息支持、陪伴支持，可以来源于家人、朋友、宠物、邻居、同事、组织等。社会支持的概念始于 20 世纪 70 年代，其主要作用是保护那些承受压力的人的身体、心理和情感健康。分娩和产后是女性的角色和需求的过渡期，妇女在此期间压力较大，社会支持可以改善个体的积极互动，有助于减少抑郁、压力和焦虑，从而降低不良妊娠和分娩结局的风险。

9. 改良电休克疗法有哪些并发症及其处理方法？

（1）常见的并发症有头痛、恶心、呕吐、焦虑等，这些症状一般无须处理，待其自行恢复。如果特别严重，则需要停止改良电休克治疗，并对症处理即可。

（2）可逆性的记忆减退是改良电休克治疗较为常见的并发症之一，主要是近记忆和环境定向力的减退，绝大多数可以在治疗结束后数周内自行缓解。必要时可给予一些益智药物、B 族维生素对症处理。但出现意识障碍和认知功能受损时，应停用治疗。

（3）呼吸暂停延长，一般有抽搐电休克治疗在抽搐停止后 10～30 秒呼吸自行恢复，无抽搐电休克治疗 5 分钟内呼吸自行恢复。如未及时恢复，则应立即进行人工呼吸、输氧，并查找出导致呼吸暂停延长的原因，如中枢性抑制、呼吸道堵塞、舌后坠或使用镇静剂过多，并紧急对症处置；麻醉意外，此时应立即给予心肺复苏，积极抢救。

10. 重复经颅磁刺激的注意事项有哪些？

（1）治疗前要详细地进行评估：包括癫痫病史、家族史、发作史，有无头部外伤，有无植入医疗器械及脑内金属物以及前一晚睡眠情况等。

（2）告知患者及家属重复经颅磁刺激的相关治疗，并经家属同意签字。

（3）患者头颈部治疗时不能接打电话，电子相关产品如耳机、手表、公交卡、银行卡、身份证等射频卡磁卡类物品需要远离工作的线圈。

（4）治疗过程中注意线圈拍始终刺激头部，远离怀孕腰腹部，刺激线圈与腹部保持 70cm 左右距离。

11. 简述围产期精神药物治疗的原则。

（1）围产期精神障碍尽量不使用药物治疗，因为精神药物可通过胎盘对胎儿造成不良影响。

（2）必须用药时，须与家属及患者做好风险-效益分析。对于比较严重的精神障碍产妇，需要考虑联合考虑药物及心理干预。

12. 简述围产期抗抑郁药物治疗需要注意的问题。

（1）由于孕产妇及家属会因药物不良影响而担心，所以要注意对孕产妇抑郁的处理。

（2）对正在接受抗抑郁药治疗和复发风险较高的患者，在怀孕后和怀孕期间最好是维持抗抑郁药治疗。

（3）怀孕期间出现中度或重度抑郁发作的患者，应该进行抗抑郁药治疗。

（4）医师应及时按照最新的证据来指导临床实践。

（5）妊娠期使用抗抑郁药治疗的母亲，如帕罗西汀和文拉法辛，新生儿有可能出现撤药症状，可通过由"断奶"逐渐改为母乳＋奶粉混合喂养，来降低撤药反应的严重程度。

13. 简述围产期抗精神病药物治疗需要注意的问题。

（1）对有精神障碍病史的患者，特别是既往存在复发病史的患者，在怀孕后和怀孕期间需要维持抗精神病药物治疗。

（2）正在接受有效抗精神病药物治疗的患者，怀孕后一般不需要为"更安全"更换药物。

（3）怀孕后通常建议避免使用长效制剂和抗胆碱能药物。

（4）慎重考虑在预产期之前 5～10 天中止抗精神病药物治疗，因为新生儿可能发生撤药症状。

第六章　围产期心理健康实操情景案例

第一节 • 接纳承诺疗法

　　接纳承诺疗法（ACT）的目标是帮助我们开创丰富、充实且有意义的生活，同时接纳生活中那些不可避免的痛苦。ACT不仅仅致力于减少人们的痛苦遭遇，同时还想帮助人们从痛苦中学习与成长，并且把痛苦作为跳板，创造充实而有意义的生活，一言以蔽之，即"悦纳进取"。

　　在咨询的实践中，实现以上目标并不容易。对于新手咨询师来说，一开始如何向来访者说明ACT的原理，说服来访者直面并接纳自己的痛苦就是一个巨大的挑战。对来访者来说，更有吸引力的是"忘掉痛苦，摆脱困境"，而不是什么"悦纳"。为了应对这些挑战，ACT的治疗过程设置了包括接纳、认知解离、体验当下、以己为景、价值观和承诺行动六大核心治疗过程。这六个过程作为一个整体相互关联，共同代表着心理灵活性。在第五章中，我们介绍了ACT的理论，并介绍了六个过程的基本概念。但是ACT是一种非常强调行动的疗法，触动来访者的力量不是来自说理，而是感受。在本节里面，我们用一个案例来说明如何通过体验性练习向来访者快速介绍ACT治疗的目标和过程。

一、案例概述

　　来访者王某某，女，32岁，一位半岁大小男孩的母亲。

　　在第一次的来访过程中，王女士哭诉说："我不抱他时，他就哭，是那种号啕大哭；我抱起他时，他也哭。他晚上哭个不停，不断地吵醒我，我实在很想把他扔出去，甚至我会忍不住打他。当然不是真的打，是那种拍。但是这些想法比他的哭泣更令我心烦，我为此感到羞愧、害怕。如果让他爸爸、奶奶看见我打了他，我该怎么向他们解释啊？其实在这个家里，我才是最爱这个孩子的啊。"

　　"在怀孕的时候，我受了很多苦，当时吐得厉害，甚至后来不得不住了两次院。住院的时候吃了很多药，虽然吐止住了，但是我怕那些药会影响肚子里面的宝宝。那些天我天天睡不着。当时我就下定决心，从此刻起，我就要给我儿子最好的，我要把我最好的都给他。从怀孕的时候我就开始买书，看育儿指南，我不求我的孩子能有多大出息，但是我就希望他能健健康康的，他能过得开心。"

"但是后来就全变了，我什么都做不好。就算给我儿子换尿布的时候，我都怕弄伤他。他哭的时候我真的是特别崩溃。我怕他是有什么病才会这么哭，所以我带着他看了好几次医生。但医生说没有任何问题。我听了医生的说法，我就更内疚，孩子还这么小，我就天天带他去医院。我开始觉得如果没有我，我儿子可以过得更好。我甚至无法给他喂奶，因为乳头痛得要命，感觉好像有针穿过似的。用奶瓶喂他让我觉得自己更不像个妈妈了。当我儿子两个月大的时候，我整个人都崩溃了。我听不得孩子哭，我想逃走。后来我妈妈就来帮我带孩子，家里也请了保姆。当我儿子哭的时候，都是我妈去抱他。如果我妈不在，我会喊保姆或者喊我老公，我不敢去抱他，我怕我崩溃，我怕我忍不住打他。这样的想法，现在我想到就崩溃。为了能让我情绪能好些，我老公天天想着办法带我出去玩。我老妈也把我老爸丢在老家，一直在这边帮我带孩子。我情绪确实好了一些，但是这让我觉得很对不起我老公，对不起我妈，更对不起我儿子。其实我想时时刻刻陪着他成长的啊！"

在面对这样一位痛苦，且急于摆脱育儿的恐惧的母亲时，我们怎么才能让她冷静下来，甚至让她理解和接纳她一直竭力逃避的痛苦呢？

二、咨询设置

第一次咨询：预处理过程

与其他多数疗法一样，ACT 同样需要一个"预处理过程"。整个预处理旨在签署治疗承诺、筛选患者、进行第一次接触并向患者解释治疗方案基础知识。在预处理过程中，治疗师需要完成的工作包括：建立良好的咨询关系、了解来访者的成长史、签署知情同意书、商议初步的治疗目标、商议治疗的次数。在预处理过程中，治疗师需要告知来访者整个治疗包括接纳、认知解离、体验当下、以己为景、价值观和承诺行动六大治疗模块，每个模块大约需要1～2个疗程，每个疗程持续 50 分钟。

在第一次会谈的预处理过程，我们了解到案例中的来访者是被"好妈妈"的刻板定义给"卡住"了。一方面来访者做不到书上和别人眼中所谓的"好妈妈"的样子，另一方面来访者又不愿放弃这一追求，最终导致"当一个好妈妈"这一目标变成了恐惧和自责的根源。面对这样一个来访者，我们可以先从接纳和认知解离开始治疗。

第二次咨询：认知解离，识别"认知融合"

认知融合意味着你的认知支配你的行为。它们支配着你的行动（外显行为）或你的注意力（内隐行为），抑或两者兼而有之。而认知解离则意味着灵活地回应你的认知，这样，它们就只能影响，但无法支配你的行为。

第二次咨询的目标是了解认知的真正本质，它们只不过是词语和图片的组合。基于有效性而不是表面效果（即根据这些认知的有用性程度，而不是它们有多么正确或错误，有多么积极或消极），来更灵活地回应认知。使用的方法是保持好奇心、开放性和灵活性的心态关注我们的认知。好奇心的心态指的是在词语和图片的组合背后，我们需要看到其真正的本质。开放性的心态指的是我们需要探索它们是否有帮助。灵活性的心态提示如果我们的认知有帮助，那就让它们来引导我们；如果没有帮助，那就顺其自然吧。

何时使用认知解离：认知支配我们行为（内隐的和外显的）已经到了妨碍我们有效的、基于价值的生活时的程度。

实操演示：

治疗师首先通过一个文件夹的隐喻来向来访者介绍ACT："我希望你能想象这个文件夹代表了那些你已经挣扎了许久的所有痛苦想法、感受和记忆，比如你在听到儿子哭声时的愤怒和内疚。接下来，我想让你尽可能抓紧它，不要让我把它从你手中拿走（来访者紧紧地抓着文件夹）。现在，我希望你举着这个文件夹遮住自己的脸，尽可能地贴近你的脸，但不要碰到鼻子，直到你再也看不见我（来访者直接把文件夹遮住自己的脸，挡住了自己的视线，直到看不见治疗师和房间四周）。"治疗师然后询问来访者："当你完全陷入自己的想法和感受时，与我谈话是什么样的？"来访者认为非常困难。治疗师进一步追问其完全陷入痛苦时，对于房间周围环境的感受。来访者表示除了文件夹，她什么也看不到。由此，治疗师告知来访者当其完全沉浸在痛苦中时，就会错过许多：会失去与周围世界的联系；并且当她紧紧地抓着文件夹时，没有办法做到拥抱自己的儿子，即过不上正常的生活。

案例解析：

ACT认为存在两个核心的心理过程，即"认知融合"和"经验性回避"，它们导致了大部分的心理痛苦。在本次咨询中，我们提供了一个关于认知融合的隐喻：陷入或纠缠于我们的想法，又或者紧抓着它们不放。

对我们案例中那位妈妈而言，一个好母亲的标志是"能够做到育儿手册里面的所有条条框框而不犯错"，自己的情绪不能有"不耐烦"，更不能有那些"可怕的愤怒情绪"。对我们的来访者而言，小孩子不能哭，自己不能怒，这个衡量自己是不是一个好妈妈的指标。这两个"好妈妈的标志"就像眼前的文件夹一样，蒙蔽了来访者的双眼，让她在与儿子互动的过程中只感到恐惧和挫败，而感受不到作为母亲的快乐。"当她紧紧地抓着这个文件夹的时候，她就没有办法去抱一下自己的儿子了"。

第三次咨询：检讨应对，识别经验性回避

在第二次咨询中，我们让来访者意识到她对"好妈妈"的定义反而把自己卡住了，导致来访者在左右为难之中陷入了自卑自责的泥沼。来访者以及家人也在尝试一些方法摆脱这样的泥沼，比如来访者开始远离孩子，让自己的母亲、丈夫、保姆来照顾孩子，但是这样的努力反而让来访者离"当一个好妈妈"的目标越来越远。在第三次的咨询中，治疗师的目的就是和来访者一起检讨来访者过去的应对方式，帮助来访者区分可控和不可控的事情到底有什么不同，帮着来访者不再努力去控制无法控制的东西，积极地将控制用在他们能控制的东西上。

本次咨询的目标是帮助来访者认识到与痛苦的想法和感受苦苦抗争才是问题所在，想法或感受本身并不是问题。方法就是"推开纸"的练习。

实操演示：

治疗师把椅子挪到来访者身边，并取回文件夹。向来访者确认其没有颈部或者肩部方面的问题后，引导来访者进行来回推文件夹的练习："我想让你做的是把你的双手平放在文件夹的一面，接着我会将我的双手放在另一面，然后我想让你把文件夹从你身前推开。稳稳地推过来，但是也不要太用力，以免把我推倒。（当来访者试着将文件夹推向治疗师时，治疗师也推回去。来访者推得越用力，治疗师也随之越用力）就这样一直持续下去。你讨厌这些想法和感受，讨厌在照顾孩子时的烦躁和不满，对吗？因此，你尽可能用力将它们推开。（治疗师保持这种推搡动作的结果便是治疗师与来访者之间互相不断地推来推去）喏，你瞧瞧。你很难推开所有这些痛苦的想法和感受。你这样做已经有好几个月了，可是它们消失了吗？当然，你可以像这样与它们保持一臂的距离，但是你付出的代价又是什么？照这样下去，你肩膀感受如何？"初始时来访者感觉这种练习不错，待治疗师稍加用力后，来访者表示如果整天都是如此的话就太累了。治疗师仍旧与来访者来回地推文件夹，并询问来访者："这样的推搡过程中，你付出的代价是与儿子感情的疏远和不断加深的愧疚。并且，这样的状况下，如果我让你抱一下孩子，你能做到吗？"来访者表示无法做到，并且这样的来回推搡动作令她与人交谈时心神不定，甚至感到没办法谈下去。

案例解析：

在上面的对话中，治疗师和来访者讨论了关于经验性回避的隐喻：持续

地挣扎于回避、压抑，或者摆脱不想要的想法、感受、记忆以及其他"个人体验"。个人体验指的是自己的任何一种体验，并且这种体验没有人能够知道，除非告诉别人，比如情绪、知觉、记忆、想法等。注意，与来访者的互动不要变成一种高强度的力量测试或者推搡比赛。如果怀疑来访者在推文件夹时很有可能过于用力，那么就得从自己这边先开始。并且跟她说，"当我让你推时，请不要推得太用力。不要试图推赢我，就像这样轻轻地推。"另外，要调整你推的力度。几秒钟后，你可以放轻松些，接着把文件夹缓缓地悬在半空中，就好像你和来访者的手一同轻轻地夹着它。

在这个案例中，我们的来访者不能接受儿子的哭泣，更不能接受自己的不耐烦和暴力想法。这些都是"坏妈妈"的标志，是我们的来访者一心要"除之而后快"的。我们的来访者花了大量的力气来安抚孩子的哭泣和掩盖自己的烦躁情绪，这一个过程就已经耗光了我们来访者的精力，换来的却是更大的挫败感。

第四次咨询：如何悦纳情绪体验

接纳意味着对我们的内部体验（想法、印象、记忆、感受、情绪、欲望、冲动、感觉）开放，并且允许它们如其所是地存在，无论它们是愉悦的还是痛苦的。我们对它们开放，为它们腾出空间，放弃与之对抗，允许它们自主地按照自己的节奏自由来去。本次咨询的目标是促使来访者逐渐向那些她不想要的内部体验开放。使用的方法为全面、开放、不设防地在心理层面联结不想要的内部体验。当经验性回避阻碍了有效的基于价值的生活时使用接纳技术。

下面我们同样通过截取咨询中体验性练习的一小部分，来展示如何促使来访者悦纳情绪体验。

实操演示：

治疗师开始停止推搡。她逐渐减轻用力，并将文件夹收回来。经过来访者同意后，治疗师将文件夹放在她的腿上，来访者表示现在肩膀感觉舒服多了，并且可以无拘束地做一些有益的事情了，比如亲热地拥抱孩子。此时的状态与之前将文件夹推来推去或者用文件夹遮住脸比起来，感觉轻松许多，能够与人融洽交谈了，也能够看到房间四周。同时，来访者也表示文件夹还是在那里，她不想要它。

案例解析：

本次咨询的主要目的是接纳、解离和体验当下。我们没有直接使用"接纳"这个词，取而代之的是"放下挣扎""与感受为伴""顺其自然""给它腾出空间"或者"愿意拥有它"。你可以看到这些名词都非常适合让文件夹放在腿上的这个身体隐喻。我们也没有直接使用"解离"这个名词，取而代之的是"放下""退一步"，或者"保持距离""分开""解脱"，抑或"放下过去的事"。并且，当来访者和文件夹分离且完全放下时，文件夹就表明该隐喻与这种表达方式结合得很好。

让我们的来访者认识到哭泣、烦躁"还是在那"，但它们已经不能阻碍我们接触我们当下其他的感受和生活。

第五次咨询：创造性无望

创造性无望是一个过程，在这个过程中，人们意识到，努力去回避或摆脱不想要的想法和感受往往会使生活变得更糟而不是更好。这会导致人们会对回避自己痛苦的想法和感受这一惯用方式产生一种绝望感。这种绝望中会浮现出一种创造性的态度，要去寻求新的、不同的方式来应对想法和感受。目标为提高来访者对情绪控制计划（见下文）以及过度经验性回避所付出代价的觉察，使其有意识地认识并承认在这一方面钻牛角尖是无效的。我们看看来访者在回避或摆脱不想要的想法和感受时都做了什么，检验这些做法在短期及长期内的效果如何，揭示采取这些策略会付出的所有代价，并探讨它们究竟是会让生活得以改善还是更为恶化。当我们知道或怀疑来访者存在过度地经验性回避，强烈依赖情绪控制计划时；我必须感觉良好；我必须摆脱这些不想要的想法和感受时使用该技术。

在前面三次的正式咨询中，我们通过检讨应对、悦纳情绪等技术，让来访者看到了在她过去不成功的应对策略之外，更好地去应对情绪体验的可能。本次咨询的目的是巩固以上收获，以便于我们下次咨询中促使来访者根据自己的价值观采取行动，做出改变。

实操演示：

治疗师首先对患者的情绪表示认同："没错。这些痛苦仍旧在那儿。你当然不想要它，谁愿意要这些痛苦的想法和感受呢？但是，请注意，现在这些事情对你的影响小多了。我敢肯定在理想的情况下你想要这样做（治疗师向来访者演示将文件夹扔在地上）。但是，现实情况是，几个月来，甚至在更长的生命历程中，你一直试图这样做。你尝试过转移注意力、让自己忙起来、不断出去逛街、逃避照顾孩子等方法来逃避这些想法和感受。然而，尽管你付出了所有的努力，但它们还是不断出现。直到现在它们也都还在这儿（治疗师指向来访者腿上的文件夹）。其中你做的一些事情让这些东西消失了一会儿，但是这些东西很快再次出现，难道不是吗？相较于在几个月前，当你第一次开始纠结于它们，现在的情况更糟糕，难道不是吗？比起半年前，你现在有更多痛苦的感受、想法和记忆，对吗？"得到来访者肯定的答复后，继续引导来访者："因此，即使你是出于本能去这么做（治疗师演示着将文件夹扔在地上），但是那种对策明显没有达到你想要的效果。它其实只是让事情变得更糟。所以，我们不想做那么多没有效果的事，对吗?"来访者认为是这样的。

案例解析:

本次咨询强调了无效的应对以及经验性回避的代价。在 ACT 中，这个过程被称作"创造性无望"或者"挑战常用方法"。为什么取这么怪的名字?因为我们试图在来访者控制自身想法和感受的常用方法中创造出无望的感觉。这为来访者转而采取正念和接纳的态度做好了铺垫，这与控制的方式恰好相反。

第六次咨询: 澄清价值, 承诺行动

承诺行动的意思是在价值观引导和驱动下，采取有效行动。这包括身体行动(外显的行动)和心理行动(内隐的行动)。承诺行动意味着灵活的行动，即做好准备去适应情境的挑战，并按照需要坚持或改变行为。换句话说，朝向价值为所当为的高效生活。咨询目标是将价值转换成持续的、发展的、有效的、动态的外显和内隐行为模式。通过运用目标设定、行动计划、问题解决、技术训练、角色扮演、暴露、行为激活和其他有经验支持的行为干预，将价值转换成有效的身体和心理行为模式。当需要帮助来访者将价值转换成有效行动时，克服障碍后开始或保持这种行动的任何时刻使用该技术。

实操演示:

治疗师由此引出了什么是 ACT，并作出本阶段咨询的总结:"我们将要学习正念的技能，它能够让你更加有效地处理自己痛苦的想法和感受。以这样的一种方式，这些痛苦的想法和感受对你产生的影响和作用要少得多。因此，与其这样做(拿起文件夹遮住脸)又或者这样做(演示着推开文件夹)，倒不如这样做(把文件夹放在腿上，然后放开双手任由它去)。要注意，这不仅能够让你融入周围的环境以及投入到正在做的事情，而且能让你毫无拘束地采取有效的行动。当你不再与这些负性的想法抗争，或者不再陷入其中，又或者不再抓住不放，你就自由了(治疗师以自由的姿态举起双手)。当我们勇敢说出自己对孩子的感觉与反应，并让这些想法获得理解及接纳时，我们就拥有了深思熟虑的能力。之后，你就可以投入到那些能提高你生活质量的事情中去，比如拥抱你所爱的孩子，或者其他什么(治疗师——模仿这些活动)。"

案例解析:

本次咨询强调了正念、价值和承诺行动之间的联系。当我们让自己一直逃避的"想法"获得理解和接纳时，我们就有了深思熟虑的能力，也就有了澄清目标、行动进取的可能。

以上，我们截取了一段 ACT 治疗的实例，向大家展示了如何通过体验性练习来向来访者展示 ACT 是如何看到心理痛苦的来源，并如何悦纳痛苦，行

动向前的。虽然，实际咨询过程中并不总是一帆风顺，但是我们希望该案例能帮助你理解 ACT 是如何运作的，那就是在接纳痛苦的同时，创造丰富且有意义的生活。它还表明，ACT 所教授的正念技术并非像一些让人顿悟的灵修，而是为了促进有效的行动。

（马　鑫）

第二节 · 人际心理治疗

人际心理治疗（IPT）是一种以依恋为基础的短期心理治疗，旨在减轻来访者的痛苦，改善来访者的人际功能。IPT 的前提是精神症状和人际困难是人际、社会和其他因素综合作用的结果，遵循精神疾病和心理困扰的生物 - 心理 - 社会 / 文化模型。IPT 的设计目的是通过聚焦来访者的主要人际关系，特别是在悲伤反应、角色冲突、角色转换和人际缺陷等问题领域，治疗精神症状和改善人际功能。

一、案例概述

"我做了妈妈，照顾不好自己的孩子，我觉得自己很没用，我不是个称职的妈妈，我整晚睡不着，总是担心孩子万一醒来哭，我听不到。"

"我 1 个月前升职了，可是我觉得自己根本不能胜任现在的工作，我觉得自己不配，其他人都在等着看我的笑话。"

"我不久前被医生诊断患了乳腺癌，我不想拖累我的丈夫和儿子，治病会花很多钱，我不想再治疗了。"

在心理治疗的实践中经常能够听到来访者这样说。他们都是在应对生活变化时感到有困难，情绪也受到了影响，需要做一些行为上的改变，或者需要调整一些亲密的关系，抑郁也在这时随之产生。

这些改变可能是很快发生的，比如离婚或者成为单身，也可能是温和而平缓的，比如婴儿出生，为人父母后个人自由的丧失。退休或者社会工作角色的改变，尤其是那些使自己社会地位降低的改变。搬家、就职、离家、罹患严重疾病、经济状况改变、由于疾病导致的家庭变化（比如父母或者配偶生病而需要承担更多的责任）等都是生活角色变化的例子。在这个章节中，我们将会讨论到人际心理治疗在角色转换中的应用。当中的案例，并不是真实的个案，而是由多个真实个案改编而成。

L 女士，今年 40 岁，是两个孩子的妈妈，刚刚生下小女儿 4 个月，因为情绪低落、兴趣减退、自责等在丈夫的陪同下前来就诊。她总是担心小女儿的健康、睡眠、母乳喂养等问题，在照顾小女儿的过程中她感到心力交瘁、力不从心。近1个月都无法入眠，即使睡着了也会醒来好几次。她的食欲也明显减退，但是为了能给小女儿有足够的母乳，她勉强自己进食。她在抑郁焦虑门诊被明确诊断为抑郁症，医生判断她需要服用药物并配合心理治疗，但L女士坚持要给小女儿继续母乳喂养，故拒绝服药，但是愿意接受心理治疗。

二、咨询设置

初始阶段（前三次会谈）

（一）目标

1. 详细全面评估患者的情况，完成人际关系清单，形成初步的个案概念化。

2. 对角色转变命名，将患者当前的抑郁症与患者再次做了妈妈这个角色转变联系起来。

3. 制订治疗计划。

4. 获得患者对个案概念化和治疗计划的知情同意。

（二）主要技术和策略

治疗师在1～3次的会谈里，详细评估患者的患病经过，建立人际关系清单、个案概念化，确定人际心理治疗的聚焦领域。在评估的过程中，赋予患者角色，推荐采用抑郁评估量表，包括PHQ-9和HAMD。PHQ-9可以在每一次会见治疗师前由患者自己填写，而HAMD则建议治疗师在初始阶段、中期阶段及终止治疗时为患者做出评估。

对角色转换进行命名，在IPT的问题领域中角色转换的定义比较广泛、灵活，IPT治疗师经常把那些没有经历过生命中重要亲人、朋友的死亡，以及那些生活中不存在紧张的角色冲突的患者确定至角色转换领域。

（三）案例分析

1. 第一次会谈 L女士按照约定时间，来到心理治疗室。她带来了在家里事先填写好了的PHQ-9，分数为18分，代表中度抑郁。治疗师看到L女士满脸倦容，有明显的黑眼圈，表情抑郁。

治疗师首先欢迎L女士的到来，向L女士讲解了治疗的方式和时间。治疗师也简单介绍了患者将进行的治疗为IPT，并对IPT做了简单的介绍。

接下来治疗师使用开放式问题，让L女士讲讲当她开始感到抑郁时家庭和社会生活中发生了哪些变化，并告诉L女士，治疗师会和她一起探索这些变化是如何影响她的。

L女士很清晰地知道自己是在小女儿出生后慢慢变得抑郁的，她花了大部分时间照顾小女儿，这让她觉得很累。小女儿与大女儿小时候不同，从出生起就一直夜里睡得不安稳，晚上要醒来好几次，这让 L 女士很担心，担心是因为自己是高龄产妇，小女儿可能先天发育不好，所以很难照顾。同时她也觉得很辛苦，晚上醒来多次，严重影响了她的睡眠。

大女儿今年上初中了，在学校生活方面还有很多不适应，为此常常在家里发脾气，作业做到很晚，有时早餐也不吃就去上学，L 女士为此也很苦恼。她希望能帮助大女儿尽快适应初中生活，但是好像没有什么好的办法，近来大女儿跟她的沟通越来越少了，她认为是因为女儿觉得她帮助不了她，为此她很自责，感到自己当初不应该生小女儿，以至于现在她既照顾不好小女儿，又没有足够的精力关注大女儿的成长。

丈夫虽然会在下班后主动买菜、做饭、做家务，但是在照顾小女儿方面帮不上什么忙，在大女儿的教育上 L 女士和她的丈夫一直有些不一致，最近这种情况似乎更加严重了。

治疗师让 L 女士注意到她的生活确实发生了变化，小女儿出生了，大女儿上初中了，她和丈夫在大女儿的教育上有些不一致，这种不一致在大女儿上中学后变得更加明显。L 女士在应对这些生活变化时感到有困难，情绪也受到了影响。治疗师告诉她，她可能需要作一些行为上的改变，或者需要调整一些亲密的关系，并表示愿意陪着 L 女士一起去探索可以做什么样的改变和调整。

因为治疗师同时也是为患者看诊的精神科医师，在门诊时已经了解了患者的病史，并做出了抑郁症的诊断。治疗师接下来结合 L 女士此次带来的 PHQ-9 得分，向 L 女士解释："你的生活发生了一些变化，这些变化让你适应起来有些困难，很多人像你一样，在经历生活中大的变化的时候，会出现像你一样的情绪低落、睡眠差、食欲差等症状，这些症状表明你患了抑郁症，它是一种疾病，一种可治疗的疾病，就像糖尿病、高血压等，得了这种病并不是你的错，你可能感觉到绝望，但绝望是抑郁的症状之一，抑郁症是可以治疗好的。"

最后治疗师对 L 女士说明每次治疗前她都要完成 PHQ-9 的填写，以此来帮助治疗师和患者共同评估治疗的进展。

2. 第二次会谈 此次的会谈任务主要聚焦在治疗师和患者一起回顾患者生活中的重要人物，全面了解患者与其他人的关系，明确患者人际关系的质量，帮助 L 女士看清自己的人际关系状态（图 6-2-1），帮助治疗师和患者一起确定人际关系问题领域。

治疗师使用一个工具——人际问卷来评估 L 女士当前的人际关系，然后治疗师在这张纸上画两个同心圆圈，向 L 女士说明最中间代表 L 女士自己，越内圈表示和 L 女士的关系越亲近，越外圈表示关系越疏远。请 L 女士列出来 7～8 个名字,并在纸上标记和她的关系。

7～8 个名字只是一个指引,有的患者人际关系丰富,有的患者人际关系"单薄",治疗师要针对实际情况做适当调整。

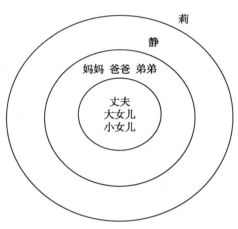

图 6-2-1　L 女士的人际关系清单

要逐一和患者探讨每种关系,尤其要注意有些该亲近的关系放在很疏远的位置,或该疏远的关系放在了亲近的位置。

为了提高治疗的效率,根据简短人际治疗的指导,治疗师可以选择聚焦于患者当前生活中活跃的哪些关系,而不必过于详尽地了解患者的成长史。

L 女士与父母的关系尚可,但不是很亲近,因为 L 女士小的时候父母为了家庭生计努力工作,基本不怎么管 L 女士及其弟弟。L 女士从上初中开始就基本寄宿在学校,所以跟母亲和父亲都不是很亲近。但在 L 女士心里父母都是很好的,只是他们迫于现实的原因没有办法给她和弟弟更好的照顾。在生活习惯方面 L 女士因为常年离开家乡在外地生活,也与父母亲有很多不同。L 女士不愿意把自己当前的困难告诉父母,因为觉得他们帮不上什么忙,也不想让他们为自己担心。

L 女士与弟弟的关系也不错,会在一些重大的事情上互相支持,比如买房等。但是因为自 L 女士读大学起就和弟弟在不同的城市生活,各自成家后,联络就变少了,平时也沟通不多,不是很亲近。

L 女士与丈夫的关系是最亲近的,他们已经结婚 13 年了,丈夫能给她一定的理解和支持,L 女士很信任丈夫,在家务方面也对丈夫有些依赖,L 女士不太会做饭,自结婚以来大部分时候都是丈夫做饭。丈夫很细心也很体贴,但是有些固执,喜欢做主,有时会不考虑 L 女士的感受自己做决定,在大女儿的教育上他们一直有些不同的意见，在大女儿进入初中后，丈夫与女儿的关系变得紧张，常常发生争执。

L 女士与大女儿的关系很好，女儿总跟她有说不完的话，但是自从上了初中女儿似乎变得不那么爱讲话了，情绪也不像以前那么稳定了，小女儿出生后 L 女士觉得自己和大女儿的关系变得疏远了，因为她把大部分时间都花在照顾小女儿身上了。

静是 L 女士最好的朋友，她们在读大学的时候就认识了，而且一直关系都很好，她们有时会约着一起聊天、喝茶、看电影等，L 女士能与静说很私密的事情，觉得心理距离很近。只是静平时工作很忙，L 女士生了小女儿后大部分时间都留在家里照顾她，所以她们已经很久没有一起聚过了，平时联系也不多。

莉是 L 女士的同事也是朋友，莉是个非常单纯和善良的女士，她比 L 女士小 8 岁，她总向 L 女士请教工作上的事，她们在工作上会互相帮助，L 女士很喜欢这个像妹妹一样的朋友，但是 L 女士除了工作上的事外，从来不会向她说自己的苦恼，她觉得她们只能是工作场所的朋友。L 女士目前在休产假，所以暂停了工作，在 L 女士刚刚开始休假时，她们还时不时因为工作上的事打电话联系，顺便聊聊彼此的近况，但随着 L 女士休假的时间长了，她们联系很少了。

从 L 女士的成长背景和人际关系清单，治疗师了解到她跟丈夫有很亲密的关系，但也有一些令她不满意的地方，她和大女儿的关系以前也很亲近，但是小女儿出生后，因为 L 女士大部分时间都花在了照顾小女儿身上，加上她的抑郁情绪，她与大女儿的关系有些疏远了。她有两个比较要好的朋友，一个工作很忙，一个不是很亲近，所以 L 女士与她们联系都不多。父母和弟弟因为住在不同的城市所以能给予 L 女士的支持也很有限。

L 女士的人际关系中没有明显的人际冲突，近期也没有经历过生命中重要亲人、朋友的死亡，治疗师开始将 L 女士的问题领域考虑为角色转换。但这需要在和患者分享了治疗师的初步概念化后才能最终由患者来确定。

同时治疗师在此次会谈中应用了赋予患者角色的技术，告诉 L 女士："如果有些事情你现在做不了，那是因为你患上抑郁症所以不能做，那并不是你的错，因为你病了（比如你不能独自照顾小女儿，无法亲力亲为白天黑夜地照料她）。然而，患者需要承担患者的责任来帮助自己好起来（比如你要每次按时来这里做治疗，跟治疗师合作让你的情绪好起来）。"L 女士认可医生"抑郁症"的诊断，并表示愿意积极配合治疗师进行治疗。

3. 第三次会谈 根据前两次的会谈，治疗师对患者的疾病有了一定的理解,形成了初步的个案概念化。此次,治疗师需要把这种个案概念化的理解反馈给患者,并和她一起讨论,制订治疗目标。

治疗师引导 L 女士在个案概念化图表上写上影响自己情绪的不同因素(图 6-2-2),然后给 L 女士反馈。

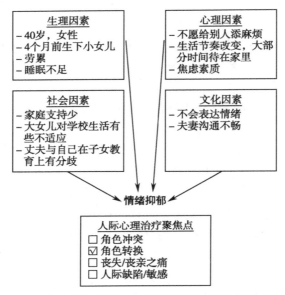

图 6-2-2　L 女士的个案概念化分析图表及人际心理治疗聚焦点

反馈的内容包括:告知 L 女士抑郁情绪的影响因素及其类型,并询问其抑郁情绪与哪种类型的影响因素有关。影响抑郁情绪的因素非常多,这些因素也可以成为心理治疗工作的方向。总体来说,抑郁情绪和生活中的一些变化有关,常见的四个类型:第一个是人际冲突,指的是和生活中重要的其他人之间发生冲突,如夫妻吵架等;第二个是复杂悲伤,比如亲密的家人去世等;第三个是角色转换,比如换新工作、新生儿出生等;第四个是人际缺失,指的是缺少人际关系心理支持等。

IPT 强调将情绪问题与人际关系两者关联起来,认为人际关系的改善有利于情绪的恢复。治疗师需要注意,聚焦的问题领域一定是患者自己的选择。当患者分辨问题领域有困难时,治疗师可以做适当引导,但不能主观决定。L 女士认为她的生活近来发生了一些变化,这些变化让她适应起来有些困难,L 女士认为自己应该聚焦于小女儿的出生以及大女儿上初中的不适应等问题带给她的冲击上,和治疗师讨论后决定把角色转换设为聚焦的问题领域。

治疗角色转变相关的抑郁症的目标是去理解这个转变对患者意味着什么:

患者丧失了什么,新的情况下需要什么,获得了什么,患者和其他与这个转变有关的人有什么期待,以及患者是否有能力满足自己及他人的期待。

并不是所有的转变都是负面的,但是抑郁的患者倾向于只注意改变的负面内容而忽视改变的益处。一个原本希望得到的职位升迁可能会带来责任和独立的矛盾。这个被升迁的人可能已习惯一个较低的或责任不那么大的职位,可能会认为超过了旁人而感到内疚,或者与之前的同事有隔阂的感觉,因为之前和同事是友好相处,但现在要督管和考核他们。角色的转变会导致朋友或亲密关系的丧失,并且需要新的工作技能。角色转变如果是自己不想要的,那会更困难。

抑郁症的患者很可能会怀念改变之前的那种美妙的时光,而将现在的转变看成是一种创伤,以及把转变所带来的后果和将来的一切想象为可怕、痛苦和混乱不堪的状况。事态失去控制,呈自由落体一般(图6-2-3)。这反映了患者在旧的和新的角色时的心境,而并不是角色本身的现实状况。治疗师的目标是去帮助患者不仅仅哀悼她改变旧角色所失去的东西(比如单身、久居故乡、健康),而且要看清楚看起来美妙的旧时光的局限性和难处。相应地,治疗师还需要帮助患者在认可新角色所带来的困难和痛苦(比如结婚、搬迁至一个新城市、患病、新生儿出生)的同时,也去发现在适应新角色后能拥有的潜在的优势。

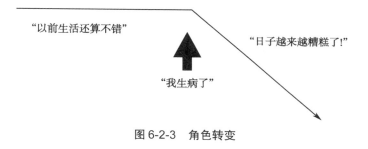

"以前生活还算不错"

"日子越来越糟糕了!"

"我生病了"

图 6-2-3　角色转变

最后治疗师和L女士一起制订了治疗目标。

初始阶段结束,治疗进入中期阶段。

中期阶段

(一)目标

1. 帮助患者哀悼她角色转变后她所失去的东西,看清楚旧时光的局限性和难处。

2. 帮助患者接纳新角色所带来的困难和痛苦(比如小女儿出生、大女儿初中生活不适应等)。

3．帮助患者发现在适应新角色后能拥有的潜在的优势。

（二）主要技术和策略

1．放弃旧的角色。

2．哀悼旧的角色 将悲伤、内疚、愤怒、无能为力以及对丧失的害怕释放和表达出来。

3．学习新技巧，探索变化所带来的成长机会。

4．发掘新的人际关系和支持团体，正视新角色的好的方面。

以上策略相互交织，患者需要花时间逐渐完善。无论患者是否能在一个IPT疗程中完成，或多或少她都会获得些有意义的成就，并足以减轻她的抑郁症状，并且有助于患者获得对自身目前状况的掌控感。

（三）案例分析

1．第四次会谈 抑郁症的患者倾向于夸大旧状况的好处，将先前的不愉快和阴暗面尽量最小化。相反，他们会将新角色看作是糟糕透顶的，忽略其现有的和潜在的好处。例如，一段失败的、不幸福的婚姻会因为当事人无法接受离婚或单身父母的现实反而被认为是理想化的。新妈妈角色的承担意味着为人父母以前的角色的丧失。

治疗师首先询问 L 女士开始感觉抑郁时生活中的变化，与之讨论这些变化是否与其抑郁情绪有关。

通过回顾 L 女士的生活变化以及每天的日常活动，发现她每天非常忙碌，在家里做了很多事，从早上起来就做大量的清洗工作，为大女儿做早餐等非常辛苦，一整天都围着小女儿转，小女儿几乎占据了 L 女士的全部时间，甚至是晚上睡觉的时间。IPT 治疗师帮助 L 女士将她的抑郁发作与小女儿的出生相关联起来。尽管小女儿的出生是积极的、令人期待的，如此辛苦和忙碌以及睡眠不足是她没有预见到的问题。治疗师帮助她看到这种关联，然后寻找方法来解决这些问题。

根据 L 女士的回答，治疗师进一步询问小女儿出生前 L 女士的生活状况，有哪些好的方面以及值得怀念的地方。

大女儿 11 岁了，读小学六年级，平日女儿上学，L 女士和丈夫上班。丈夫上班的地方离家很近，下班后会第一时间回家做饭，L 女士负责洗碗、收拾卫生等，饭后她们会一起去楼下的花园散步，女儿和她的小伙伴们打球、玩耍。工作虽然有时很忙，但大部分时间还算顺利，L 女士也喜欢自己的工作，在工作中有成就感。女儿成绩优异，学习主动性良好。丈夫很照顾自己。那时 L 女士觉得日子很清闲，也很有规律。

接着，治疗师追问 L 女士过去的角色中有没有不太理想、不喜欢的地方。

L 女士有一个弟弟,跟弟弟感情很好,觉得和弟弟一起长大的日子有很多美好的回忆。L 女士很喜欢孩子,在女儿 6 岁时就非常想再有一个孩子,但那个时候 L 女士和丈夫都不是独生子女不符合国家生二孩的政策要求。L 女士一直因为只有一个孩子而觉得有些遗憾,觉得大女儿很孤单,自己也很想重新体会做妈妈的感觉。

2 年前国家二孩政策实施,L 女士和丈夫第一时间决定要再生一个孩子,希望女儿能有个弟弟或者妹妹,她能再次体会做母亲的快乐。L 女士的怀孕及生育过程并不顺利,L 女士在成功生下小女儿前有过两次稽留流产的经历,这两次经历令她有些灰心,但那时并没有明显的情绪低落,只是对于再次怀孕充满了担心。幸运的是 1 年前她顺利怀孕了,在担忧中度过了前 3 个月,怀孕期间 L 女士也曾后悔过,因为自己是高龄孕妇,一直担心胎儿的健康。孕后期 L 女士很辛苦,L 女士觉得可能是因为年龄大了的缘故。

在大女儿的教育上她和丈夫也有些冲突,尤其在女儿的数学学习方面,因为丈夫在读书时就在数学上比较擅长,L 女士期望丈夫能在女儿的数学学习方面给予女儿一些帮助和指导,但是丈夫不愿意这样做,丈夫认为学习是孩子自己的事,不必管得太多。而且女儿的数学成绩只是一般,并没有落后。为此 L 女士与丈夫有些矛盾。L 女士担心如果不在女儿第一次学习新知识时,就确保学扎实的话,将来女儿在数学方面可能会越来越差。所以 L 女士有时会自己学习女儿的数学,然后在数学作业方面帮助女儿。女儿上初中后科目增多,开始拒绝再上学校之外的培训班。所以女儿和班上成绩优异的同学在数学上有明显的差距,为此每次考试后 L 女士都会担心一阵子。

另外,大女儿开始玩游戏了,每天都希望能打游戏,为此 L 女士与女儿有些冲突。L 女士发现女儿自从开始打游戏后,情绪变得很容易烦躁,因为打游戏花去的时间让女儿做作业做到很晚,这让女儿有些睡眠不足,早上起来后情绪很容易烦躁。

2. 第五次会谈 放弃旧状况时人们会体验失去的感觉,会启动一个哀悼过程。为了促进这个过程,需要倾听并引导出由于角色转变所带来的感受,比如内疚、失望、沮丧。在患者对旧角色的丧失有所宣泄之后,治疗师可以帮助她去开发能平衡旧角色和未知新角色的一种新的情绪反应,去同时识别每个角色的正反两方面。

这一次会谈中,治疗师询问 L 女士目前的情况中有哪些令她苦恼的地方。

L 女士最近常常感到后悔,她觉得自己不应该生下小女儿,她觉得自己根本没有能力将女儿抚养成人。她认为女儿常常在夜里哭,很可能是先天发育不好,虽然医生说小女儿很健康,但她自己总认为因为自己是高龄怀孕生产,孩子可能不及更年轻的妈妈生下的孩子那样健康。同时她也觉得自己精力不济，常常感到疲倦，根本没有能力照顾好孩子。

大女儿今年上初中了，作业一下子增加了很多，常常因为未能及时完成作业而发脾气，和父母起冲突，说不喜欢新同学，埋怨L女士不关心自己，只关心妹妹。L女士为此感到自责，她觉得如果自己没有生小女儿现在就有更多精力照顾大女儿，自己也不会像现在这样辛苦。以前L女士和大女儿相处融洽，现在大女儿似乎不怎么与L女士交流了，L女士也很担心大女儿的心理状况。

治疗师引导出由于角色转变给L女士带来的感受后，通过"有什么会让你感觉更好点儿？""为此你可以做些什么呢？""你具体需要怎样做呢？"等话语帮助L女士开发能平衡旧角色和未知新角色的新的情绪反应。

L女士认为如果小女儿能够在夜里睡得安稳些，大女儿的情绪能好些，能够更顺利高效地写作业并且早点睡觉她可能会感觉好些。如果L女士的丈夫能更多地分担一些可能会好一些。如果能给自己放几天假，好好休息几天可能会好些。

L女士认为自己可以先跟丈夫沟通一下，看看他有什么好的办法，也可以问问朋友的建议。她决定今晚就跟丈夫好好谈谈，周末的时候请朋友到家里来聊聊。

治疗师鼓励L女士本次治疗结束后就去做，并且通过角色扮演的方式，在治疗室里和L女士练习了与丈夫的沟通过程，提醒L女士多向丈夫表达自己的感受，并且直接表达自己需要丈夫的支持和理解。看看她能从丈夫那里得到哪些帮助和指导，并约好下次治疗时再来谈。

3. 第六次会谈　解决角色转变问题需要患者明确表达自己的愿望和主张，包括工作中请求涨工资或者升职，在新的社交圈中交新朋友，甚至对那些惹怒自己的人说"不"。角色扮演能帮助患者来装备自己。

她向丈夫诉说了她最近总是感到后悔和担心，她觉得自己不应该生下小女儿，她觉得自己根本没有能力将女儿抚养成人。她认为女儿常常在夜里哭，很可能是先天发育不好，同时她也觉得自己精力不济，常常感到疲倦，根本没有能力照顾好孩子。并且对丈夫表达了自己觉得很累，希望丈夫给予他照顾孩子方面更多实质性的支持和理解。

丈夫非常理解L女士，他安慰L女士告诉她小女儿其实很健康，他知道L女士很辛苦，并对L女士说感谢她为家庭和孩子的付出，并拥抱了L女士，承诺近期会想办法每天尽早回家，帮助L女士一起照顾两个女儿。并和L女士商量是否请个人来帮忙一段时间。丈夫为了减轻L女士对小女儿健康的担心，丈夫特意带着 L 女士去咨询了儿科的专家，L 女士得知孩子们是不同的，小女儿的情况很正常，随着年纪增长，孩子自然能安睡一整晚。L 女士变得安心了一些。

最终 L 女士和丈夫决定去家政服务机构请一个人来帮忙，她按照自己的标准提出了要求，并且很快找到了一个。这让 L 女士获得了实质的帮助，她的睡眠很快改善了，即使小女儿仍然会在夜里哭，她也没有那么担心了。因为有个人帮忙了，她也没有那么累了，她有时会在中午的时候休息一会儿。她的情绪明显有了改善。

4. 第七次会谈　开发新技能是角色转变恢复过程很重要的一部分。治疗师不是一个职业顾问，不需要帮助患者得到一份不同的工作，但是可以帮助他们探索那些妨碍他们适应新形势、获得新技能、建立新关系、找到新朋友的情绪反应。这有助于患者真实地评估他们管理角色转变的能力。讨论实际状况（比如找公寓、适应新环境、找工作、觅新友）极其有用。让患者想想自己到底有些什么选择？能找到哪些支持？你可以帮助患者反复排练对各种困难状况的处理，这会降低其抑郁状态下不现实的恐惧。

尽管 L 女士对小女儿的健康的担忧减轻了一些，但是治疗师发现她还是过于担忧了，治疗师建议 L 女士可以去参加一些社区及医院开设的新手妈妈的课程，让她更多了解关于新生儿的养育知识，但是 L 女士觉得如果自己去的话会很尴尬，因为她已经不是第一次做妈妈了，而且绝大多数的妈妈都比自己年轻，治疗师对此表达了理解，并告诉 L 女士她可能会从课程上获得帮助，也可能会遇到跟她一样的二胎妈妈，治疗师鼓励她可以去尝试一次，如果她觉得很尴尬可以不再去。

在治疗师的鼓励下 L 女士重新去上了一些新手妈妈的课，了解到新生儿是不同的，L 女士得知婴儿从一出生就是有差别的，有些孩子可能就会在夜里反复地醒来，有些则会醒来的次数少些，通常都会随婴儿的逐渐长大而变得夜里睡得越来越安稳，直到他们能够通宵地安稳睡眠。在课上学到的这些知识让 L 女士的焦虑进一步减轻了，她开始相信小女儿很健康，她之所以夜里醒来的次数多可能与孩子的一些个性有关，也可能是自己太焦虑了，其实不必太担心，她开始比以前睡得更好，有时即使小女儿哭了，也会有保姆第一时间去照顾。

幸运的是她还在新手妈妈的课程上认识了两位跟她年纪相仿的二胎妈妈，她们互相加了微信，并开始在微信里交流一些育儿的知识和经验，并互相鼓励和支持，还相约可以在天气好的时候，一起带孩子去公园里散步。

5. 第八次会谈　向新角色的过渡——新工作、新公寓、新家庭、单身父母、重新做母亲——同时意味着新的朋友圈或新的社会支持网络或与老朋友关系的变化。由于对新情况或新的人际关系所带来的好处并不熟悉，所以第一眼看上去可能是没有那么令人满意。这时可以给患者提供以下信息：

改变是困难的，但是可以处理好。当你身处抑郁之中，往往只能观其表而不能体会其真正的益处。改变有时挺可怕，但很多时候也会有很多好处。

L女士的情况在持续好转，虽然有时她会产生怀疑，但她始终在尝试，她已经渐渐能很好地适应照顾小女儿同时也照顾好自己了。L女士会和在新手妈妈课程上认识的新朋友们保持联系，她还主动邀请她以前的朋友小聚，并告诉她们，估计近3年都会较前少参加她们的聚会，不过她会尽可能在一个月之内至少参加一次，希望她们有什么新鲜事还是要告诉她，她希望跟她们保持联络。在这次聚会中她感受到朋友们都很能理解自己的辛苦，也给自己出了她们很多的好主意，她们也表达了对L女士的羡慕，觉得有两个孩子真好。并鼓励L女士情况很快就会好起来，随着孩子长大会有很多乐趣，她们一起回忆各自当初带孩子的快乐经历，并表示如果L女士需要，她们很乐意帮忙照顾她的小女儿。

6. 第九次会谈 L女士希望能和治疗师一起探索解决她对大女儿的担忧，她应用了很多在前面治疗会谈中学到的方式，她已经能够主动积极去诉说她对大女儿的各种担忧，并能从老师和大女儿班上的家长以及治疗师那里寻求咨询、指导和帮助了，她开始相信自己有能力去解决这些问题。她通过和丈夫沟通来和丈夫在大女儿的教育上尽可能保持一致，并能够接纳丈夫保持与自己不同的观点，她也从丈夫那里开始学习不对大女儿当下的脾气大、情绪不稳定等过分的焦虑。她从其他的家长那里知道很多孩子都和大女儿一样遇到了相似的问题，大家互相理解和支持，这让她比以前更加不焦虑了。她通过和老师的沟通了解到女儿在数学课上的学习是很专注的，基础知识掌握得还是很扎实的，并没有她原本以为的那么糟糕。

L女士跟治疗师沟通后决定调整自己的行为：她计划每天至少花一个小时的时间陪伴大女儿，并对大女儿表达自己的歉意，说自己因为各种原因之前没能很好地照顾好她，她和大女儿的关系改善了，尽管大女儿还是有各种困难，但是她们能很好地沟通交流，女儿的情绪变得较前稳定了。即使大女儿仍然会发脾气，但是L女士能够较前更理解她，并且自己的情绪也变得较前稳定和平静。她已经能够适应大女儿上初中这件事了。

7. 第十次会谈 L女士的情绪持续在8～9分，基本已经没有什么抑郁了。

治疗师让L女士改变了情绪和放弃旧的角色；哀悼旧的角色，将悲伤、内疚、愤怒、无能为力以及对丧失的害怕释放和表达出来；学习新技巧，探索变化所带来的成长的机会；发掘新的人际关系和支持团体正视新角色的好的方面等技术来帮助 L 女士改善抑郁，增加社会支持。

由于治疗师和 L 女士约定共 11 次的心理治疗，在第十次时治疗师提醒 L 女士这是最后两次治疗，让 L 女士有心理准备。

结束阶段

（一）目标

1. 结束急性治疗，认识到分离是一种角色转换，因此可能是苦乐参半，但是因分离而产生的忧伤和抑郁并不是一回事。

2. 增强患者的独立性和胜任能力，如果治疗即将结束，强调患者已开发的新的人际交往技能。

3. 如果治疗效果不理想，减轻患者的内疚和自责，并探索可能的其他治疗方案。

4. 如果 IPT 急性治疗比较成功，但是患者面临复燃或再发的高风险，讨论继续或维持治疗的必要性。

（二）主要技术和策略

1. 讨论治疗结束时的感受　大部分患者结束治疗时都有些情绪上的不安。告诉患者有一定程度的忧伤是正常的。

2. 帮助患者在 IPT 结束时感到她的生活已经井然有序，她有能力处理好生活中的问题。通过回顾患者的抑郁症状（比如用 HAMD 评估抑郁），强调症状已明显得到改善（或者达到缓解标准 HAMD 小于 8 分）。

3. 在治疗结束时，再次进行抑郁量表以及其他诊断性的评估，来具体衡量一下患者的进步。

（三）案例分析

1. 第十一次会谈　在最后一次心理治疗中，治疗师和 L 女士回顾了整个治疗过程和使用的策略，她们一起达成了原定的治疗目标。治疗师表达了面对治疗结束时的感受，也邀请 L 女士谈谈对治疗结束的感受。L 女士表示自己对停止治疗感到焦虑，因为她会回想起就在几个月前她还处在抑郁状态。治疗师和 L 女士一起回顾了她的抑郁症状（比如用 HAMD、PHQ-9 等评估抑郁），并强调症状已明显得到改善。然后治疗师询问 L 女士觉得自己为什么会有这么大的改善。

L 女士表示非常感谢治疗师，认为是治疗师帮助了她，治疗师强调了 L 女士在治疗过程中所作出的艰辛的努力和改变，让 L 女士相信治疗的成功是她们一起合作努力的结果。并强调 L 女士自己在症状改善中所起的作用更加重要。治疗师和 L 女士一起回顾了她的努力和她学到的新的技能以及她的新朋友,回顾了 L 女士是如何使用新技能改善了症状,并确信 L 女士已经会使用这些技能来面对将来的情况。

最后治疗师和 L 女士讲解了复发的早期症状及求助途径,讨论了维持治疗的可能性。治疗师在一个月和两个月后各安排了一次二十分钟的短暂面谈,让 L 女士汇报自己的情绪和近况。

完成 IPT 后,L 女士的 HAMD 由 20 分减至 2 分,无抑郁症状。

(刘光亚)

附录一　妊娠压力量表

序号	测评项目	不存在或 完全没有	轻度	中度	重度
1	准备婴儿的衣服有困难	1	2	3	4
2	找到一个满意的保姆有困难	1	2	3	4
3	选定坐月子的地方有困难	1	2	3	4
4	很难给孩子取名	1	2	3	4
5	担心重要的他人不能接受孩子	1	2	3	4
6	给胎儿做身体检查有困难	1	2	3	4
7	担心有孩子之后自己会被迫放弃工作	1	2	3	4
8	在分娩期间不能安排好家务	1	2	3	4
9	担心得不到足够的心理支持	1	2	3	4
10	决定婴儿的喂养方式有困难	1	2	3	4
11	担心婴儿的性别不是期望的那样	1	2	3	4
12	影响性生活	1	2	3	4
13	担心孩子不惹人喜欢	1	2	3	4
14	担心孩子将来的抚养问题	1	2	3	4
15	担心生孩子之后自由的时间会减少	1	2	3	4
16	担心胎儿不能安全分娩	1	2	3	4
17	担心胎儿不正常	1	2	3	4
18	担心自己分娩不安全	1	2	3	4
19	担心早产	1	2	3	4
20	担心胎儿的体重	1	2	3	4

序号	测评项目	不存在或完全没有	轻度	中度	重度
21	担心分娩可能出现不正常情况或剖腹产	1	2	3	4
22	担心分娩时医生不能及时赶到	1	2	3	4
23	害怕自己分娩时疼痛厉害	1	2	3	4
24	担心自己体型改变	1	2	3	4
25	担心自己脸上出现妊娠斑	1	2	3	4
26	担心自己变得太胖	1	2	3	4
27	担心自己不能控制笨拙的身体	1	2	3	4
28	担心不能照顾好婴儿	1	2	3	4
29	担心有孩子后会影响夫妻感情	1	2	3	4
30	担心不能给孩子提供良好的生活条件	1	2	3	4

附录二　分娩态度问卷

序号	测评项目	从来没有	轻度	中度	重度
1	我害怕自己分娩时失去控制	1	2	3	4
2	我真的害怕分娩的过程	1	2	3	4
3	我做过关于分娩的噩梦	1	2	3	4
4	我害怕在分娩过程中流血过多	1	2	3	4
5	我害怕自己在分娩的过程中不知所措	1	2	3	4
6	我害怕分娩过程中孩子会出现一些意外	1	2	3	4
7	我害怕注射引起的疼痛	1	2	3	4
8	我害怕独自面对分娩过程	1	2	3	4
9	我害怕阴道分娩不顺利，最后还得进行剖宫产	1	2	3	4
10	我害怕孩子的产出过程造成产道撕裂伤	1	2	3	4
11	我害怕分娩过程中孩子受伤害	1	2	3	4
12	我害怕子宫收缩引起的疼痛	1	2	3	4
13	一想到即将来临的分娩我就很难放松下来	1	2	3	4
14	我害怕医院的环境	1	2	3	4
15	我害怕得不到我想要的照顾	1	2	3	4
16	总的来说，我评价自己有关分娩的焦虑为	1	2	3	4

附录三 爱丁堡产后抑郁量表

序号	测评项目	评分标准	
1	我能够笑并观看事物有趣的方面	如我总能做到那样多	0分
		现在不是那样多	1分
		现在肯定不多	2分
		根本不	3分
2	我期待着享受事态	如我做到那样多	0分
		较我原来做得少	1分
		肯定较原来做得少	2分
		全然难得有	3分
3	当事情做错，我多会责备自己	是，大多时间如此	3分
		是，有时如此	2分
		并不经常	1分
		不，永远不	0分
4	没有充分的原因我会焦虑或苦恼	不，总不	0分
		极难得	1分
		是，有时	2分
		是，非常多	3分
5	没有充分理由我感到惊吓或恐慌	是，相当多	3分
		是，有时	2分
		不，不多	1分
		不，总不	0分
6	事情对我来说总是发展到顶点	是，大多情况下我全然不能应付	3分
		是，有时我不能像平时那样应付	2分
		不，大多数时间我应付得相当好	1分
		我应付得与过去一样好	0分
7	我难以入睡，很不愉快	是，大多数时间如此	3分
		是，有时	2分
		并不经常	1分
		不，全然不	0分
8	我感到悲伤或痛苦	是，大多数时间如此	3分
		是，相当经常	2分
		并不经常	1分
		不，根本不	0分
9	我很不愉快，我哭泣	是，大多数时间	3分
		是，相当常见	2分
		偶然有	1分
		不，根本不	0分
10	出现自伤想法	是，相当经常	3分
		有时	2分
		极难得	1分
		永不	0分

附录四 9项患者健康问卷

序号	测评项目	评分标准	
1	做事时提不起劲或没有兴趣	没有 有几天 一半以上时间 几乎天天	0分 1分 2分 3分
2	感到心情低落、沮丧或绝望	没有 有几天 一半以上时间 几乎天天	0分 1分 2分 3分
3	感觉疲倦或没有活力	没有 有几天 一半以上时间 几乎天天	0分 1分 2分 3分
4	入睡困难、睡不安或睡得过多	没有 有几天 一半以上时间 几乎天天	0分 1分 2分 3分
5	食欲减退或吃太多	没有 有几天 一半以上时间 几乎天天	0分 1分 2分 3分
6	觉得自己很糟或觉得自己很失败，或让自己、家人失望	没有 有几天 一半以上时间 几乎天天	0分 1分 2分 3分
7	对事物的专注有困难，例如看报纸或看电视时	没有 有几天 一半以上时间 几乎天天	0分 1分 2分 3分
8	行动或说话速度缓慢到别人已经察觉？或刚好相反，变得比平日更烦躁或坐立不安，动来动去	没有 有几天 一半以上时间 几乎天天	0分 1分 2分 3分
9	有不如死掉或用某种方式伤害自己的念头	没有 有几天 一半以上时间 几乎天天	0分 1分 2分 3分

附录五　7项广泛性焦虑障碍量表

序号	测评项目	评分标准	
1	感觉紧张、焦虑或烦躁	完全不会	0分
		几天	1分
		一半以上的日子	2分
		几乎每天	3分
2	不能停止或控制担忧	完全不会	0分
		几天	1分
		一半以上的日子	2分
		几乎每天	3分
3	对各种各样的事情担忧过多	完全不会	0分
		几天	1分
		一半以上的日子	2分
		几乎每天	3分
4	很难放松下来	完全不会	0分
		几天	1分
		一半以上的日子	2分
		几乎每天	3分
5	由于不安而无法静坐	完全不会	0分
		几天	1分
		一半以上的日子	2分
		几乎每天	3分
6	变得容易烦恼或急躁	完全不会	0分
		几天	1分
		一半以上的日子	2分
		几乎每天	3分
7	感到害怕，似乎将有可怕的事情发生	完全不会	0分
		几天	1分
		一半以上的日子	2分
		几乎每天	3分

附录六 焦虑自评量表

序号	测评项目	评分标准	
1	我觉得比平常容易紧张和着急	没有或很少时间有 小部分时间有 相当多时间有 绝大部分或全部时间都有	1分 2分 3分 4分
2	我无缘无故地感到害怕	没有或很少时间有 小部分时间有 相当多时间有 绝大部分或全部时间都有	1分 2分 3分 4分
3	我容易心里烦乱或觉得惊恐	没有或很少时间有 小部分时间有 相当多时间有 绝大部分或全部时间都有	1分 2分 3分 4分
4	我觉得我可能将要发疯	没有或很少时间有 小部分时间有 相当多时间有 绝大部分或全部时间都有	1分 2分 3分 4分
5*	我觉得一切都很好,也不会发生什么不幸	没有或很少时间有 小部分时间有 相当多时间有 绝大部分或全部时间都有	4分 3分 2分 1分
6	我手脚发抖打战	没有或很少时间有 小部分时间有 相当多时间有 绝大部分或全部时间都有	1分 2分 3分 4分
7	我因为头痛、头颈痛和背痛而苦恼	没有或很少时间有 小部分时间有 相当多时间有 绝大部分或全部时间都有	1分 2分 3分 4分
8	我感到容易衰弱和疲乏	没有或很少时间有 小部分时间有 相当多时间有 绝大部分或全部时间都有	1分 2分 3分 4分
9*	我觉得心平气和,并且容易安静坐着	没有或很少时间有 小部分时间有 相当多时间有 绝大部分或全部时间都有	4分 3分 2分 1分
10	我觉得心跳得很快	没有或很少时间有 小部分时间有 相当多时间有 绝大部分或全部时间都有	1分 2分 3分 4分

续表

序号	测评项目	评分标准	
11	我因为一阵阵头晕而苦恼	没有或很少时间有 小部分时间有 相当多时间有 绝大部分或全部时间都有	1分 2分 3分 4分
12	我有晕倒发作或觉得要晕倒似的	没有或很少时间有 小部分时间有 相当多时间有 绝大部分或全部时间都有	1分 2分 3分 4分
13*	我呼气、吸气都感到很容易	没有或很少时间有 小部分时间有 相当多时间有 绝大部分或全部时间都有	4分 3分 2分 1分
14	我手脚麻木和刺痛	没有或很少时间有 小部分时间有 相当多时间有 绝大部分或全部时间都有	1分 2分 3分 4分
15	我因为胃痛和消化不良而苦恼	没有或很少时间有 小部分时间有 相当多时间有 绝大部分或全部时间都有	1分 2分 3分 4分
16	我常常要小便	没有或很少时间有 小部分时间有 相当多时间有 绝大部分或全部时间都有	1分 2分 3分 4分
17*	我的手脚常常是干燥温暖的	没有或很少时间有 小部分时间有 相当多时间有 绝大部分或全部时间都有	4分 3分 2分 1分
18	我脸红发热	没有或很少时间有 小部分时间有 相当多时间有 绝大部分或全部时间都有	1分 2分 3分 4分
19*	我容易入睡，并且一夜睡得很好	没有或很少时间有 小部分时间有 相当多时间有 绝大部分或全部时间都有	4分 3分 2分 1分
20	我做噩梦	没有或很少时间有 小部分时间有 相当多时间有 绝大部分或全部时间都有	1分 2分 3分 4分

注：* 表示该条目为反向计分。

附录七　围产期焦虑筛查量表

维度	条目
急性焦虑与适应	1. 焦虑妨碍本能够做的事情 2. 感到恐慌的 3. 感到提心吊胆或者容易受到惊吓 4. 感到烦躁不安的 5. 突如其来的极端恐惧和不适感 6. 很难适应最近的改变 7. 胡思乱想以致注意力难以集中 8. 害怕失去控制 9. 对反复出现的回忆、梦境或者噩梦感到不安 10. 对重复出现的想法感到担忧 11. 存在睡眠困难，即使有机会来睡觉 12. 对针头、血液、分娩、疼痛等感到强烈的恐惧 13. 对事物保持警惕或者过度小心 14. 不再感到时间的流逝（对时间感到混乱，不记得发生了什么）
社交焦虑	1. 因为自己可能会紧张，而避免社交活动 2. 在人群中感到很不自在 3. 害怕别人会对我负面评价 4. 逃避我所担心的事情 5. 担心我会在别人面前出丑 6. 感到与现实脱轨，感觉自己像活在电影里一样
过度担心	1. 担心孩子／怀孕 2. 害怕孩子将会受到伤害 3. 恐惧将要发生不幸的事 4. 担心很多事情 5. 担心未来 6. 感到要崩溃了 7. 难以停止或控制地反复出现的想法
强迫症状	1. 凡事追求完美 2. 必须按某种方式或顺序做事情 3. 需要掌控事物 4. 很难停止反复地检查或一遍又一遍地做事情

参考文献

[1] 陈林, 韩根东. 孕产期全面心理健康促进共识: 理论与实践 [M]. 北京: 北京大学出版社, 2020.

[2] 谢幸, 孔北华, 段涛. 妇产科学 [M]. 9 版. 北京: 人民卫生出版社, 2018.

[3] 安力彬, 陆虹. 妇产科护理学 [M]. 6 版. 北京: 人民卫生出版社, 2017.

[4] 余艳红, 陈叙. 助产学 [M]. 北京: 人民卫生出版社, 2017.

[5] 张理义, 耿德勤. 临床心理学 [M]. 5 版. 郑州: 河南科学技术出版社, 2018.

[6] 刘哲宁, 杨芳宇. 精神科护理学 [M]. 4 版. 北京: 人民卫生出版社, 2017.

[7] 于欣. 中国双相障碍防治指南 [M]. 北京: 中华医学电子音像出版社, 2015.

[8] 郝伟. 精神病学 [M]. 北京: 人民卫生出版社, 2018.

[9] 杨艳杰, 曹枫林. 护理心理学 [M]. 4 版. 北京: 人民卫生出版社, 2017.

[10] 教育部社会科学研究与思想政治工作司组, 龚耀先. 心理评估 [M]. 北京: 高等教育出版社, 2003.

[11] 梁瑞琼. 心理评估与测量学 [M]. 广州: 广东高等教育出版社, 2016.

[12] 杜林致. 应用心理测量学 [M]. 兰州: 兰州大学出版社, 2018.

[13] 杨玲. 学校心理学: 理论与实践 [M]. 北京: 教育科学出版社, 2017.

[14] 陈羿君. 高级心理测量学的理论与应用 [M]. 苏州: 苏州大学出版社, 2016.

[15] 王水轮, 瞿胜, 彭亮. 精神疾病的诊断和治疗 [M]. 长春: 吉林科学技术出版社, 2019.

[16] 平军辉, 潘飞. 精神障碍的诊治与康复 [M]. 武汉: 湖北科学技术出版社, 2018.

[17] 曹连元, 邱晓兰, 丁辉. 产后抑郁障碍理论与实践 [M]. 北京: 中国协和医科大学出版社, 2014.

[18] 崔光成, 邱鸿钟. 心理治疗学 [M]. 北京: 人民卫生出版社, 2003.

[19] 朱彩云, 金凤娟, 胡闽闽, 等. 我国孕妇妊娠期压力研究现状 [J]. 中华全科医学, 2020, 18 (08): 1353-1357.

[20] 徐健. 妊娠期压力与子代发育 [J]. 中华围产医学杂志, 2018, 21 (02): 90-93.

[21] 赵亚楠, 李燕, 张静, 等. 基于共识的健康测量工具遴选标准对分娩恐惧量表测量属性的系统评价 [J]. 中华护理教育, 2022, 19 (04): 378-384.

[22] 蒲丛珊, 王义婷, 丁磊, 等. 孕产妇分娩恐惧测评工具的研究进展 [J]. 护理学报, 2022, 29 (01): 30-34.

[23] 黄金贵, 张敏, 罗柳, 等. 分娩恐惧的危害及干预策略研究进展 [J]. 临床护理杂志, 2021, 20(01): 64-67.

[24] 王诗纳, 江会. 国外分娩恐惧干预方法的研究进展 [J]. 中国实用护理杂志, 2019(35): 2797-2801.

[25] 舒玲, 席明霞, 吴传芳, 等. 正念瑜伽训练对孕妇睡眠质量、焦虑情绪及分娩恐惧的影响 [J]. 中国护理管理, 2018, 18(10): 1422-1427.

[26] 中华医学会妇产科学分会产科学组. 围产期抑郁症筛查与诊治专家共识 [J]. 中华妇产科杂志, 2021, 56(08): 521-527.

[27] 张媛媛, 戚吉明, 许叶涛, 等. 基于发病机制的孕产期抑郁症预防 [J]. 实用妇产科杂志, 2019, 35(04): 251-253.

[28] 陈莉, 单楠, 漆洪波. 孕产期抑郁症的治疗策略 [J]. 实用妇产科杂志, 2019, 35(04): 248-251.

[29] 徐华清. 围产期抑郁的影响因素及护理的研究进展 [J]. 辽宁医学院学报, 2015, 36(03): 109-110.

[30] 何筱衍, 李春波, 钱洁, 等. 广泛性焦虑量表在综合性医院的信度和效度研究 [J]. 上海精神医学, 2010, 22(04): 200-203.

[31] 王翠雪, 罗阳, 曹炜, 等. 围产期焦虑筛查量表的汉化及信效度评价 [J]. 中华现代护理杂志, 2021, 27(28): 3816-3822.

[32] 中华预防医学会心身健康学组, 中国妇幼保健协会妇女心理保健技术学组. 孕产妇心理健康管理专家共识(2019 年)[J]. 中国妇幼健康研究, 2019, 30(07): 781-786.

[33] 中华医学会妇产科学分会加速康复外科协作组, 孙大为. 妇科手术加速康复的中国专家共识 [J]. 中华妇产科杂志, 2019, 54(2): 73-79.

[34] 姜力铭, 田雪涛, 任萍, 等. 人工智能辅助下的心理健康新型测评 [J]. 心理科学进展, 2022, (1): 157-167.

[35] 张淑彬, 熊玮仪, 郑睿敏, 等. 妊娠期压力测量方法研究进展 [J]. 中国妇幼健康研究, 2017, 28(02): 220-222.

[36] 陈彦芳, 谢日华, 李萌, 等. 产后创伤后应激障碍危险因素的调查分析 [J]. 护理学杂志, 2021, 36(10): 14-16.

[37] 产后抑郁防治指南撰写专家组. 产后抑郁障碍防治指南的专家共识(基于产科和社区医生)[J]. 中国妇产科临床杂志, 2014, 15(6): 572-576.

[38] 中国医师协会神经调控专业委员会电休克与神经刺激学组, 中国医师协会睡眠专业委员会精神心理学组, 中国医师协会麻醉学医师分会. 改良电休克治疗专家共识(2019 版)[J]. 转化医学杂志, 2019, 8(3): 129-134.

[39] 刘洋, 李敏, 侯悦, 等. 精神分裂症的药物治疗选择: 第一代与第二代抗精神病药比较 [J]. 中华临床医师杂志, 2012, 6(12): 3374-3376.